医院教学

主　编　王星月　易　江
副主编　余　淳　谭惠文

编　者（以姓氏笔画为序）

于志渊　四川大学华西医院　　　　　　宋　驰　四川大学华西医院
王　了　四川大学华西口腔医院　　　　张　超　四川大学华西医院
王文秀　四川大学华西医院　　　　　　张中伟　四川大学华西医院
王艳艳　四川大学华西医院　　　　　　林　洁　四川大学华西口腔医院
王　曦　四川大学华西医院　　　　　　罗　翼　四川大学华西医院
伍俊良　四川大学华西医院　　　　　　赵一衡　四川大学华西第四医院
刘　帆　四川大学华西口腔医院　　　　赵宇亮　四川大学华西医院
刘　艳　四川大学华西第四医院　　　　柯博文　四川大学华西医院
刘春娟　四川大学华西医院　　　　　　昝　昕　四川大学华西医院
苏巧俐　四川大学华西医院　　　　　　贺漫青　四川大学华西医院
汪　燕　四川大学华西第二医院　　　　贾　瑾　四川大学华西第二医院
杜书芳　四川大学华西口腔医院　　　　徐原宁　四川大学华西医院
李正勇　四川大学华西医院　　　　　　唐鸿鹄　四川大学华西医院
李叔强　成都大学附属医院　　　　　　龚　琳　四川大学华西第二医院
李舍予　四川大学华西医院　　　　　　崔金波　四川大学华西医院
李　涛　四川大学华西医院　　　　　　舒明蓉　四川大学华西医院
杨　云　四川大学华西第二医院　　　　鲁　喆　四川大学华西口腔医院
杨　昊　四川大学华西第二医院　　　　温　雅　四川大学华西医院
杨　曦　四川大学华西医院　　　　　　廖邦华　四川大学华西医院
吴明蓬　四川大学华西医院　　　　　　樊宁纳　四川大学华西医院
何　森　四川大学华西医院　　　　　　魏　涛　四川大学华西医院
余少斌　四川大学华西医院

人民卫生出版社
·北京·

图书在版编目（CIP）数据

医院教学 / 王星月，易江主编. — 北京：人民卫生出版社，2022.5
ISBN 978-7-117-32612-4

Ⅰ. ①医… Ⅱ. ①王… ②易… Ⅲ. ①医院 – 教学管理 Ⅳ. ①R197.323

中国版本图书馆 CIP 数据核字（2021）第 270558 号

人卫智网	www.ipmph.com	医学教育、学术、考试、健康，购书智慧智能综合服务平台
人卫官网	www.pmph.com	人卫官方资讯发布平台

医院教学

Yiyuan Jiaoxue

主　　编：王星月　易　江
出版发行：人民卫生出版社（中继线 010-59780011）
地　　址：北京市朝阳区潘家园南里 19 号
邮　　编：100021
E - mail：pmph @ pmph.com
购书热线：010-59787592　010-59787584　010-65264830
印　　刷：北京顶佳世纪印刷有限公司
经　　销：新华书店
开　　本：710×1000　1/16　印张：24
字　　数：344 千字
版　　次：2022 年 5 月第 1 版
印　　次：2022 年 6 月第 1 次印刷
标准书号：ISBN 978-7-117-32612-4
定　　价：88.00 元
打击盗版举报电话：010-59787491　E-mail：WQ @ pmph.com
质量问题联系电话：010-59787234　E-mail：zhiliang @ pmph.com
数字融合服务电话：4001118166　E-mail：zengzhi @ pmph.com

　　教育是国家万年根本之大计，而医学教育是国家卫生健康事业发展的重要基石，四川大学华西临床医学院／华西医院始终把教育作为"一把手"工程，从培育一流华西育人文化、整合一流医学教学资源、组建一流华西师资队伍、塑造一流华西医学专业、打造一流华西医学人才五个方面，构建一流华西医学教育体系，建设世界一流的医学院。《医院教学》一书凝练了四川大学华西医院百年教学经验，并立足基本国情，结合以预防、诊疗和康养为主的新理念、以"大国计、大民生、大学科、大专业"的新定位，以医术仁术德才兼备的新内涵，形成了国内首个有华西特色的医院教学教材，旨在帮助基层医院提高医院教学的教学理论、教学知识、教学技巧、教学态度，加强医学人文、师德师风及师资胜任力的建设，建立符合新时代发展的医院教学创新体系。

　　世界发达国家普遍把医学教育分为院校教育、毕业后教育和继续教育（即终身教育）。院校教育侧重点是传授知识，在将理论知识转化为临床应用方面发挥的作用相对较弱。而医院教学则贯通了院校教育、毕业后教育和继续教育三个阶段，主要任务不仅是通过传授知识培养合格的医学毕业生，更重要的是培养其临床思维与临床实践能力，让其有能力将所学知识转化为临床应用，成长为医德高尚、医术精湛的人民健康守护者；更深层次是通过医院内继续教育，培养具有创新转化能力的复合型卓越医学领军人才，成为学科发展的引领者。

　　所谓"读书无疑者，须教有疑，有疑者，却要无疑，到这里方是长进。"医院教学通过临床上的真实案例引导学生剖析疾病，从临床表现到发病机制，从并发症到病理生理，从临床诊断到治疗方案，从翻阅教材到查阅文献，回答"是什么，为什么，做什么"的问题，培养学生提出临床问题、分析临床问题、解决临床问题的能力，将所学知识融会贯通。

国家高度重视医院教学，出台了一系列政策，但如何做好医院教学，国内还没有成体系的教材，医院教学的质量依然参差不齐，普遍存在教学意识不强，教学水平不高，教学管理不完善，教学条件不足等问题。

教师是医院教学的主要参与者，首要任务应加强专任教师队伍建设，制定合理的专任教师的准入、淘汰标准及奖惩机制；完善专任教师教学质量、学术水平等评价机制；精细化教学工作量核算，落实教学成果奖励，激励教学热情高、质量好、有情怀、肯投入的教师专注于教学工作，解除他们的后顾之忧，打造一支政治素质高、师德师风好、育人能力强的一流专任教师队伍。

其次，加强医学人文教育和职业精神培养，塑造医学生的责任意识、不忘初心使命，提高学生学员人文关怀、沟通协作、应对冲突等能力；进一步完善医学生早期接触临床、早期接触科研的系统性机制设计与建设；着力解决人才培养中短板问题，改变重"治"轻"防"、重"专"轻"全"的局面，深化基础与临床知识的融会贯通、提高学生学员的公共卫生实践能力、加强院感防护知识和技能的培训；加强基本临床技能和临床思维的训练，提高学生学员的动手能力和解决临床实际问题的能力；强化创新创业教育，鼓励原始创新，激发学生的创新潜能和自主深度学习的能动性，培育学生的领导力；进一步拓展国际交流的广度和深度，使学生和学员的视野得到拓宽、胸怀更加宽广、格局不断提升。

再者，要提高教学水平，优化教学资源。随着医学知识的更新以及新兴医疗技术的发展，各种新知识、新理论、新方法及新技术层出不穷，其教学模式、教学手段及方法等均发生了较大的转变，医院应及时适应时代的发展，淘汰一批理念过时、内容陈旧、质量欠佳的课程，构建"以学为中心，以胜任力为导向"的动态、开放的体系。紧密结合"新医科"建设，融入全生命周期健康观、人工智能与大数据、虚拟现实技术、医工文理交叉融通等内容，革新教材体系，拓展学生学员的知识结构和技能边界。建设优良的教学硬件环境，保障临床实践教学条件和学员学习生活条件。扩容智慧教室，建设学生活动空间，建好临床病案库、在线学习资源库，支撑学生自主学习、创新创业和素质拓展；搭建临床技能中心平台，加强学生临床实践能力的培训。

四川大学华西临床医学院 / 华西医院联合四川大学华西口腔医院、四川大学华西第二医院等单位教学同仁共同编写了《医院教学》，本书汇聚了医院临床教学师资对本科实习生、研究生、住院医师、医学师资和教学骨干的教育心得及一线经验，内容包含了教学的概念、师资配备、18 种教学形式、10 种教学方法、教学评价等方面，详尽地介绍了如何做好医院教学。

《医院教学》在理念、模式、内容、方法、管理等方面推进教育的改革创新以面对时代的新挑战，值此华西医院建院 130 年之际，对本书得以出版尤感欣慰，希望其能为医学教育者与管理者提供一些参考和启发，培育出更多符合医学发展新要求的研究型、复合型和应用型人才，服务健康中国。

四川大学华西临床医学院 / 华西医院院长

李为民

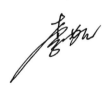

序言二

　　医生救治躯体，教师塑造灵魂，如果有一种职业能集两者于一身，莫过于医学院的临床教师。医学生如何成长为一名真正的医生，需要诸多良师益友的指导和帮助，其中医院的教学活动对于合格医生的培养十分关键。医生是需要终身学习的，那么医院教学涵盖了院校教育到毕业后教育及继续教育等全程医学教育。COVID-19大流行引发的公共卫生危机也给医院教学带来前所未有的挑战。挑战与机遇并存，尽管目前困难重重，我们仍需要重视和加强临床教学。我们需要保持适应不断变化的环境的能力，并确保我们的临床工作和医院教学任务的连续性。

　　医院教学具有一定的特殊性。首先，医院的环境比较特殊，在大学的附属医院或教学医院，繁忙的临床工作往往是主旋律。医学教育者应该理解医院教学工作不同于院校教育的课堂教学的系统的理论教学，更多地强调临床实践，教学工作往往需要根据临床具体问题进行不断调整，时间安排或知识传授可能相对碎片化，需要优化流程和言传身教。其次，医院教学的师资具有特殊性，师资往往身兼多个角色：他可能既是病患的医生，保护我们社区的健康和安全；同时他也是医学生或住院医师的教师，还可能是肩负科研教学任务的科学家。作为医院的医学教育者，不仅要善于处理日常的医疗和科研工作，还需具有教学意识，在临床工作中善于指导学生（包括见习医师、实习医师、住院医师等）学会解决临床问题。最后，基于教学方法和内容的特殊性，医院教学强调培养医学生或住院医师职业素养、人文关怀精神、同理心、良好的临床思维能力和组织协调能力，同时临床师资能根据医学生或住院医师的能力因材施教，为未来而教。

　　《医院教学》旨在为医院里的教学工作的开展提供参考，帮助医学院的教育工作者构筑通往自我实现的桥梁。本书的特色在于汇聚了四川大学华西医院众多临床教学师资的教育心得及亲身经历，内容从基本概念到教学理念，从教学方法到教学评价，有助于中国的医学教育者，以及医学生、住院医师全面提高自我，取得长足的进步。

　　教学相长，我希望这本书的读者，无论是主治医师还是住院医师，都能从本书中获得自己独特的感悟，学习和掌握教育规律，更好地掌握临床知识和技能，培养良好的临床思维，在教与学中获得成就感，最终在医学道路上走向成功。

哈佛医学院附属布列根和妇女医院

Bill Lian，MD.，PhD.

前言

中国的医学教育体系分为在校教育、毕业后医学教育、继续医学教育三个阶段，这三个阶段在一名医生成长、成才过程中是不可或缺的。

在校教育，即院校教育，是通过医药院校对受教育者施加影响，以培养社会需要的医学人才的教育。毕业后医学教育是一种对"医学毕业生"实行进一步专门化培训的教育制度，是整个医学教育体系中一个承上启下的重要阶段。该阶段包括含专业学位硕士研究生在内的住院医师规范化培训和专科医师规范化培训，以培养具有岗位胜任力的医师为目标。

住院医师规范化培训是医学教育的特有阶段，是医学专业毕业生完成院校教育后，接受以提高临床技能为主的系统、规范化的教育阶段。此阶段的医学教育，结合医疗机构中岗位工作需要，充实其专业知识、加强其专业培训、培养其独立从事专业技术工作的能力，是院校基础教育过渡到临床医学教育的桥梁。该阶段为医学毕业生成为合格的临床医师提供了提高岗位胜任力的制度条件，并使部分完成住院医师培训的医师接受进一步的专科医师培训。继续医学教育是指完成院校基础医学教育和毕业后医学教育之后进行的在职进修教育，旨在使在职卫生从业人员不断学习同本专业有关的新知识、新技术，跟上医学科学的发展。

医学教育的实施过程中，有众多的各级医疗机构和临床医务人员参与其中，医院是其中最为核心的一个环节。而作为集医疗、教学、科研为一体的综合性卫生服务单位的医院显然是为人民群众提供全生命周期健康照护的核心机构，故医疗是医院工作的核心；科研，尤其临床科研，是医院可持续发展的重要保障；医院教学则是医院培养高素质医学人才的重要环节，承担医院教学的医疗机构往往得益于教学相长的优势，在学科发展、临床能力、师资队伍建设等多方面获得全面发展，是医院建设中不可或缺的组成部分。

当前，我国的医疗卫生体制改革处于稳步推进过程中，国家层面出台了医学人才培养的相关制度。2013 年，国家卫生计生委等 7 部门联合印发《关于建立住院医师规范化培训制度的指导意见》，标志着我国住院医师规范化培训制度开始正式建立，在中国医学教育史上具有里程碑意义。在随后的 2014 年 8 月，下发《国家卫生计生委办公厅关于印发住院医师规范化培训基地认定标准（试行）和住院医师规范化培训内容与标准（试行）的通知》和《国家卫生计生委关于印发住院医师规范化培训管理办法（试行）的通知》；2015 年，下发《国家卫生计生委办公厅关于印发住院医师规范化培训招收实施办法（试行）和住院医师规范化培训考核实施办法（试行）的通知》。在这一系列培训标准和管理办法的指导下，国家陆续认定了开展住院医师规范化培训基地 859 家，专业学位硕士研究生培养也按照国家要求与住院医师规范化培训并轨。作为落地之举，全国各省市、各级培训基地普遍建立"一把手"负责的组织管理架构，健全院级领导决策部署、职能部门协同管理和教学一线具体实施的培训体系，全国范围内的住院医师规范化培训工作如火如荼地开展起来，我国的医学教育体系在新时代步入了蓬勃发展的阶段。

作为承担医学教育核心阶段的医疗机构，不论承担医学教育的哪一个环节，都具有其共性的特点。

第一，医院内教学的层次和对象的多样。医院内教学的层次往往包括医学教育的三个阶段。此教学的对象，即受教育和培训的接受方，有来自接受学校教育阶段的实习医师、实习护士，有接受住院医师规范化培训的各类学员（简称"住培学员"），也有进修医师（护士）、医学研究生。

第二，医院内教学的目标一致性。各类学生、学员在医院内见习、实习、实践的过程中，都需要在临床师资的指导下进行实践活动，这些活动包括临床实践、模拟教学等多种形式。不论接受培训教育的对象所处的是真实病房还是模拟场景中，医院内教学的目标始终是一致的，即以提高其临床各项技能为目标，为其成长为合格的医务人员打下坚实的基础。

第三，医院内教学对师资能力要求高。在医院内承担带教的临床医师、护士是开展医院内教学活动的主力军，他们的岗位胜任力状况对于医院内教学的实施成效起到至关重要的作用。由于一般医院与高等医药院校的非直属关系，导致多数医院缺乏提升其带教师资临床教学水平的能力；加上医疗机构在完成繁重医疗任务的过程中，承担教学任务的师资面临着病房工作的快节奏、复杂性和瞬息万变的各种状况，病房中无形的紧迫感和压力增加了教学的难度，同时降低了教学的可及性。在实际的临床病房工作中，带教老师往往对医院内教学的规定动作，比如教学查房、小讲课、病案讨论等显得力不从心；对需要在完成临床工作的片段化工作时间（如交接班、白班、夜班）内开展床旁的教学更容易敷衍了事，即使有热情去开展，也缺乏相应的能力和技巧。久而久之，接受训练的学生、学员获得感缺失、满意度不高。而承担相应教学任务的师资从教学中获得的成就感和喜悦感也明显缺失。这样的状态，在医院并不少见。

而上述情况，仅仅针对的是带教师资的临床能力；从岗位胜任力的角度看，承担医院教学的师资还需要同时承担讲授和评估被指导者临床思维能力的角色。医院教学对象的特点注定了受指导者的临床思维能力参差不齐，有的只能作为临床现象的报告者，有的能够担任临床现象的整理者，有的是临床现象的解读者，有的又能够承担管理者甚至是教育者的角色。这需要带教师资具备评估、识别受指导者属于哪一个层级的能力。除此之外，师资还需要在教学中，具备良好的沟通能力，在传道授业解惑的过程中，把握"严师"的尺度，在带教中关注被指导者的反应，洞察他们的内心，循循善诱，构建良好的师生关系，提高学生的获得感和满意度。以上这些能力，并不是每一个医生自然而然就能够获得的，需要临床师资在实践中不断摸索和总结，逐步成为学生、学员的良师益友。

由此可以看出，开展医院内教学的层级虽然多样，但总体目标一致，即：接受指导的同一类学生或者学员在学习实践后，临床能力得到提高，职业素养得以初步养成，沟通技能、人际交往、团队协作能力得到塑造。通过医院教学，实现"教学相长"的效能；通过在医院实习实践，在老师的指导下养成严谨、认真、踏实、诚信的素养，把具备责任心、爱心、同理心、耐心、进取心作为一生的职业目标去锻造。通过医院教学，在完成铸魂育人的同时，提高师资的岗位胜任力，提高师资的使命感和责任感，短期看，师资团队能力的提升为医院的教学工作顺利奠定基础，长远看，医院教学工作开展顺利而有效，产出能实现同质化，会给医院带来良好的口碑和塑造医院的教学文化，并能持续助力医院的学科发展，在实现医院型医学教育的同时，实现"医疗立院、科技兴院、教学强院"的发展目标。

本书主要由来自四川大学华西医院、四川大学华西口腔医院、四川大学华西第二医院的众多一线师资和医学教育管理者倾力编写。作者结合自身的教学心得和实战经验，并参考国内外相关资料，旨在帮助基层医院提高医院教学的教学理论、教学知识、教学技巧、教学态度，加强医学人文、师德师风及师资胜任力。由于国内尚未有医院教学的相关书籍，加之编者经验有限、临床工作繁忙，编写时间紧凑，书中难免存在一些缺点和不足，望各位领导、同道及师生不吝赐教，以便使本书不断完善。

王星月　易江
2021 年 1 月

目录

第一章
医院教学的概述

第一节　医院教学的定义

医院教学是指有别于课堂教学，临床教师通过多样化的教学方式，培养学生将所学的书本理论知识转化为临床应用以及形成临床思维的一种教学形式。

一、医院教学是课堂教学的实践

课堂教学中，教师以教材为大纲，将书本知识传授给在校学生，以面授、理论为主，注重知识的连贯性，由疾病的病因延伸到临床表现再到治疗和预后，但在整个教学活动中，缺乏具体的临床实践，学生学习到的是抽象概念。课堂教学结束后，学生会知道疾病是什么，也知道疾病的发病机制，然而，真正遇到患者时，却不知道从何开始诊断治疗。例如，在校学生都知道心律失常，也能熟练回答各类心律失常的心电图特点，但是当学生第一次来到急诊科，遇到快速性心律失常发作时，有时连基本的心电图都不知道怎么做，更不用说能快速识别病情变化。另外，实施课堂教学的教师一部分来自医院，但绝大多数教师来自学校，由于长期未接触临床，这些教师临床经验不足，所以学生有时并不清楚病种的来龙去脉。因此，课堂教学最大的特点是传授知识，但不能让学生有效地将知识转化为临床应用。鉴于此，医院教学应运而生。

二、医院教学的方式多样化

随着医学教育的发展，现代医院教学已经不是传统意义上的教师和学生间的教学。医院教学中，教师会采用多样化的教学方式教导学生。比如会采用现代多媒体技术和自媒体工具实行理论授课，也会在门诊、病房、床旁、远程医疗及计算机辅助技术下进行实践教学，还会利用临床技能中心开展模拟教学。采用讲授、小组讨论、角色扮演、案例教学等方法，教学方式呈现出多样化的特点。

三、医院教学的核心是能将所学知识转化为临床应用

医院教学发生的场所是在医院，实施医院教学的教师为在临床一线工作多年的临床医师。他们每天都在诊治患者，每天都需要学习疾病的相关知识。在实施医院教学的过程中，临床医师随时会以自身遇到的患者为例，说明疾病的临床表现及病理生理机制，让学生在"实战"中学习。因此，医院教学不仅是传授知识，其核心是教会学生如何将所学知识运用于临床。

四、医院教学的关键是如何培养临床思维

临床思维的形成是学生经历在校教育后，在诊疗疾病的临床实践中逐渐形成的一种对疾病的认识过程。初入临床的学生以及没有经历规范化培训的医师，对问题的思考缺乏逻辑性，这就需要从事医院教学的教师引导学生剖析疾病，从临床表现到发病机制，从并发症到病理生理，从翻阅教材到查阅文献，回答"是什么、为什么、做什么"的问题，逐步培养学生分析问题的能力，即临床思维能力，而不是单纯通过回忆书本理论知识与患者的症状、体征进行逐一匹配，机械套用。

第二节　医院教学的对象

医院教学的对象包括在校医学生、住院医护、专科医师、进修医护、医学研究生，统称为学生或学员。教师应该结合教学对象的不同特点及掌

握知识的情况和当地医疗水平，制订出适合的临床实践课程。

一、在校医学生作为医院教学的主体对象

在校医学生包括见习生和实习生，他们在完成学校相应课程后就会到医院进行临床学习。见习生在医院一般一次学习半天，主要学习目标是加深对理论知识的理解和掌握，并逐步将临床实践和理论知识相结合，以巩固在校学习知识。而实习生是在完成在校所有课程后到医院接受为期一年的临床实践，并在带教教师的带领下完成基本技能的培训，从而提高认识疾病和诊断疾病的能力。在这个过程中，在校医学生面对某种疾病时，头脑中第一个想到的就是学校教师是如何教的，病种的特点是什么，并开始从病因到临床的逻辑推理。对在校医学生的培养是教学的首次转型，从理论知识传授转型到实践场地的教学，从而开启了医院教学的大门。

在这一环节中，学生想象的是与学校类似的学习模式，即以教师传授知识为主。因此，实施医院教学的教师必须认清这种现状，从各个环节改变学生的思维模式，不断引导学生将所学理论知识转化为临床应用。比如讲到某种疾病时，可以将学生带到患者床旁，让其与患者沟通，参与其中，而不仅是回忆学校中的理论课程。当然，在校医学生第一次接触临床，基本上都不能灵活运用所学知识。所以，教师在设定疾病时，可以先选择学生熟知的病种，从简单入手，再到复杂，不断带动学生的学习兴趣。在提问时，应以问题为导向，引导学生去发现问题，教会他们如何运用所学知识查阅文献，最终解决问题。

二、住院医师作为医院教学的关键对象

我国的医学教育除了在校教育外，还有毕业后教育和继续教育两个阶段。如果说在校教育主要学习理论知识，而住院医师规范化培训教育正是以提高临床技能为主的医学教育。经过 2~3 年严格的住院医师规范化培训，可以让住院医师获得相应学科的实际操作能力，并具备扎实的理论知识和高尚的职业道德。面对参加住院医师培训的学员，医院教学教师必须

重点强调"三基培训",避免"基础不牢,地动山摇"。例如加强临床技能培训时,对腰椎穿刺术、腹腔穿刺术、骨髓穿刺术、胸腔穿刺术等操作的每一细节都要讲清楚,注意事项、适应证和禁忌证更要让学员牢记,同时循序渐进地放手让住院医师实际操作,否则很难使其独当一面。教师的每一个操作细节、操作过程中的突发事件都需要住院医师通过实际操作去体会。当然,在实施临床教学时,教师需要站在住院医师身旁,做到"放手不放眼",以便能及时纠正住院医师的不规范操作,处理突发事件,保障患者的安全。

三、专科医师作为医院教学的核心对象

住院医师经过三年的内科培训或外科培训后,需要选择一个适合自己的亚专业科室实施专科医师培训。在专科医师培训过程中,需要掌握本专业临床技能,并对现有的临床资料进行总结,并撰写科研论文。实施医院教学的教师需要结合专科医师培训大纲,因材施教,对本专业知识进一步细化,具体落实到对疾病的诊断治疗及疾病的发生发展机制。另外,还应着重指导专科医师加强科研培训、提升学历、查阅文献、总结临床经验、设计临床试验科研方案、发表高质量论文。

四、进修医师作为医院教学的提升对象

进修医师往往具备了本学科相应的基础知识,但对新知识、新技术的掌握不够,需要到上级医院接受为期半年或者一年的在职进修教育,以期掌握本专业医学前沿知识和临床技能。在实行医院教学过程中,教师需要结合进修医师的特点和对知识掌握的实际情况,以及所在地医院医疗水平进行因材施教。

五、医学研究生作为医院教学的补充对象

值得一提的是,在医学教学中,尤其在大型综合教学医院,还有一类人群作为医学教学的对象,即医学研究生。医学研究生包括专业型研究生

和学术型研究生。专业型研究生是以培养专业技能为主，一般情况下不要求进实验室，但仍需做临床试验课题。在培养过程中，专业型研究生需要承担住院医师身份接受住院医师培训，有些研究生疲于临床一线工作，而在科研课题上花费时间较少。导师作为专业型研究生的具体负责人，应及时专注本学科前沿发展方向，不断提高对研究生的指导能力，同时结合研究生的自身特点，制订出一套兼顾临床和科研的培养方案，帮助研究生树立正确的人生目标，培养良好的科研素养，以及具备扎实的临床操作技能。而学术型研究生需要进实验室做课题，并根据不同的专业选择不同的课题方向，如细胞实验、动物实验。科研课题的开展需要一个团队完成。进入科研团队的研究生，会先学习简单的实验操作，再进行复杂的实验（如单细胞测序等）。科研团队中的每位学员应相互帮助，不同专业导师间应相互交流，多学科交叉融合，取长补短，共享资源，共同协作攻克难题，这才有益于团队建设，促进创新思维和创新能力的提升。

第三节　医院教学的内容

医院教学是依托于医院为教育场所开展的以理论教学与实践教学相结合的医学教育方式，涵盖临床医学、护理学、医学检验学、医学技术学、康复医学共五个专业的综合医学教育。其主要内容包括基础课程的教授和临床技能的培训，带教老师具有丰富的临床实践和理论教学经验，采用理论教学、模拟教学和实践教学的形式，根据不同的教学对象循序渐进地开展教学。

一、基础课程的教授

基础医学课程是医学生学习的开端，在传统模式中，主要包括解剖学、组织学、生理学、生物化学、微生物学、病理学、医学免疫学、医学心理学等，主要的教学目的是为临床实践提供科学理论应用知识。随着医院教学的逐渐发展，基础课程的教学开始从传统的独立式科学课程教学形式向系统整合式教学成熟发展，这一转变使基础课程与临床实践的联系更紧密，围绕"单一疾病""单一功能""单一器官系统"为中心，突出了学生自我发掘的重要角色地位，在基础课程教师和临床实践课程教师的共同主持下，依靠传统大课理论讲述、标准化病人（standardized patients，SP）培训、课后临床见习、病案讨论、团队为基础的学习（team-based Learning，TBL）、问题为基础的学习（problem-based learning，PBL）等方式，逐渐引导学生提前进入基础与临床相结合的思维模式训练。

二、临床实践技能的培训

临床实践是医学生从基础课程的参与者向应用者转换的重要过程，也是医学生成长为一名合格临床医师的关键步骤。临床实践的参与者包括医学生、临床教师、患者，医学生是实践过程的重点，也是实践课程设计的中心，临床教师则是医学生实践的"领路者"，负责引导学生发现问题、解决问题及提出设想，而患者是临床实践的对象，是在实践中医学生成长的最好伙伴。实践参与者的多样性和复杂性决定了临床实践技能培训的重要性。临床技能培训的内容应根据实践参与者的角色定位进行相应调整，从临床基本操作的"手把手"带教，到医医、医护、医患沟通的"身临其境"，再到职业素养的系统培养和医学伦理道德标准的建立，涉及整个临床实践过程的方方面面。在整个临床实践技能培训中，应将病房作为传道授业解惑的主要场所，这是令医学生终身受益，接受职业培训和执业规划的最佳场所，在这里，医学生开始执业生涯的起步，坚定从医的信心，建立良好的临床思维模式，树立正确的医学人文伦理价值观。

（一）临床操作技能

临床操作技能，是医学诊断学基础课程的实战能力演练，包括一级学科的基础操作（即针对患者的问诊、查体、心肺复苏术、胸腔穿刺术、腹腔穿刺术、腰椎穿刺术、骨髓穿刺术），以及专科技能培训（包括外科手术和内科介入治疗等）。在临床操作技能培训中，可以采用模拟教学的方法去衔接基础理论和临床实践，并在医学教育的各个阶段将其作为不断巩固技能的手段。

（二）职业素养和沟通技能

当我们初踏入医学殿堂的时候，医学生誓言就响彻耳畔，"健康所系、性命相托"，一切从病患的利益出发，尊重病患的隐私，对病患一视同仁，这是医生的基本职业素质，也是医患信任的基石。从古至今，职业素养就是培养医学生的重要课程，从基础科学到规范化培训再到继续教育，职业素养的点点滴滴都蕴含其中，特殊性不言而喻。在医院教学中，职业素养应该是作为医学生乃至医生的基本行为准则，是建立患者信任感的桥梁，临床教师当以身作则，将职业素养的培训渗入到临床实践的细微之处。

作为医院教学的主体，医学生通常处于职业的"风暴中心"，面临着复杂多变的职业环境，他们可能是患者的首诊医师，可能是上级医师的医嘱执行者，也可能是护理和医疗组的联络枢纽，因此，针对临床沟通和交流能力的培养至关重要。沟通技能包括口头和书面两种方式，常常成为临床工作的关键。在实际工作中，由于缺乏沟通，常会遇到一些医患矛盾甚至医疗纠纷。临床教师有责任提高医学生进行沟通技能培训的意识，促使医学生掌握沟通技巧，建立医患、医医、医护的信任机制，进而形成稳定良好发展的职业关系网络。

（三）医学人文和伦理道德意识

随着社会科学和医学科学的发展，现代的医疗主体对于医疗质量的要求不止于医疗技术水平的进步，已经开始探寻医学人文在现代医学中的地位。因此除临床专业技能外，医学生还需要站在医学人文角度去理解疾病、治疗患者。正如特鲁多医生墓志铭中提到的"有时治愈，常常帮助，总是安慰"。虽然到目前为止，人们对于医学人文的认识并没有统一的定义，但是有学者将其作为一种囊括了艺术、伦理、哲学和文化的"健康人文"的系统研究，在以患者为中心的疾病治疗过程中，从社会地位、教育经历、工作环境、个性特征和文化修养等多角度出发，去认识患者和疾病的本质，关注身心健康的真实意义，探寻医生在疾病治疗中的全新作用，成为患者精神治愈的引导者。

在从医学生成长为一名合格的临床医师的过程中，树立正确的价值观是医学伦理学教育的重点。专职于救死扶伤的医生应当具有高尚的伦理道德观。因此，无论是传统医学教育还是现代医学教育，不管是医学院的本科教育还是规范化培训或继续教育，伦理道德意识的培养都属于极其重要的教学内容。但是医学伦理学教育并不是一成不变的，在过去的三十年里，它早已摆脱了固化理论模式，经历了变革性的发展，已经深深扎根于所有的基础科学和临床技能培训中，形成了全新的系统整合课程。因此伦理学的教学内容与其他理论教学和技能培训既有统一性，又有其独特之处，它包括伦理知识的获得、遵循伦理道德习惯的培养和临床实践中伦理问题的处理，这些都是医学生宝贵的知识财富，也是临床工作顺利开展的重要保障。

（四）医疗质量和安全意识培训

当正式进入临床实践之后，医院教学虽然仍然以医学生为中心，但患者已经成为教学的重点，医学生逐渐开始发生角色转换，成为医疗行为的一线参与者，也是控制医疗质量安全和患者安全的重要因素。随着医疗环境日渐复杂，医患关系在局部地区、短期内也越发紧张，因此，临床教师需要在医院教学的各个阶段加强医疗质量和安全意识的培训，培训的内容根据实践对象的改变而变化。患者是医疗行为的直接对象，所有的医疗对策和医疗服务都是围绕患者展开的，医疗安全的问题可能来源于客观性条件的限制、主观性失误或遗漏，包括技术性和非技术性问题，涉及整个治疗组的所有成员。因此对于质量控制和安全意识的培训应该是全面切入，查漏补缺，贯穿始终。

（五）医疗保险政策培训

随着国家对医疗保障制度和保险政策的大力推进，医疗保险（简称"医保"）的覆盖率和支持度都在逐年增加。医院教学应开始重视和加大对医学生进行医疗保障制度的培训和解读，增进医疗工作者对政策的了解和运用。在临床工作中，如果医疗工作者对医保不了解，当患者咨询医保报销问题时，就不能帮助患者解决问题，甚至给患者制订治疗方案时不考虑医疗成本的问题，导致患者在不知情的情况下使用了无法报销的药物，或者出现因医生不熟悉政策导致医保拒付的情况，从而诱发本不必要的医患矛盾，增加医患沟通的难度。因此，医保政策的培训并不是鸡肋，而是医学生更为职业化和社会化的必经之路。

医学是追求严谨和真实的科学，医学教育紧随时代发展的脚步，逐渐成为一门美好与残酷并存的艺术，而医学人才培养作为医院教学的核心，是医学教育艺术中最为浓墨重彩的一笔。因此，医院教学应该始终坚持"医学生"为中心，以医学综合素质培养为导向，以医学人文和伦理道德意识为标杆，以优秀人才输出为最终目标。

第四节　医院教学的质量控制

医院教学质量控制是指以医院教学目标和教学计划为依据，对医院教学过程中影响教学质量的各环节和各要素进行合理的评价、有效的监督与管理，保证医院教学工作顺利开展，让教学质量满足教学目标的预定要求。为了做好医院教学的质量控制，必须建立系统、科学的医院教学质量控制体系和质量控制办法，建立学校、学院/医院、科室的分级管理制度，成立分管领导和教学主管部门工作人员、专家组为主体的质控领导小组。

一、课堂教学质量控制

无论对基础医学还是对临床医学相关知识的传授，课堂教学都是主要的学习形式之一。牢固掌握理论知识是有效开展实践教学的基础，因此对课堂教学进行质量控制非常重要。

（一）确立标准——制订清晰的教学目标和教学计划

在开设课堂教学的同时，授课老师必须依据提前制订的教学大纲，列出清晰的教学目标和教学计划，制作教案、教具等。教学目标必须重点突出，例如：高血压理论授课的教学目标中需清晰列出，高血压的诊断标准是重点掌握内容等。

（二）动态测量——合理评价及监督教学内容和过程

在评价医院教学内容和医院教学的过程中，应有标准的评价流程和方法。

1. 检查教案、教具是否符合教学大纲的要求。

2. 定期开展集中教师培训、集体备课、示范教学等，可以组织教学比赛等来提高教师的教学能力。

3. 安排或邀请专家组成员参与医院教学活动，例如随堂评教、随堂听课等。

4. 鼓励教师间通过观摩课堂教学相互评教，取长补短。

5. 建立学生反馈教学意见或建议的公开途径。

（三）及时反馈——考核、反馈教学成果

课程结束后，由专家组制订考核方案，对学生进行理论考核，评估教学成果。医院教学考核的最终成绩不仅包含课堂教学考核结果，还应包含实践教学的考核成绩。

二、实践教学质量控制

医院教学中的实践教学是对理论知识的升华和应用，也是培养医学生不可或缺的一个部分。医院实践教学包括临床见习、临床实习及毕业后教育。实践教学中涉及实践带教老师、医学生及真实患者或标准化病人。由于医学实践教学的特殊性，例如真实临床患者个体差异、患者的配合度差异、带教老师经验的差异等，理论教学质量控制的方法可以部分适用于实践教学的质量控制，但实践教学的质量控制更难操作。与课堂教学的质量控制比较，有以下几点需要强调。

1. 依据医院教学的课程和内容，必须设置合理的实践教学和理论教学课时数，充分保证足够的实践教学时间。

2. 实践带教老师必须有充足的临床经验，必须熟练掌握实践教学的内容。

3. 实践教学前病例应准备充足，疾病需具有代表性，可以采用标准化病人教学。

4. 避免单一的教学方式，可以采用 PBL 或 TBL、病案讨论等方式结合，鼓励学生间讨论、查阅文献等。

5. 重视三基三严的培训，对重要的临床操作技能应建立量化考核机制，例如体格检查、基本穿刺、心电图识图等。

针对进入规范化培训阶段的住院医师，实践教学的评价可以采用客观结构化临床考试（objective structured clinical examination，OSCE）。OSCE 概念始于 1975 年，由英国 Dundee 大学的 Harden 提出。OSCE 并不是一种具体的考核方法，它只是提供一种客观的、有序的、有组织的考核框架，在这个框架中每一个医学院、医院、医学机构或考试机构都可以根据自己的教学大纲、考试大纲加入相应的考核内容与考核方法（表 1-1）。它通过模拟临床场景来测试医学生的临床能力，是一种知识、技能和态度并重的临床能力评估的方法。考生通过一系列事先设计的考站进行实践测试，测试内容包括：标准化病人、在医学模拟人上实际操作、临床资料的采集和整理、文献检索等。考站设置分长站、短站，时间从 5 分钟到 20 分钟不等，由主考人或标准化病人对考生进行评价。

针对进修医师，实践教学的评价也可以借鉴 OSCE，以更贴近临床工作的方式实施。如在内科，借用病例讨论或查房方式考核进修医师对重点疾病的诊断、鉴别诊断及治疗方案确立等的临床思维，可以从病史采集、病史特点总结、鉴别思路或流程、实验室检查或辅助检查报告解读、治疗方案选择等方面展开，还可以加入查阅适宜临床新进展、指南或临床文献作为补充考核。一方面帮助进修医师掌握规范诊疗，另一方面帮助他们掌握学习临床诊疗新进展或新技术的方法。在外科，除了上述方式外，另一个考核重点是分步骤或分阶段考核手术或介入操作的掌握情况。例如考核手术或介入操作适应证掌握、术前医患沟通内容和技巧、手术或介入操作的策略及方案、术式选择、并发症的预防和应对、术后管理及长期随访管理等。考核中既要依照标准流程，又要兼顾患者个体化的临床特点。一般在通过上一阶段考核后，进修医师才能进入下一阶段的学习或操作。

表 1-1 客观结构化临床考试（OSCE）评价表示例

听课人		单位		职务			
时间	~ 学年第 学期第 周 星期 （ 年 月 日）						
任课教师				听课地点			
课程名称				课程代码			
教学形式	□ 课堂教学 □ 实践教学（实验、见习、病案讨论、PBL、TBL 等）						

	评估内容	5 级评分					备注
		5	4	3	2	1	
教师情况	**教学管理**：按时上下课，无私自调课、请人临时代课行为；严格要求学生，对迟到等学风不良现象有管理教育行为						
	教风师德：仪表得体，言语规范，举止得体，备课充分，能体现教书育人，将医学人文精神和社会主义核心价值观融入教学，无有损国家利益和不利于学生健康成长的言论						
	教学能力：教学目的明确，教学内容娴熟，能结合学科前沿进展，层次分明，重点突出，语言表达清楚，能根据教学计划实施双语或英文教学；实验、见习教学中能理论联系临床实际，注重培养学生职业素养、临床能力和思维						
	教学方法：能体现"以学为中心"的教学理念，不局限于知识的单向灌输，能根据教学内容灵活使用翻转课堂、案例教学、模拟教学、PBL、TBL 等方法，启发思维，有随堂提问、互动讨论的教学设计						
	教育技术：根据教学目的灵活熟练使用教学模具、多媒体学习资源或板书，或使用无线投票器、移动教学软件等实施教学互动，教学效果好						

续表

学生情况	学习纪律:守时观念强,无迟到、早退、旷课现象					
	学习秩序:学习秩序好,无喧闹、打瞌睡、发短信、玩手机、进食等现象					
	学习状态:认真听课或实验、见习、讨论,注意力集中,积极思考,主动参与课堂交流互动,或认真完成见习任务或操作训练					
教学总体印象评价						
听课人意见与建议 (空格不够请写背面)	优点与特色: 问题及不足:					
问题处理	□没有问题,不用反馈 □已向或将向教师本人/开课单位反馈问题 □未向教师本人/开课单位反馈问题,请教务部代为反馈					

第五节　医院教学的意义

　　医院教学是医学教育中不可或缺的有机组成部分,医学生/医生在真实的临床环境中进行学习实践,通过直接接触患者、沉浸式感受医院环境、和同事配合工作,全面获取在医院工作的临床、管理、沟通、协作能力,将理论知识融合到对病患的健康维系中,融合在解除病痛、挽救生命中,也为独立开展临床诊疗打下基础。医院教学的意义具体体现在如下几个方面。

一、提高诊疗水平

　　直接接触患者,是临床医师获取第一手资料的关键。有经验的医生,能从和患者的接触中迅速获得非常有价值的信息,用以指导诊断和治疗。

医院是临床诊疗的主要阵地，拥有丰富的病例教学资源。通过医院教学，可以让医学生在短期内接触大量患者，从而提高临床水平。医学生虽然可以通过阅读教学书、课堂听课等方式习得疾病临床症状的理论知识，但患者实际情况千变万化，临床症状可以不典型，只有通过在临床反复观摩体会才能灵活掌握、融会贯通。问诊查体是临床诊疗的必要步骤，虽然随着医学技术的进步，大量检查可以辅助医生进行诊疗，提高了查体的准确度，但这并不意味着认真的问诊查体可以被省略。在进入临床前的理论学习阶段，学生可以通过多媒体、标准化病人、模拟器等方式学习问诊查体，但基于真实患者的实践操作仍是十分必要的，否则所学医学知识仅仅停留于纸上谈兵，无法转换为临床实操的能力。

二、树立人文精神

通过医院教学，医学生能从与患者的直接互动中、在带教教师的示范中树立人文精神。医学从来都不是一门单纯的科学，而是集科学、社会学、心理学等为一体的综合学科。随着生物医学模式向生物 - 心理 - 社会医学模式的转变，医学人文精神被提高到了一个前所未有的高度。在全新的医学模式下，患者不再被物化为某种疾病，而是附加了疾病属性的独立个体；不仅有治疗疾病的需求，还应享有情感的慰藉和心理的满足。医学诊疗行为虽然以疾病本身为核心，但也应顾及患者社会背景、家庭关系、成长经历、精神状态等外延。医学生在与患者的沟通互动中，逐渐掌握医患沟通技巧、端正医风医德、树立人文精神、增强法律意识，最终拥有医者应有的人文底蕴。

三、熟悉医疗环境

医院是医疗行为开展的主要场所。医院教育有助于医学生熟悉医疗环境。医疗环境有两层意义，第一层意义是其字面上的含义，即医院的硬件设施。医学生在医院学习，每天都会出入医院的各个科室和功能单元，熟悉医院建筑位置结构、医疗器材的摆放位置、医用设备的使用、耗材废物的存放流程。这些看似细小实则关乎医疗安全和效率的零碎知识，是在非医院环境下根本无法掌握的。第二层意义是抽象上的医疗环境，即医疗行业在社会大环境中的整体氛围。众所周知，医院是一个小社会，形形色色的人都可能在医院出现。在医院教学的过程中，医学生不可避免地会感受到社会和医院在理念和规则上的碰撞，面对生命伦理和社会规则之间的妥协，见证人情冷暖、世间百态，甚至直面医患纠纷、医疗暴力、职业医闹等情景。通过这种医院教学中的社会实践，医学生会拥有更加强大的心理素质和更为干练的处事技巧，这些都是临床技能之外的重要补充。

四、培养团队精神

纵然医生是一个强调个人成就的职业，但一名成功的医生必然也是一名优秀的团队协作者。随着医疗亚专业的不断细分，每个专科领域的研究愈发深入，一位患者往往需要多个学科的医护人员共同协作为其完成诊疗。医院教学可以锻炼医学生的领导力。例如在多学科、大团队协作时，主管医师必须展现出统筹人事、协调资源的能力，使诊疗活动围绕着一个核心目标向前推进。当上级医生由于门诊、手术或其他原因无法参与多科讨论时，医学生或住院医师需要独当一面主持其主管患者的讨论过程。直接面对年资比自己高的主治医师或专家教授，如何从容稳健地推动讨论、达成讨论目标，无疑是医学生在医院学习的一部分内容。临床工作是一个不同专业合作的过程，除了医生之外，护士、技师、后勤、社工等也在医疗行为中发挥着极为重要的作用，医学生在临床实践中，往往需要和他们保持合作关系。团队精神、沟通技能、协调能力等都是医院教学的重要组成部分。

思考与练习

1. 以下哪项不属于医院教学的特点

A. 将所学知识转化为临床应用

B. 培养学生的临床思维

C. 根据问题查阅文献

D. 是指在门诊的教学

答案：D

2. 下面对医院教学对象的描述错误的是

A. 不包含医学研究生

B. 不包含主任医师

C. 包含住院医师

D. 包含专科医师

答案：A

3. 医院教学内容包括（多选）

A. 标准化病人培训

B. 药物耗材的成本

C. 临床操作技能

D. 职业素养和沟通技能

E. 医疗保险政策培训

F. 医疗设备运营情况

答案：ABCDE

4. 医院教学与课堂教学的区别是什么？

答：课堂教学中，教师以教材为大纲，将书本知识传授给在校学生，以面授、理论为主，注重知识的连贯性，由疾病的病因延伸到临床表现再到治疗和预后，但在整个教学活动中，缺乏具体的临床实践经验，学生学习到的是抽象概念。而医院教学是通过实践教学、模拟教学等多样化的方式，培养学生的临床思维，将学生所学知识转化为临床应用。

5. 面向不同教学对象，医院教学的侧重点分别是什么？

答：面向不同教学对象，医院教学的侧重点不同。①在校医学生：目标是加深对理论知识的理解和掌握，并逐步将临床实践和理论知识相结合，以巩固在校学习的知识。②住院医师：提高临床技能为主的医学教育。③专科医师：掌握相关专业临床技能，并对现有的临床资料进行总结，并撰写科研论文。④进修医师：在常规知识、技能的基础上，掌握本专业医学前沿知识和临床技能。⑤医学研究生：专业型研究生需培养在兼顾临床的同时，根据本学科前沿方向开展研究的能力；学术型研究生则需选择一个科研团队，掌握实验室仪器的操作方式，加强学科交叉融合。

6. 医院教学的意义有哪些？

答：提高诊疗水平、树立人文精神、熟悉医疗环境、培养团队精神。

第二章
医院教学的师资

第一节　师资的标准和基本要求

合格的带教师资对提高学生采集病史和体格检查的能力有明显帮助。带教老师是学生（特别是低年级学生）重要的角色楷模，在医院教学中需表现出恰当的知识、技能和态度。

（一）合格的资质

医院教学的带教老师应由主治医师及以上职称的医师担任；应接受过临床教学的相关专业培训，并获得相应的教学资质；应具备与学术等级相称的学术水平和教学能力。

（二）丰富的知识

有经验的老师能在短时间内准确判断患者的病情，以及学生对知识的理解程度。这种将临床推理和教学推理联系起来的能力，有助于教师根据学生的需求对教学进度进行灵活调整。合格的教师应该具备以下6个方面能力。

1. 医学知识　具备用基础医学的背景知识、临床科学和临床经验来对患者的临床问题进行整合的能力。

2. 患者病情　掌握患者疾病情况及治疗阶段。

3. 患者背景　了解患者的社会背景、家庭支持情况及心理诉求。

4. 学生学情　了解教学大纲总体要求，了解学生当前所处的学习阶段和该阶段的课程要求，能实时把握学生对随堂知识的掌握程度。

5. 教学通识知识　具备恰当的教学理论知识，熟悉各种教学方法。

6. 病案教学的知识　具有以某个患者为代表介绍某种疾病的能力，具有指导小组病案讨论的经验。

（三）扎实的技能

医院教学中，带教老师可能需要在病房向学生演示临床操作。所以带教老师必须确保在模拟教学设备和真实患者上都能够胜任该项操作。技能演示应该涵盖教学大纲所要求的范围。教学中的临床技能操作方法最好保持前后一致性，否则可能导致学生的困惑。除临床技能外，带教老师还应该注重批判性思维和终身学习能力的培养，关注沟通与协作意识的养成。

（四）严谨的态度和良好的职业素养

教师应该严格守时、仪表端正，开始上课前向学生进行自我介绍，并表现出对本次课程热情认真的态度。带教老师应该表现出足够的专业性，并和学生开展互动，调动学生的积极性并取得学生的信任。除带教老师以外，其他参与患者诊治的团队成员都可能成为学生观摩的对象，带教老师应该善于挖掘这些工作伙伴，使之成为潜在的教学资源。教师在教学过程中应充分体现良好的人文关怀和职业素养。

第二节　师资的定义及来源

一、师资的定义

师资，是指可以担任教师的人才。《道德经》第二十七章最早提及"师资"："人者，不善人之师也；不善人者，善人之资。""师"是指老师，引申为榜样；"资"指供给、帮助、借鉴。师资就是教师，即能够教导而对人有所帮助的人。师资是教育的基础，教师是人类知识、科学和文化的传播者。在 2018 年 9 月全国教育大会上，教师的角色被再次强调："教师是人类灵魂的工程师，是人类文明的传承者，承载着传播知识、传播思想、传播真理，塑造灵魂、塑造生命、塑造新人的时代重任。"师资规模和质量直接影响教育发展的规模效率和教育质量。在 2020 年 9 月 23 日印发的《国务院办公厅关于加快医学教育创新发展的指导意见》（国办发〔2020〕34号）中，重点强调了医学教育改革创新的重点任务之一就是全力提升院校医学人才培养质量。该指导意见提出，人才培养质量提高是加强医学教育工作的核心，人才培养模式改革是提高医学教育质量的关键，加强师资队伍建设和教研室等基层教学组织建设是实现目标的重要保障。

医学教育是卫生健康事业发展的基石，医学教育与健康中国建设息息相关。目前，医学教育分为三个层次：院校医学教育（undergraduate medical education，UME）、毕业后医学教育（postgraduate medical education，GME）和继续医学教育（continuing medical education，CME）。院校医学教育、毕业后医学教育和继续医学教育三个阶段的目标和任务各不相同，以院校医学教育为起点，毕业后医学教育为重点，并通过继续医学教育实现连续和统一的教育体系。毕业后医学教育应以胜任力为导向。医学教育的对象包括：实习生、研究生、住院医师规范化培训学员、专科医师规范化培训学员及进修医师等，因此医学教育对于师资的需求层次也是多样的。

虽然医学教育的层次较多，但对于医学教育师资的核心要求未变。医院教学临床师资需要具备双重角色：讲授角色＋评估受指导者的角色。

医院教学的临床师资需要具备的能力

（1）具备评估、识别受指导者的能力。受指导者按临床思维能力可分为以下层级（图2-1）：

1）报告者：只能报告临床现象。

2）整理者：能够承担临床现象的整理工作。

3）解读者：能够解读临床现象。

4）管理者：能够承担管理者角色。

5）教育者：能够承担教育者角色。

（2）具备良好的沟通能力。

（3）具备良好的道德素养和人文关怀精神。

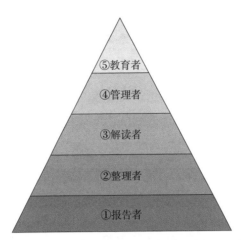

图 2-1　临床思维能力层次示意图

医院教学中的临床实践教学是当前我国医学教育的重点和难点，是医师（包括医学生、住院医师、进修医师）临床实践能力的关键环节，而临床师资的水平决定了医院教学的质量。加强医院教学师资队伍建设有助于提高临床医学专业教育质量，也是实现健康中国的重要保障。

二、师资的来源

（一）师资现状

随着国民经济的发展，我国高等院校的数量和高等医药院校师资队伍的规模有一定增长，见表 2-1。

表 2-1　我国高等教育院校学校数量、教职工、专任教师情况

类别	学校数 / 所	教职工数 / 人	专任教师数 / 人
研究生培养机构(不计校数)	(815)	—	—
1. 普通高校	(580)	—	—
2. 科研机构	(235)	—	—
普通高等学校	2663	2 487 544	1 672 753
1. 本科院校	1245	1 800 964	1 174 334
其中:独立学院	265	163 928	123 958

续表

类别	学校数 / 所	教职工数 / 人	专任教师数 / 人
2. 高职(专科)院校	1418	685 266	497 682
3. 其他普通高教机构(不计校数)	(22)	1314	737
成人高等学校	277	38 027	21 908
民办的其他高等教育机构	(786)	19 681	910

数据来源：www.moe.gov.cn/jyb，中华人民共和国教育部发展规划司（2020），专任教师是按照教育层次进行归类；"（　）"内数据为不计校数。

2000 年我国高等院校教职工人数 93 万，专任教师 46 万。截至 2019 年，我国高等院校教职工人数 260.3 万（含科研机构人员、校办企业职工和其他附设机构人员），其中校本部教职工人数约 248.7 万，专任教师约 167.3 万（表 2-1）。2000 年我国高等医药院校教职工人数 6.7 万，专任教师 2.9 万，副高以上职称的教师占总教师人数的 43.5%，其中教授、副教授、讲师、助教的构成比分别为 13.2%、30.3%、35.5% 和 21.0%，师生比例为 1∶10.5。

医学教育中临床师资是医科类师资的重要组成部分。医学院校附属医院的临床医师（包括在综合大学附属医院或医学院校附属医院中，有教学职称的医师和无教学职称的医师）在承担着繁重临床工作的同时，还担负了不同程度的临床教学任务。教育部高等教育司的"中外高等医药教育发展与改革比较研究"课题（承担单位：四川大学华西临床医学院 / 华西医院）和"中国高等医药教育现状综合分析评价与对策研究"发布的研究结果显示：综合大学和医科院校附属医院的平均师资人数达 808 人 / 院，远远多于学校本部平均教师数量（299 人 / 校），关于这部分医师（教师）在师资队伍中如何列入教学统计的政策不够明晰，也有很多高等医学院校附属医院、非直属附属医院、教学医院、实习医院兼备教师职能的临床医师长期未列入教学统计中。

医学是一门社会性、实践性很强的学科，虽然我国的医学教育得到了较大发展并取得了巨大成就，但是在办学理念、医学教育规模和层次、管理体制和教学成效方面滞后于我国社会经济发展和卫生服务需求。世界卫生组织（WHO）建议各国医学教育必须同本国卫生服务需求相适应，因此目前医学教育改革的目标和重点是改善卫生人力资源地理分布的不平衡状态，提高医疗卫生人员培训和使用的效率，使医学教育与社会需求相适应，医疗服务与卫生人力发展相协调。

（二）师资的遴选原则

临床实践教学需要具有丰富临床经验和教学经验的医师承担，然而，现今短时间内不可能新增足够数量的、能够承担临床实践教学的医师。与此同时，能够承担临床教学任务的医师也多是临床医疗骨干，其临床任务繁重，教学精力有限，这也加剧了医院教学资源的紧张。加之曾经一段时间医学院校扩招，教学任务繁复，优秀师资相对缺乏，使得临床师资队伍来源和配置问题更加凸显。医学各专业学科发展迅速，教师的知识覆盖面偏窄或更新不及时，将会造成教师无法胜任交叉学科的教学工作，无法满足新时代的医院教学需要。因此，加强临床教学师资队伍建设，优化配置临床教学师资意义十分重大。医院教学的师资队伍应该包含不同教学能力、不同专业、有梯队的教师队伍，助教以及各类教员，这些人员主要来源于具有丰富教学经验的临床医师或护士、高校专职教师或助教等。

我国高等医学院校承担临床教学任务的医院主要分为附属医院和非直属教学医院两类。前者是行政上有隶属关系的教学医院；后者在行政上无隶属关系，是与医学院校通过共建形式共同建立教学关系的非直属医院。综合大学和医科大学附属医院医疗、教学、科研是对医师的内在岗位要求，这里不再赘述。对于非直属的三级医院而言，医院教学的临床师资来源和遴选应遵循如下原则：①主治医师以上职称（必备）；②承担过实习医师、规范化培训学员或研究生的临床带教或实践技能带教（必备）；③参加属地以上的教育教学师资培训班，并取得师资证书（备选）；④在大学医学院兼职做临床理论知识授课老师（备选）。

临床教学师资遴选推荐从教育背景、从事专业时长、专业技术水平、教学能力和个人素养等方面，结合各专业学科特点进行综合评估，明确师资准入条件。对于有医德医风问题、发生过医疗事故或出现过教学事故的应该列为师资遴选和考核的否决条件。师资配置对于医院临床教学十分重要，应尽可能吸纳优秀的临床专业技术人员加入医院教学工作中。以四川大学华西临床医学院为例，八年制、七年制、五年制临床医学专业教学由教授、副教授承担，其他专业五年制本科教学由教授、副教授和高年资讲师承担，见习教学、实习教学由高年资讲师、副教授、教授承担，另外学院设置专职教学岗和脱产专职教学团队，不断优化临床师资配置。

对于非直属教学医院而言，多选聘高学历人才作为兼职教师，积极选送临床一线医师进行师资培训，包括住院医师和专科医师的师资培训，通过培训让他们经历临床带教后又转型成为师资；鼓励临床教师通过攻读学位和进修来提升教师队伍的学历层次。因为在目前国情和医疗环境现况下，一味苛求师资一步到位不符合事物发展的客观规律，只有夯实师资的责任且注重在教学中不断学习和提高，才会逐步培养出优秀的临床带教师资。完善非教学医院师资培训体系，针对临床理论授课、见习实习和考核等多个教学环节，有计划、有组织地对不同层次和对象的教学人员进行师资培训，加强教学心理学、教学实施、多媒体制作、教学方法研究以及临床见习带教规范、教学查房规范、临床技能操作规范等考评标准的主要内容的培训。师资培训应围绕岗位胜任力（competency）要求，内容涵盖医学教学相关制度要求、临床教学理念、常用方法和技巧、教学评价和反馈等。开展针对性的师资培训，确保师资能力的不断提升（图 2-2）。

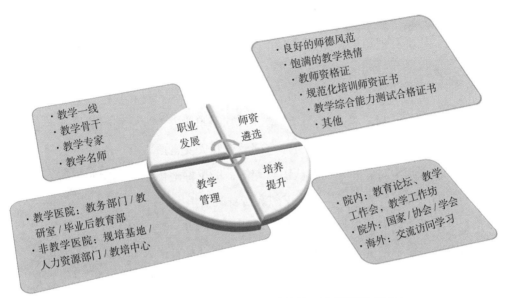

・教学一线
・教学骨干
・教学专家
・教学名师

・良好的师德风范
・饱满的教学热情
・教师资格证
・规范化培训师资证书
・教学综合能力测试合格证书
・其他

职业
发展

师资
遴选

教学
管理

培养
提升

・教学医院：教务部门/教研室/毕业后教育部
・非教学医院：规培基地/人力资源部门/教培中心

・院内：教育论坛、教学工作会，教学工作坊
・院外：国家/协会/学会
・海外：交流访问学习

图 2-2　医院教学师资的遴选培养和管理发展示意图

（三）优化临床教学师资的配置

附属医院和非直属教学医院的临床医师担任或兼任教师角色在一定程度上解决了医学教育中临床教学资源匮乏的问题，但同时也存在诸多不足：临床一线医师不仅要完成繁重的临床工作，还背负了不同程度的科研压力，受现行晋升机制的影响，这些临床医师需要完成学术科研和论文发表，尤其是现在一些高校对于青年教师实行"非升即走"的聘用模式，在规定的时间内还需完成一定数量的论文发表和成果产出，加之目前部分高校附属医院和非直属教学医院对临床教学还没有一个完善的制约和激励措施，导致部分临床医师无心于或无力于教学。目前，部分非直属教学医院中承担临床教学的师资队伍现况尚不容乐观。如何优化临床教学师资配置，提高非直属教学医院师资素质，使其达到医学教育教学目标的要求，真正成为医学院校教师力量的延伸和毕业后教育的住院医师规范化培训基地，是当前面临的重要课题，也是非直属教学医院本身面临的新任务。

1. 高度重视师资队伍建设和师资遴选，创建有利于医院教学的环境

党的十九大以来，我国教育系统以习近平新时代中国特色社会主义思想为指导，紧紧抓住立德树人根本任务，加强突出思想引领，重视师资的思想教育，教师有理想信念和正确价值观，具备过硬的政治思想以及高度的政治敏锐性。教师的医德医风对培养医学高素质人才产生积极的影响。良好的职业道德是保证临床医疗质量和提高临床技术的前提和基础。对于承担医院教学的医师，应该重视岗前培训，其中职业道德教育是岗前培训的重要内容。教师队伍定期进行医疗道德教育和人文素质教育，有助于医学教育中加深师生对救死扶伤的认识及理解，能更好地传承医学职业道德，并能帮助老师把优秀的医学文化思想言传身教给学生。

医学院校需要加强青年教师的职业素质培养，鼓励优秀青年人才发挥自身优势，不断提升教学水平。根据全球医学教育最基本要求，在课程教学内容、教学方法、考核模式等方面开展了以学生为中心、以问题为基础、以能力为导向，强调人文关怀，强调团队合作、突出临床基础知识的连续性、基本技能的应用性和临床医学实践的创造性，促进医学知识向临床技能转化，培养"具有深厚文化底蕴、扎实专业知识、强烈创新意识、宽广国际视野的国家栋梁和社会精英"的医学人才。

2. 拓宽临床师资的补充渠道，增加师资多样性　　目前我国医院/医学院普遍存在的现况是医院教学师资队伍中高级职称的比例偏低，从教育职称方面来看，副教授占比较低，而对于非教学医院来说目前学历层次更是差异巨大。一方面需要通过各种措施鼓励高级职称的临床一线专家来到课堂进行大课教学，也积极鼓励医院床旁教学；另一方面，还需要积极培养更多青年医师进入医院教学教师队伍。一般青年教师要先从临床带教做起，除取得医院临床带教资质外，对于拟申报教师资格证的教师，由教研室负责进行后备师资培养，具体包括参加教研室活动、集体备课、观摩听课、教学讲座、书写学习笔记等，同时进行教学能力和专业能力方面的考核和提升，待符合申报资格后，由教研室推优申报教师资格，正式纳入医院教学师资队伍。

高等医学院校和教学医院应该安排相应的专职教学岗位和专职教学人员和助教，从制度上保障医学生在各科实习期间全程均有医学教学指导，教学协助和监督。专职教学岗位制度有助于改善临床师资的整体配置状况，通过专职教学岗和教学专职（临床脱岗教学一段时间）来拓宽师资的补充渠道，不断优化临床教学一线师资的年龄结构、学历结构和专业结构。对于教学医院而言，由于临床一线人员相对充沛，临床带教师资从教学医院遴选经验比较丰富的教学人员难度相对较小。但对于非教学医院或普通地市级医院而言，其教学师资仍然缺乏，尤其是缺乏合格的临床实践带教师资，临床师资的数量和质量都亟待提高。部分教师临床知识有限、工作经验不足，临床带教能力较低，导致合格的医院教学师资缺乏。国家卫生健康委员会和中国医师协会开展了全科师资和专科师资培训，帮助非教学医院培养了备选师资，但其临床带教能力仍需进一步评估，另外，这部分备选师资数量相对有限，不能完全满足教学需要。目前国家政府重视临床医学实践和医学教育，采取了一系列措施促进医学教育尤其是临床医学教育的发展，住院医师规范化培训制度和相应的临床师资培训的开展有助于解决实习基地水平不一的问题和临床师资缺乏的问题，有利于医学教育的发展。全国统一的全科医学师资资格认证制度的建立将有利于规范我国现行的临床医学师资队伍，保障师资队伍的稳定性和从业人员的专业性，从而使我国持续性培养高质量的全科医师成为可能。医学临床教学教育师资培养可以借鉴这一制度，加大对临床教师的扶持力度。加强高素质人才的引进和培养力度，选择优秀的一线医师到临床任教，建立一支结构合理、稳定的医院教学队伍。

3. 保障临床师资的薪资待遇，提高教学积极性 首先，构建临床师资待遇的逆差序补偿制度，即对临床专职教学岗教师进行待遇上的倾斜，合理提高临床师资的津贴、奖金等待遇，以此来补偿医院专职教学带来的青年教师临床业务耽搁和薪资下降等。其次，以奖代补间接保障临床教师队伍的薪资，有利于激发一线临床教学师资的积极性，还间接保障了教师的薪资水平，促进了医院教学教师队伍的稳定，保证临床教学投入程度。各大医学院校和教学医院需要研究和探索制订有利于调动师资临床教学积极性的政策和制度，逐步形成良性循环机制。

对于非直属教学医院而言，需要积极营造尊师重教的氛围，进行临床医师的教学意识培养。临床师资队伍建设和优化配置纳入学校师资建设与配置的总体规划，在临床师资培养、教学管理人员培训，教师评优评先、教学课题研究和教学成果评审等方面加大力度，实行临床师资准入和动态管理机制，以助于培养医疗技术过硬和教书育人能力强、技术高的骨干教师队伍。

4. 重视授课教师的岗前培训，细化管理制度 教师上岗前要进行教学用具（多媒体、录像等）、教学方法和技巧等一系列岗前培训，定期组织学习并开展教学培训，可极大地提高广大教师的教学能力，不断加强授课教师与医学生的沟通与交流。可采用集中培训和个别指导相结合的方法，来进行教育基本理论和知识的培养。让青年教师熟悉和掌握标准化病人（standard patient，SP），案例为基础的学习（case-based learning，CBL）或问题为基础的学习（problem-based learning，PBL）的教学法，采取情境模拟（clinical simulation）等教学形式和方法。

实行青年教师导师制，让教学经验丰富的教师直接指导，对承担特定教学内容的青年教师进行有针对性的经验性指导。每学年组织集体备课。集体备课有高级职称人员参加，对主讲老师的教案进行讨论、提出改进建议和措施，通过岗前培训和集体备课等促进青年教师的成长。

医院有必要制订科学、合理且可行性良好的教学管理规章制度，按照教学大纲的要求制订具体的医院教学实施工作计划、教学进度表、实习轮转表，根据临床教学工作需要制订工作规范流程并认真执行。医院应该明确相关管理人员和教学人员职责，医院教学的一线老师需要认真组织医学生进行临床岗位培训、医德医风专题教育。将以人为本的理念贯彻到医院临床师资队伍人才的管理体制建设中，把优秀人才资源作为教师体制建设的基础。不断优化人员配置，通过教学小组一体化管理提高一线医学教学师资的水平。师资队伍需要定期开展专业培训和业务讨论，内容主要围绕教学方法、教学内容、教学形式、评教反馈等，目的是不断提高教学质量。组织进入医院实习的医学生入科教育和出科考核。

医院还应该有收集教学病例的制度，同时，医院还需有临床教学管理的一系列制度，职能部门经常督促检查执行情况，保障各项措施的落实。医院教学应该鼓励一线教学人员积极开展医学教育研究，支持教学文章公开发表。通过医院教学，在完成铸魂育人的同时，提高师资的岗位胜任力，提高师资的使命感和责任感。在激励机制基础上，将教学全过程纳入师资的奖惩考核中，从教学安排、教学运行、评价与总结等多方面、多角度进行评估考核，从政策上引导和激励临床教学，更精细化地实现医院教学的师资管理。

对于普通三级医院，不一定如同医学院校附属医院或非直属教学医院一样具有教研室的组织框架，但是可以通过教学小组的形式搭建教学组织框架，进而开展医院临床教学。非教学医院也应该将教学列入医院日常工作，明确分管教学工作的院领导，定期（每学期）召开全院教学工作会议和教学行政查房，应详细记录并考核。医院教学工作应该参照教学大纲的要求制订具体的教学、实习工作计划、教学进度表、实习轮转表，并认真落实。只有通过细化管理制度才能实现医院教学的不断改进。

5. 提供临床教师培训学习机会，提高岗位胜任力　除了提高教师的薪酬满足其生活生存需要外，还要给医院教学的临床教师创造各种形式的培训机会，满足其成长的需要。可采用就地培养、异地进修等多种形式进行师资培养，还可以采用参加学术交流会议、国外考察等方式对临床师资进行知识更新与优化。青年讲师或主治医师是目前医院教学的主体力量，承担大量的一线教学任务，对其临床教学的基本功要求较高。因此定期组织对青年教师的培训和管理，包括集体备课、说课，集中讨论教学问题及解决方案，可以不断提高青年教师的医院教学能力。

开展教学能力的逐级培养，低年资青年教师可先从带实习生、参加实习生小讲课和读书报告会等开始，随后再脱产带见习生、参加集体备课等，这样逐渐培养，最后过渡到试讲和课堂教学。鼓励缺乏经验的教师进行临床实践，积累工作经验，提升教师专业素质。开展青年教师试讲制度，由教研室主任、教学督导组和各三级学科的专家组成评定小组，对试讲教师进行评估，合格后方可参加临床授课。不断学习国外先进的临床技能教学理念和技术，加强对医学教学的研究和实践。鼓励教师间相互学习、评教，鼓励高年资教师以公开课形式示范教学，鼓励教师队伍开展教学研究，申请教学课题，撰写教学文章等，不断提高临床师资的岗位胜任力。

6. 完善临床教学监督机制，规范医院教学活动 良好的监督机制能够更好地抑制和避免非制度化资源配置地出现。临床医学院和教学医院应该制订青年教师培养与考核的相关规定，一线教学的教师必须按照规定接受培训，如一年一次的青年教师基本技能考核、一年两次的青年教师专题培训等。现阶段医学生就业竞争激烈，就业压力大，许多医学生最后一年忙于找工作或准备研究生考试，实习时间严重缩短，实习病种也不齐全，严重影响了临床技能的掌握。考试作为医学教育的"指挥棒"和医学人才培养质量的评估标准，多年来一直推进着医学教育的变革。强化实践考核将对医学教育产生深层次影响，加速医学教育发展进程。教学评价是促进教师进步的动力，也是检验师资教学水平的重要指标，有效的评价体系能够充分发挥教师的主观能动性，提高教学质量。鼓励广泛开展学生评价、同行评价、管理人员评价、督导专家审评等，从不同角度客观评价临床教师的教学能力和教学质量，综合、客观、全面地反映医院教学中教师的教学素质。一线师资责任重大，只有切实履行临床教师的职责、提高带教能力，不断完善临床教学监督机制，尽可能规范临床教师医院教学活动，才保证医院教学的质量。

对于普通的三级医院，也应该尽量学习教学医院临床教学的规范化开展教学活动。医院应该专门设置日常教学和管理的机构，制定科学可行的教学管理、学生管理、教师管理的规章制度，认真执行并根据实际需要进行修订和完善。各级教学人员和管理人员的岗位职责明晰，医院对于教学管理部门和教学小组的临床教学有定期考核，并与奖罚挂钩。通过教学考核与监督机制的建立使医院教学活动制度化、规范化。

总之，随着生物医学模式向生物 - 心理 - 社会医学模式的转变，培养具有崇高人文道德素质的医学生，是当前医学教育的重要内容。新时代医学教育的核心目标与行动主旨就是通过内涵式的改革发展和高质量的连续供给，进而增强人民群众的满意感、获得感和幸福感。为了适应新医学的发展，医学高校需要构建符合新时代需求的医科人才培养体系，积极推进医学高校师资队伍的建设，加强教研室等基层教学组织建设，完善管理制度。承担教学工作是医学院校附属医院和非直属教学医院及非教学医院的基本任务之一，要把教学建设纳入医院发展的整体规划，促进附属医院医疗、教学和科研工作的协调发展。

医院教学要求临床一线教师为人师表，严谨笃学，在教学中有意识地渗透人文精神、医学道德、医学伦理等新观念，在实践教学中注重培养学生高度的职业责任感、良好的职业道德和医患沟通能力，信息收集和管理能力，批判性、创新性思维能力，终身学习能力，团队协作能力。尽管在目前医学教育师资配置的具体执行过程中仍存在诸多现实困境，但医院教学促进医学院校的教师不断开展教学改革，注重启发和培养学生的主动学习和创新思维能力，探索医学教育的新方法和新理念，为将学生培养成为具有深厚的人文底蕴、扎实的专业知识、强烈的创新意识的国家栋梁而努力。在新时代新形势背景下，唯有不断推进我国医学教育师资配置政策的科学化、规范化与有效化，才能不负历史的期望与重托。

第三节　师资的基本教学能力

在拉丁文中，医生的词根"docere"亦有"教"的含义，因此在教学医院工作的医生通常具有至少三种不同的角色，包括临床医师、医学科学研究者和教师。在医院教学系统的各个阶段（包括本科院校教育、毕业后医学教育及继续医学教育），师资力量的发展一直是医学教育进步的原动力，也是推动医学教育变革和创新的重要组成部分。从事医学教育和医院教学的师资不仅需要充分理解适用于医院教学的基本理论和教学原理，还必须具备特殊的临床实践技能、运用指导性教学方法的能力及良好的评估教学成效的技巧，同时因为医院教学的复杂环境，教师往往存在角色的多样性，甚至能看到教师和学生的身份发生转换。

面对不同层次的教学对象，"因材施教"是教学相长的第一步，教师需要具备随机应变的"超能力"，根据学生的角色不同和教学内容不同进行适应性改变。比如由高年资医学生带领低年资医学生进行查体操作，或者作为课题导师带领医学生完成一项实验技能培训，或者作为上级主治医师带领医疗组进行病例分析等。作为一名合格的医院教学老师，还需具备以下能力。

一、讲授能力

讲授是一种广泛应用于不止于医学教育的传统教学模式，至今已经有近百年的历史。讲授包括在线授课和线下授课，后者在医院教学的特定环境和系统整合教学的特质下，不仅限于课堂授课，更多的是临床授课，即在病房中和患者的床旁甚至手术台上，其形式多元化，可以是教学查房、临床操作实践、临床小讲课、文献分享和读书报告。因此在医院教学中，师资讲授能力的体现并不局限于"大课"，也不只存在于传统的教室，学员面向的也未必只有讲台。

课堂讲授虽然是传统模式，并且大部分表面看上去是枯燥乏味的，却具有更为广泛的接受度，因为临床实践的基础都来自课堂理论的学习，而所有的创新和发展都离不开夯实的理论课程。在传统的课堂理论教学的基础上发生发展的临床讲授是进阶式的医院教学形式，其更倾向于多场景教学方式，即教学地点随着讲授内容和教学对象的变化而变化。然而无论是课堂还是临床，讲授的真实效果都取决于师资的专业知识水平和讲授能力以及学员在课堂参与的积极性和主动性，其中师资的讲授能力至关重要。授课能力的良好运用源于师资的个性魅力和所采用教学方法的多样性，教师个人丰富的知识储备、宽广的眼界、"共情式"的演讲技巧、良好的心理素质、充足的教学经验都有助于对授课节奏的掌控，提升学员的兴趣。

在实际的医院教学中，医学教育往往面临的难题是好的医生（能给患者带来良好的医疗质量的医生）不一定等于好的师资，并不是所有医生都具备良好的授课能力或全面的课堂和临床讲授能力。教学医院的师资，有更擅长于讲台上的侃侃而谈者，也有更专注于在手术室中行云流水者，前者是课堂理论讲授的能者，后者是临床实践讲授的强者。然而当今社会对高精尖综合高素质医学人才输出的需求，向教学医院师资的能力提出了更高的要求，因此，我们需要培养更为全面的教学师资，其中讲授能力的培养应当作为医生师资培训的基础。

二、教学规划的能力

俗话说不打无准备之仗，教学同样如此，医学教师在授课前需要围绕教学大纲进行针对性的教学规划，包括建立教学目标、制订教学流程、做好充分的课前资料准备（如板书和课件设计以及教具选择等）。创新性是教学规划的关键，现代的医院教学早已摒弃了陈旧的基础科学和临床实践分离的教育形式，发展为以人体系统或者功能为中心的系统整合课程，因此，教学课程规划应当将理论紧密结合临床，寓教于"实践"，以培养学生的专业实践技能为目的。同时，教师还需顺应现代教学的潮流发展，努力提升多媒体设计和新型教具使用的技能，让课堂讲授变得更为生动有趣、活灵活现，在临床讲授中根据不同的教学对象引入基于实践病例的临床问题解决流程，培养学员的实际操作能力。

三、应用不同教学方法和组织不同教学形式的能力

教学方法是师资手中最重要的教学工具，单一的教学方法只会让教学对象感到倦怠，无法达到良好的教学目标，因此掌握不同的教学方法，并根据不同的教学环境进行合理的应用，组织不同的教学形式，是师资的基本教学能力之一。

根据教学的目的不同，通常将教学方法分为两个阶段。

1. 第一阶段以理论授课为主，包括阐释、扩展和模拟。

阐释的教学方法以课堂讲授为主要形式展示，适用于在短时间内给大

量学生同时有序地传递大量的信息，组织性较强，人力和物力资源占用比例较少，但形式稍显被动，且给学生留下的多是短时记忆，缺少长久知识记忆储备，因此这种被动的阐释方法不宜单独存在，需要其他的教学资源来支持。同时，教师还可以在课堂中采用间歇休整、启发性提问、小组讨论等形式来丰富讲授内容，调动教学对象的积极性，让传统的被动的教学方法逐渐向主动性发展。

扩展的教学方法是以医学生为中心，鼓励学生发散思维、扩展思路，可以引导学生围绕某个疑问或课题进行文献的查阅以及分组讨论，如PBL、TBL 等，发现问题、寻求处理问题的关键和手段、解决问题、提出新的问题，这种循序渐进的拓展训练对医学生临床思维的培养大有益处。

模拟的教学方法以为医学生塑造一个模拟真实的实践环境为主要形式，引导医学生代入模拟的临床角色，进一步磨炼技能，为真正的临床工作做好准备，目前常用的模拟教学包括角色扮演和标准化病人。模拟教学的优势在于可以根据临床经验和病例模型来设置教学的仿真模式，达到让医学生多次重复培训熟练技能的目的，而不需要增加患者的负担，也不用担心患者和医疗环境的安全性，是医学生岗前培训的最佳选择。

2. 第二阶段以临床授课为主，以"患者和疾病"为主体，以"手把手实践操作"为主要教学方法，建立健全的临床思维模式，引导学员向临床医师或高级专科医师转化，在这一阶段中，教师需要充分评估学员的基本能力，根据不同的教学对象制订相应的教学计划和目标，在保证患者医疗安全的前提下，让学员充分参与到患者的某一诊疗流程甚至全程管理中。

四、教学评价与反馈能力

评价和反馈是核查教学效果的重要方法，古老的教学评价方法通常使用考试分数的固化模式来决定学生的成绩，但是这一方法存在诸多问题，比如缺乏对学生临床实践操作、随机应变技巧的评估及考试题目难易程度的一致性评价。在现今以医学生为中心的医院教学中，教学的评价与反馈并不是评估学生的表现，而是根据学生的表现来评估临床教师的教学成效，鼓励医学生充分发挥想象力和创造力，支持临床相关的实践研究能力培养，因此评价和反馈需要更为科学的方法去实现。有学者提出新的评价体系，即形成性评价、终结性评价和诊断性评价，这种评价体系具有较好的公平性和相对统一的标准化制度，针对不同来源和身份的学生会进行适应性调整，其贯穿医学教育的各个阶段。形成性评价是指在教学过程中及时对教学双方进行双向评价和反馈，以便指导医院调整教学方案；终结性评价是以课程、专业技能训练结束后的结业考评为主要手段，对完成的课业进行全面的评估；诊断性评价是对医学生进行胜任力的评估，如执业医师资格考试。

但在实际的医院教学中，以上评价和反馈体系虽然具有科学性和客观性，但即时性太差，不能让临床教师及时掌握教学效果，因此在教学过程中可以考虑一些附加的核查方法。例如提出试探性的问题来了解学生对知识的掌握程度；让学生将知识应用到相似的临床任务中；让学生用所学的内容来分析新的临床资料；让高年资学生（住院医师）向低年资学生（医学生）进行同类课题的教授。这些额外检查教学效果的方法具有强烈的自主性、自由化、趣味性和快速反应性，能够引导更多的人参与到教学活动中。

五、医学教育心理辅导能力

在从医学生到医生的职业生涯中，神圣的职业素养要求我们不仅自身具有良好的心理调节能力，还要具备一定的心理疾病的鉴别能力和医学心理学的辅导能力。因此在医院教学中，非心理学专科的师资也要具备一定的医学心理学教育基础和心理辅导能力，从而达到三个目的：其一，在医学系统整合课程中随时揉入心理学的色彩，让学生在实践中了解患者的心理状态对疾病的影响；其二，早期识别学生的异常心理状态，现今复杂的社会和校园环境给学生带来的影响造成的悲剧并不少见，医学生面临的压力和挑战相较于其他专业的学生只增不减，教师需要早期发现早期介入；其三，临床教师的自我调节，医院师资的多重角色决定了其拥有心理学上的高危因素，作为传道授业的教师，必须要具备强大的自我心理调节能力，才能够正确地引导学生。

第四节　师资的培养体系

师资队伍建设直接关系着医院教学质量以及是否能形成可持续发展战略，是医院教学的核心关键。因此，只有不断加强师资队伍建设和培养，才能有利于医院教学的开展，确保临床教学质量。但目前大多数临床医师并没有接受师资培训。如何构建一支有目标、有计划、结构合理、敢于创新的师资队伍成为医院教学的关键。师资培养体系建设包含如下要点。

一、成立师资管理部门

在医院层面，设立专门负责医院教学师资的管理部门，由医院分管教学的院领导主抓，对医院教学师资建设有整体规划、统筹安排，并从医院层面提供政策和资源支撑。医院教学师资管理部门需由专人具体负责教师的日常考核和管理，并根据不同教学层次师资制订培训计划和培训内容。

二、严格上岗制度，定期开展培训

对于拟参与医院教学的人员，需进行岗前培训，培训内容包括教育学、教育心理学、职业道德修养等。培训合格后由医院评估是否可以胜任医院教学。采取的评估方式可以为理论考试、授课试讲、临床技能操作示范等。邀请国内外医院教学专家对师资进行培训和经验分享。医学的发展需要时间验证，教师的发展更需要时间磨炼。定期开展教育专家与年轻教师的教学学术探讨，请专家分享教学经验，有助于帮助教师成长，提高教师队伍建设。所请专家不一定是同一领域，可以跨专业，甚至可以多学科一起探讨。应重视培训后效果反馈，通过头脑风暴找短板，找差距，提高师资教学水平。

三、利用医学网站每天加强自我学习，充实个人知识库

实施医院教学的教师承担着如何将知识应用于临床的责任，这就需要教师加强自我学习。一个新指南的出现可以帮助教师了解疾病的常见诊治方法。教师通过学习指南，可以快速了解疾病的相关知识，对疾病的发生发展会有更深刻的认识，也使自己变成不犯错误的医生。检索医学文献库，可以发现每天都有文献在更新。教师通过每天学习相关领域最新文献，可以掌握医学最前沿信息，"腹中有墨"才能更好地将知识传递给他人。医学教育离不开科研。教师应总结临床经验及教学经验，或者开展前瞻性研究，不断撰写论文，在国内外期刊发表见解，与同行交流心得，获得同行认可并产生影响力。

四、利用现代媒体定期开展远程教育，提升教师教学水平

随着 5G 技术的进步，现代媒体在各种会议中起着很大的作用。一些较偏远地区医院的教师可以利用网络直播、各种会议转载学习最新知识，一部手机或一台电脑，只要在有网络的地方都可以学习，甚至可以使用 5G 技术实现远程教学、远程模拟。在新型冠状病毒肺炎流行期间，网络直播、各种会议软件充分展示了现代媒体在远程教育中的作用。

五、发挥多学科交叉，定期开展人文关怀，提升教师医患沟通能力

医学是一门人文学科，临床中会遇到有些患者对疾病诊治不理解，不配合医护人员的治疗，甚至有些患者产生焦虑、抑郁、自杀、暴力倾向。作为从事医院教学的教师如果能熟练掌握医患沟通技巧，可以避免很多医疗纠纷。年轻的带教教师，经验尚不足，对医学人文培训不足，常常无法有效解决问题。针对医院教学的师资，可定期邀请心理学、社会学、卫生经济学、临终关怀专业相关人士讲解相关知识，培训常用技能。教师将这些技能再传授给学生，让学生少走弯路、不走弯路，遇到类似问题时，能够游刃有余地解决。

六、借助医院平台定期举办学术会议，促进教师持续质量改进

目前各种学术会议中，很难见到与教学相关的主题。而医学教育学术年会影响力仍偏弱。如果在各学科学术会议上，增设医院教学相关的分论坛，则有助于提升教师水平，促进教师评估现有教学方式是否符合最新前言知识。在教学会议中，教师把自己在临床中的独特见解和临床中发现的问题，与同行交流，碰撞思维，见贤思齐，最终实现持续质量改进。

七、借助区域联盟定期开展教学交流，弥补小型医院教学欠缺

有些小型医院不具备现代教学设备，如没有临床技能中心、模拟教学设备等。当涉及临床实践教学时，如没有合适的患者作为教学对象，教师很难将理论知识转化为临床应用。这就需要借助教学设备，开展模拟教学。区域联盟作为医院之间的战略合作单位，有效解决了这一难题。小型医院的教师可以到大型医院学习，大型医院的教师可以到小型医院指导，"进得来，出得去"，弥补了小型医院的教学欠缺。

八、借助教学评价体系定期进行师资考核，促进教学质量

教学评价体系分为两部分，一部分是对师资医院教学能力的考核，另一部分是对师资医院教学对象评价考核。医院教学主管部门根据各部门的教学对象制订相应的教学评价表，从理论到实践，从基础到临床，从专业到人文都需要落实。教学质量的考核结果可以和绩效、评优、晋升等挂钩。一套完善的、精细化的教学质量评价体系可以帮助教师更好地端正教学态度，督促其学习相应技能，从而促进教学质量。

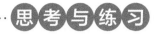

1. 师资的基本教学能力包括（多选）

　　A. 讲授能力

　　B. 教学规划能力

　　C. 管理能力

　　D. 教学评价与反馈能力

　　E. 医学教育心理辅导能力

　　F. 应用不同教学方法和组织不同教学形式的能力

　　答案：ABDEF

2. 师资培养体系的建设应包含哪几个要点？

　　答：①成立师资管理部门；②严格上岗制度，定期开展培训；③利用医学网站每天加强自我学习，充实个人知识库；④利用现代媒体定期开展远程教育，提升教师教学水平；⑤发挥多学科交叉，定期开展人文关怀，提升教师医患沟通能力；⑥借助医院平台定期举办学术会议，促进教师持续质量改进；⑦借助区域联盟定期开展教学交流，弥补小型医院教学欠缺；⑧借助教学评价体系定期进行师资考核，促进教学质量。

3. 受指导者临床思维能力分为哪五个层级？

　　答：①报告者，只能报告临床现象；②整理者，能够承担临床现象的整理；③解读者，能够解读临床现象；④管理者，能够承担管理者角色；⑤教育者，能够承担教育者角色。

4. 医院教学的临床师资遴选原则是什么？

答：①主治医师以上职称（必备）。②承担过实习医师、规范化培训学员或研究生的临床带教或实践技能带教（必备）。③参加属地以上的教育教学师资培训班，并取得师资证书（备选）。④在大学医学院兼职做临床理论知识授课老师（备选）。

第三章
医院教学的形式

教学形式即教学组织形式，是在医院教学活动中教师和学员（包括医学生、住院医师和进修医师）的教和学的行为组织方式。教学组织形式就是通过对时空条件进行有效控制和利用，促成教师的"教"和学生的"学"组合，并发生相互作用，实现教学相长。目前国际上部分知名医学院在教学上开始尝试不同的形式，无论是以患者为中心、以问题为中心还是以学习成果为中心，都对课程融合和教学形式改进提出了新的要求。课程整合相关的教学方式改进正在成为医学教育改革的方向之一。采用恰当的教学形式和教学方法，有助于提高医院教学工作的效率。医院教学组织形式合理与否，对教学活动的顺利开展和教学效果的取得具有重要意义。

教学组织形式包括：理论授课、实践教学（包括门诊教学、病房床旁教学和手术室带教、临床小讲课和专题讲座、病案讨论、教学查房、基层医院巡诊教学、远程医疗实践教学及循证医学教学等）及模拟教学，本章逐一展开介绍。

第一节　理论授课

理论授课是医院教学中主要的教学形式之一。主要是临床教学师资对教学对象进行基础理论、基础知识和基本技能的讲解，讲授者常常采用公开授课的方式进行阐述，使教学对象在临床实际操作前对所学基础知识有系统的认识。

授课教师在理论授课时需要进行充分的教学相关准备工作，以达到最佳的教学效果。理论授课环节主要包括课前授课内容的准备和授课进度的架构设计，课中的实时授课安排调整，课后的教学内容布置及形成性评价方案体系设计。

1. 课前准备主要是由授课教师提前准备并熟悉相关理论知识的讲解内容，进行教案的撰写和设计，预先设计理论课程的难度和课程进度，以及准备授课需要的辅助教学工具。

2. 授课过程中的实时调整安排，主要是授课教师在实际授课过程中，根据现场授课对象的反馈及时调整授课的进度和难度，以达到最佳的理论授课教学效果。理论知识的学习相对比较枯燥，所以授课教师在理论授课各个阶段的安排考虑和课程设计非常重要，既要达到完成授课教学进度的安排，同时还要激发授课对象的学习兴趣，让授课对象能在理论授课中真正掌握相关理论知识。

3. 课后的教学内容布置及反馈评价体系设计是检测理论授课教学质量非常重要的一部分。根据理论授课的内容安排布置课后相应的测试内容，在课程全部结束时及时将课前设计的问题对授课对象进行现场测试或者要求授课对象定时提交相关课后作业，对提交的作业进行评阅后再通过多种方式反馈给授课对象，可以使授课对象更加深刻地强化和检测自己对理论知识学习的掌握情况，同时也增强了学生对授课教师的信任和黏度，可以提高理论授课的教学效果，达到理论授课的教学目的。

理论授课流程如下：

一、备课、教案、课件准备

（一）备课

备课（prepare lessons）是指授课教师在课前对授课内容进行教学准备。包括对主题的确定，教学计划和教学目标的明确，授课时长的安排，授课对象的确认，与授课主题相关资料的采集准备，教案的撰写设计及具体讲稿或课件内容的准备，以及教学进度表、授课表、学员名单、授课对象形成性评价方案的准备等。备课是否充分将直接决定最后达到的教学效果。

通常备课采用单独备课和集体备课两种形式。单独备课是由授课教师独立完成课前准备工作。单独备课对授课教师要求较高，需要授课教师有一定的教学经验。集体备课是由多位授课教师在约定时间一起对授课主题进行讨论，各位教师对授课安排提出自己的建议，共同评价主要授课教师的授课内容是否完善，授课难度是否适中，授课形式是否合理，授课时间长短安排是否符合教学要求，同时通过讨论得出大家一致认可的教学意见。这种集思广益的集体备课方式常常在用于示范课，主要是为相关授课教师提供一个可供参考的教学范本，从而通过设定教学标准达到规范教学行为的目的。集体备课常常可以及时发现和纠正教学过程中的不足，通常建议教学单位定期举行，以便及时解决问题，提升教学质量，也为教学经验不足的授课教师提供不断提升自己和不断进步的机会，也为打造优秀的教学团队奠定更加扎实的基础。

（二）**教案**

教案（teaching plan）是授课教师为顺利而有效地开展教学活动，根据课程标准、教学大纲和教科书要求及授课对象的实际情况，以课时或课题为单位，对教学内容、教学步骤、教学方法等进行的具体设计和安排的一种实用性教学文书。教案包括教学主题设置和授课对象专业水平分析、教学目的、重难点、教学准备、教学过程及练习设计等。教案是在教学过程中最常使用的一种教学形式。

教案的具体内容包括对理论授课的主题，每堂课教学内容和教学步骤的安排，以及教学方法的选择。如：板书或幻灯片的设计，课堂中需要使用的教具和现代化多媒体数字化教学手段的应用，每节课教学内容的时间分配，每节课教学内容的衔接和每节课程中教学难易程度的分配等。教案一定要对该次教学课程进行通盘考虑和设计规划，要思考周密，精心设计，要有非常清晰的计划。

教案的撰写需要体现出一些基本的特点。首先是编写的主题，医学类的主题专业性较强，理论知识难度较高，授课教师一定要明确该教案是根据每次授课的主题来进行编写，主题也就是该次理论授课的灵魂。其次是教案的编写依据，教案的编写要根据教学大纲的要求和教材的内容来进行。对同一个讲授的主题，不同阶段和不同层次的授课对象有不同的教学大纲要求，难度过高或过低都会导致授课对象不能积极配合教学活动的正常进行，从而影响教学效果。所以要根据授课对象的实际情况来指定和撰写教案。一般要求符合以下要求：明确教学主题和制订教学目标，重点要求掌握理论授课的基础知识，突出理论知识的重点和难点，选择合适的配套教材，运用适合的教学方法，最大限度地调动授课对象的学习积极性，激发授课对象的主观能动性。均衡顾及不同水平的授课对象，使全体授课对象都能受益。

教案在实际的教学活动中起着十分重要的作用。教案是授课教师的一种教学设计和推演脚本。作为授课教师，在撰写教案的过程中，也有利于其更加熟悉和掌握授课的内容和进度安排，更加准确地把握教材的难点和重点，从而更好地选择与之匹配的科学有效的教学方法，科学合理地安排和支配课堂时间，更好地完成教学计划，提高教学质量，达到预期的教学效果。所以教案对于授课教师和授课对象都是非常重要的。教案是集授课教师的教育思想、教学经验、教学热情、专业能力、个人性格及教学艺术性为一体的综合体现。优质的教案常常是决定教学活动成功的关键。

1. 优质教案的特点

（1）科学性或专业性：教案的撰写常常主题明确，不同的教案是根据不同的主题要求撰写而成，每个主题都有对应的专业范畴，所以教案的编写一定要体现出该专业领域的特色。医学类教案专业性非常强，涉及的知识结构复杂，所以教案撰写者一定要严格遵循教学大纲的要求设计教学内容，避免出现原则性的错误，不能脱离教材的专业性和系统性，要求符合专业要求和体现专业特色。

（2）合理性：教案的编写取材内容要求合理，符合课程宗旨和既定培养目标的定位需求，教案的内容要求观点正确，内容与最新的医学发展相符。不能使用陈旧的知识结构。在学科的基本知识的框架基础上，保持和当前的知识内容一致，使教案具备合理性。与时代的发展相适应。教案的内容虽然不能顾及与主题的相关全部知识结构，但可以针对授课对象合理地选择适宜的内容进行讲授和展开，既保持对基础知识的理论讲解，又能开阔授课对象的视野，引领激发学生对学科发展的追求，培养学生良好的学习习惯和学习能力。

（3）创新性：教材的内容和知识结构是固定不变的，但是授课教师撰写的教案可以是围绕教学主题而灵活多变的，不同的教案推陈出新可以使教学活动更具有吸引力，百花齐放、百家争鸣的教案可以使教学活动更加生动有趣。授课教师可以在透彻了解教材内容、综合学习和总结优秀教案的基础上，广泛获取多种教学参考资料以及相关的知识内容后，独立思考，结合个人的教学体会和对知识结构的理解，进行巧妙构思，精心设计，富有创造性地撰写出具有个人特色的教案，以期更好地吸引授课对象的兴趣，提升教学质量和授课对象的课程参与度。教学活动支持并鼓励尊重基础知识和围绕教学大纲进行的各种创新，推陈出新也是医学发展过程中与时俱进的必然。

（4）灵活性：在教学过程中，因授课对象自身的学习能力不同，理解能力不同，在原定的教学计划中可能会出现非预期情况，授课教师要在授课过程中灵活调整教案内容，不能教条地按部就班。教学的目的是最大限度地激发授课对象的学习能力，启发学生的思维，积极引导学生科学地学习和思考问题，所以在准备教案时应该考虑到各种情况，准备的教案也需具备可变性，应充分估计到授课对象可能会提出的问题，事先准备好相关的重点、难点和应对措施。预案丰富的教学方案可以帮助临床教师对教学过程中的各种问题应对自如。

（5）适用性：我们鼓励创新，但同时教案需符合教学大纲的要求，要具备一定的适用性，包括适应的受众对象、适应的教学内容、适应的教学环境。撰写的教案要考虑到可执行性和可操作性。从实际需求出发，符合相应的教学活动和课程，符合不同层次授课对象的需求。

（6）差异性：由于每个授课教师的教学理解和教学经验不同，授课对象的层次或水平不同，所以撰写的教案不用千篇一律，可以体现出授课教师自身的特色，突出差异化，最大限度地发挥自己的优势和特长，同时教案的内容可以根据授课对象的不同设计出差异化的知识点，满足不同水平授课对象的需求。授课教师也可以根据自己所在地区的不同进行差异化的因材施教。

2. 教案撰写的具体内容

（1）主题：即课程的名称。

（2）教学目的：即该课程需要完成的教学内容，以及希望授课对象掌握的具体知识点。

（3）课程类型：即是理论授课还是实践课程或讨论课程等。

（4）课时安排：即每节课的讲授需要多长时间，每节课安排讲授的内容以及课间休息时间。

（5）教案资料来源：即在教案中注明教授相关的知识内容配套的资料来源途径和方式，比如，来源于某个具体临床案例、网络平台或发表的学术文章等，这样便于在讲解知识点时可以明确提供资料来源，有源可查。

（6）教学重点：即该课程中希望授课对象重点掌握的知识点，常常是要求授课对象必须掌握的学习内容，需要安排更多时间进行讲解。

（7）教学难点：即针对该课程的授课对象水平而言，与该课程主题相关的知识结构中，授课对象比较难以掌握或培养的知识点和能力点。

（8）教学方法：即该课程中需要使用的一些教学手段，来引导和启发授课对象。比如课堂提问、课堂测评、讲解或通过案例分析进行理论讲解等。

（9）板书形式：即准备在黑板上书写讲授或通过幻灯片的方式进行计算机展示讲授。

（10）教具：即在进行讲授中需要使用的教学工具，如模拟器官、视频播放等。

（11）作业布置：安排作业完成的形式，如课堂即时测评或课后统一交付等。

（12）教学反馈：即对该课程的教学活动进行反馈，便于授课教师根据授课对象的需求及时调整，同时也可以了解授课对象对于该课程的学习程度，如设计课堂及时问答、对课后作业的评阅或与授课对象进行面对面沟通等。

（三）课件

课件（courseware）通常是指根据课程的教学大纲要求，通过授课对象群体的教学目标分析，结合教学的计划和教学任务的分析而进行相应设计制作的用以完成课程内容的一种简要表现形式的载体，是教学内容与教学处理策略两大类信息的有机结合体。课件常见的表达形式为多媒体软件课件或纸质文字课件等。课件准备是要求授课教师在授课前准备充分，避免影响教学活动，达不到预期的教学效果。课件准备包括授课教师熟练掌握所授课程的相关内容，准备相关教材资料，设计撰写教案以及准备教学活动中会用到的教具等。课件准备不足或不充分，常常会导致授课对象失去对授课教师的信任，同时由于课件准备不充分，也常会出现授课教师在授课过程失去一定的逻辑性、条理性和连贯性。教案常常是一个授课内容的设计和规划，是理论授课提纲性的内容和引导。而课件准备则常常是授课需要和内容的执行的具体工具。

1. 课件准备的常规流程

（1）首先明确课程的主题名称，以及教学大纲。

（2）根据主题名称准备相应的教材和文献材料等。

（3）根据教学大纲要求，从各种教材和文献资料中提取适合授课对象的知识点及案例内容，包括教学的重点和难点。

（4）撰写教案，根据教案引导，准备相应的教具。

（5）课件的形式是多样的。可以是常用的多媒体幻灯片（PPT）课件，也可以是视频、音频或图片资料编辑的课件，或者是纸质版的课件。总之，课件的形式可以由授课教师根据自身的经验和授课形式来决定。经过精心准备的、生动有趣的课件不仅能达到提纲挈领的作用，还常常因为其生动有趣的界面或丰富多彩的内容，引起授课对象的浓厚兴趣，从而使枯燥死板的理论知识不再乏味，起到很好的教学辅助作用。虽然教师是课堂理论授课的主体，但是精心准备的、优秀的课件能起到事半功倍的作用，从而达到更好的教学效果。

2. 课件的特点

（1）课件的直观性：由于医学的理论知识内容较多，知识点比较生硬，所以医院教学课件需要有更多的实际场景内容的配合，以便授课对象可以更加直观地学习，从而加深记忆，将相应的知识点对应到相应的临床场景和临床相关的治疗应用中。

（2）课件的适用性：由于医学课件面对的授课对象水平不同，制作的课件难易程度和内容要素的知识点就需要根据授课对象进行设计安排。比如对于临床经验多一些的授课对象，课件中可以展示更多的学科进展等方面的内容；而对于低年资的刚进入临床工作的年轻医生，课件中可以更多地体现出相应的治疗原则和对理论基础知识的强化。

（3）课件的关联性：课件的内容是相应课程内容的简要体现。具有纲领性的特质，课件的设计需要和教案相关联，和课程的知识点相关联，不能脱离主题。因为医院教学的特殊性，面对的授课对象临床经验不足，而且不同的专科知识内容也差别较大，所以对特定专科对象的授课课件设计制作要和主题相关联，不要跨度太大，超出授课对象的知识承接力，从而达不到更好的教学效果。

（4）课件的新颖性：课件的制作在突出主题的同时，可以尽量运用多种手段以及多媒体技术将课件设计制作得更加直观新颖，加入多种元素，将授课教师丰富的工作经验和医学经验融入到课件中，通过在课件中加入临床操作录像、临床查房视频、动画（flash）、小程序课堂测试等内容，从多方面讲解展示相关知识，便于授课对象进行多维度的学习。精心准备的课件所产生的效果高于传统的纸质教材，优秀的课件要能够充分体现出授课教师的教学思想，完善教学目标，符合教学大纲的要求，成功完成教学任务和教学内容，达到理想的教学效果。教案和课件的鉴别要点见表 3-1。

表 3-1 教案和课件的鉴别要点

项目	概念	形式	特点
教案	实用性教学文书	教学设计推演脚本	科学性、合理性、创新性、灵活性、实用性和差异性
课件	用以完成课程内容的一种简要表现形式的载体	多媒体软件课件或纸质文字材料	直观性、适用性、关联性和新颖性

二、试讲、授课方法和技巧

(一)试讲

试讲是指在正式上课之前由课程负责人组织教师进行模拟授课,教师需根据教学大纲要求和授课对象,对自己的讲课内容进行规划,运用恰当的教学语言,借助教学多媒体把知识传授给学生。试讲有着非常重要的作用,可以提前发现讲者在授课中的亮点及不足,加以指出和点评。医学院校附属医院承担着"医、教、研"等多项任务,在医院教学的模式里,大部分授课教师为临床医师,在需要完成繁重的临床任务的同时还要承担一定的教学任务,虽然留院上岗前已培训过系统的教学理论和教学方法,但时间有限,每位初次授课的教师仍需在教学过程中不断积累教学经验。为了评估临床青年教师的岗位胜任力,试讲就起着至关重要的作用。试讲时讲者为即将进行授课的老师,听者为在本专业有着丰富授课经验的教师和教学管理者,即为评委,试讲时讲者根据上课内容进行授课,结束后,听课专家进行现场点评并给予反馈意见。新进教师试讲是医院教学质量控制的重要手段。

试讲分为科室试讲和教研室试讲。科室试讲由科室组织对新进的年轻医师进行教学水平的评估,合格者即可加入医院教学的师资队伍。教研室试讲是进一步提升临床教师授课能力的方法,在合格的师资队伍中对即将进行正式课堂授课的教师进行课前演练,取其精华、去其糟粕。具体实施方法如下:

科室试讲时由科室组织 3~5 名资深教师和 2 名教学管理人员参加试听,资深教师均来自不同亚专业。教研室试讲时由各教研室安排 4~5 名教学指导教师和教学负责人参加试听。试讲时间约 1 个学时（45 分钟），试讲前由各科室教学秘书负责准备各项工作，包括收集试讲人的教学资料，如教案、课件、大纲等；组织评委做好记录并填写试讲评分表。以四川大学华西临床医学院为例，科室试讲评估标准参照"高等学校教师资格人员教育教学基本素质和能力测试标准"（表 3-2），从实现教学目的的能力、掌握教材内容的能力、组织课堂教学的能力、教学基本素养、运用现代教育技术和教具的能力、教学效果这六个方面进行考评，合格标准为所有项目均在"基本达到"或"完全达到"的分值范围内。教研室试讲评分标准参照"四川大学医学教师试讲评分表"（表 3-3），从教学态度、教学内容及教学方法三大方面进行评估，最后的总评分数要求至少在"合格"及以上，试讲结束后进行现场评议，试讲教师对反馈意见进行改进。未达要求者在改进后再次进行试讲，若再次试讲仍未达要求，则重新进行岗前教学培训，直至达到评估标准。由此可见，试讲是帮助临床教师进行自我认知，完善和升华的过程，也是保证医院教学质量的重要手段。通过试讲，临床教师可以发现自己在教材掌握、与学生交流、课件制作、管理课堂进度等方面存在的问题，并及时改进，充分保证了正式授课的教学效果，同时可以促进教师之间相互交流学习，取长补短，开拓教学思路。试讲作为教师检验自身教学能力、展现个人教学魅力的平台，是培养和提高医院教学师资力量的重要手段。

表 3-2 高等学校教师资格人员教育教学基本素质和能力测试标准

（现场无学生的试讲）

序号	测评内容	测评要求	测评标准及分值			得分
			完全达到	基本达到	部分达到或全未达到	
1	实现教学目的的能力(15分)	教学目的明确,注意素质教育,面向全体学生,发展个性,尊重学生,培养学生的创新能力、实践能力、科学素养和人文精神	15 ~ 13 分	12 ~ 9 分	8 分以下	

续表

序号	测评内容	测评要求	测评标准及分值			得分
			完全达到	基本达到	部分达到或全未达到	
2	掌握教材内容的能力(20分)	符合教学目标要求,教学内容正确,根据学科、专业特点和教材,重视理论联系实际,重视能力培养。教材处理得当,条理清楚,层次分明,重点突出	20~17分	16~13分	12分以下	
3	组织课堂教学的能力(20分)	注重激发学生学习的积极性和主动性,启发学生思维。善于组织教学,教学设计合理、节奏得当。注意课堂信息反馈,有应变能力和教学调控能力	20~17分	16~13分	12分以下	
4	教学基本素养(15分)	普通话标准流利,准确规范、术语正确、言简意赅,逻辑性强。板书层次分明,图例规范。仪表端庄自然,服饰大方整洁,表现出良好的气质和师德修养	15~13分	12~9分	8分以下	
5	运用现代教育技术和教具的能力(15分)	根据教学需要,适时、适度运用现代教育技术和教具等手段,帮助学生理解教学内容;教学方法灵活多样,适合教学内容;实践、实验方案规范,演示正确,操作规范,讲解清楚	15~13分	12~9分	8分以下	
6	教学效果(15分)	达到教学目标,课堂气氛好,听后总体印象好	15~13分	12~9分	8分以下	
	总评					

表3-3 四川大学医学教师试讲评分表

试讲教师：		课程：					

试讲次数：		时间：			地点：		

评估标准	总分：100分 综合得分：	等级分值				
		优	良	中	合格	不合格
教学态度	1. 备课认真，教学用具准备充分	5	4	3	2	1
	2. 举止得体，仪态大方	5	4	3	2	1
	3. 态度认真、不迟到早退	5	4	3	2	1
	4. 精神饱满、精力充沛	5	4	3	2	1
	5. 普通话/英语教学、准备生动	5	4	3	2	1
教学内容	6. 教学内容符合大纲要求	5	4	3	2	1
	7. 基本理论讲解清楚，观点正确	5	4	3	2	1
	8. 条理清楚，重点突出	5	4	3	2	1
	9. 熟悉教学内容，能展开讲解	5	4	3	2	1
	10. 善于联系临床实际，举例准确	5	4	3	2	1
	11. 准确介绍专业外语词汇	5	4	3	2	1
	12. 适当介绍科研成果或学科新进展	5	4	3	2	1
	13. 适时进行归纳总结	5	4	3	2	1
	14. 在规定时间内完成教学	5	4	3	2	1
	15. PPT制作效果好	5	4	3	2	1
教学方法	16. 教学方法恰当，符合教学内容	5	4	3	2	1
	17. 注重激发学习兴趣	5	4	3	2	1
	18. 注重启发学生思维	5	4	3	2	1
	19. 重视与学生进行互动	5	4	3	2	1
	20. 恰当运用现代化教学手段	5	4	3	2	1

评价等级：优≥85分；良75～84分；合格60～74分；不合格<60分。

评价意见与建议：_____

（二）授课方法

医学教育作为一种精英教育，在现今医学技术高速发展的时代面临新的形势和挑战。目前，最具有代表性的主要授课模式有两种：一种是以"教师讲授为主"的传统授课模式，另一种是以"学生为中心，以问题为导向"的授课模式。两种授课模式在教学重心、教学理念、教学实施过程及考核评估等方面都有所不同。古人曰"授之以鱼不如授之以渔"，医院教学不仅要向学生传授医学相关学科的理论知识，还要注重培养以临床思维为核心的临床思辨能力，帮助医学生或住院医师将所学过的专业基础知识运用到临床实践中，使之不仅能知其然，而且能知其所以然。培养学生具备扎实的医学基础和独立思考的能力，敏捷的思维和较强的创新能力，对知识能有自己的见解。

授课为基础的学习（lecture-based learning，LBL）这种模式是以教师为主导，以讲授基础知识和基础理论为主。LBL 是院校教育的主要形式之一，教师试讲时也以此形式为主，在理论教学中有着不可撼动的教学地位。

另一种是"以学生为中心、问题为导向"的授课模式，形式可以多样化，但它的本质是激发学生主动学习，培养学生的思维创新，注重锻炼学生开放性和批判性思维，在教学过程中加强培养学生的社交能力、团队协作能力和领导能力，促进医学生各方面的综合发展。在授课过程中教师的主要作用是引导，围绕某一医学专题或具体问题进行研究和探讨，最终掌握相关知识的学习和运用。其中，最经典的为"探究式 - 小班化"授课，这是践行先进教学理念，提升教学质量的重要举措。"探究式 - 小班化"授课通过采取讨论式、启发式、探究式、小组化等多种教学形式的组合，充分发掘学生自身的优势和特点，培养学生的自学、问题分析、知识应用、沟通表达和协作能力，引导学生完成相关医学知识的学习，启发学生创新性思维的建立，培养学生的探索意识和创新精神。

具体实施方式如下：

（1）根据学生的总人数创建小班，包括物理小班和理念小班两种类型。物理小班：班级规模在 30 人以下，由授课教师与学生一起实现课程目标。理念小班：班级规模在 30 人以上，通过"大班授课、小班或小组研讨和实践"实现课程目标。每一种班级模式由一位授课老师负责。

（2）课前将需要学习的相关章节根据内容划分为不同的主题，可以将这些主题设计为病案的形式发布到课程网站或多媒体平台，增加学生讨论的兴趣。

（3）课前将每个小班的学生根据不同主题进行分组（每个小组不超过10 人），每个小组讨论一个主题，要求学生在课前进行相关知识的查阅、学习、讨论和探究，小组内成员各自分工共同完成该主题的学习并制作教学幻灯。

（4）上课时由授课教师随机选择第一小组内的学生将课前准备的学习成果进行演讲汇报，并与老师及其他小组的同学进行讨论，汇报的内容展示完毕后，由授课老师和其他小组的组长根据展示结果进行评分（表3-4），根据授课教师评分 + 其他小组组长评分算出平均分，作为第一小组每位同学在本课程的得分，记入平时成绩。对其他小组的同学也以此类推。

（5）各组同学展示完成后由授课老师进行点评和知识点总结。

这样的学习形式可以将知识很好的融会贯通，既可获得深刻的学习体验，又锻炼了自主学习和思考的能力。每组同学在展示过程中、结束后，所有同学和老师均可及时提出疑问、发起探讨，对每个知识点均可进行强化学习。教师通过对展示环节的内容提问，考核学生对知识的理解能力，同时针对重点、难点内容，提出开放式提问，让学生阐述自己的观点和依据，通过反复的思辨过程，将知识点强化。所有教师授课点评的幻灯片要求统一，以保证教学同质化。

表 3-4　探究式小班化教学评分表

评分项目	分值	得分	扣分原因
展示符合课程教学大纲要求,重点突出,条理清晰	20 分		

续表

评分项目	分值	得分	扣分原因
知识点科学、准确	20分		
演示幻灯片文稿制作效果好	20分		
语言表达清楚,声音洪亮,吐字清晰,普通话标准	10分		
仪表形象符合标准,台风好	5分		
查阅相关文献,对相关研究领域最新进展进行了扩展性深入学习	10分		
学习中能体现自己的独立思考和小组讨论学习	5分		
有学习后的总结	5分		
能通过学习提出问题	5分		
总分	100分		

（三）授课技巧

"师者,所以传道授业解惑也"。在高等医学院校附属医院或教学医院,临床教师具有医师和教师双重身份,承担临床工作的同时肩负大量的医院教学任务。如何将自己掌握的专业理论知识与临床技能传授给医学生、毕业后或继续教育学员,如何上好一堂课也是教师们需要思索的问题。医学教育要求教师既需要具备扎实的理论基础,又需要掌握良好的授课技巧。而这并不是一蹴而就的。"冰冻三尺非一日之寒",这是需要长期缓慢的积累。通过学习、观摩其他教师的授课,举行青年教师授课比赛等,不断提高自身的授课技巧和能力,才能真正做到"传道有术、授业有方、解惑有法"。

充分的课前准备是授课能顺利进行的重要前提,教案是否完善,教具是否完整,板书是否工整,课件的播放是否顺利,有无错别字或排版异常,这些都需要提前考虑,才能在上课时取得良好的教学效果。授课教师根据教学大纲掌握教学进度,让教学内容重点突出、条理清晰。开课之前先注意观察学生的状态，为讲课创造良好的氛围。俗话说，"好的开始是成功的一半"。开课通常有以下几种方法。

1. 直接导入法 　直接开始今天的主题。"大家好，今天我们的讲课内容是……"。这种方法简洁明了，紧紧围绕教学大纲授课，重、难点突出。

2. 承上启下法 　上课时先对上节课的内容做简单的小结。例如："同学们，上节课我们学习了慢性阻塞性肺疾病，通过上节课的学习，大家对其中的慢性支气管炎及哮喘有了一定的认识，这节课将对慢性阻塞性肺疾病做进一步的学习和探讨"。这种方法可以帮助学生"温故而知新"。

3. 问题或案例提示法 　课前由教师准备与上课内容相关的问题或案例，分发给学生提前做好预习，并查找相关资料。课前充分调动学生的主动性和积极性，激发学生的学习兴趣后再进入主课的讲授。这种方法很容易唤起学生的学习欲望，活跃课堂氛围，但课前对教师的准备要求高。

4. 讨论法 　在教师引导下，以提问形式开课，学生围绕问题共同进行探讨，相互启发，集思广益地进行学习。

授课语言技巧也非常重要。讲述是教师传授知识的一种方法，其生动与否与教师对教材和大纲的掌握有关，也与教师的语言修养有关。授课语言能做到科学性、思想性和艺术性的完美结合，讲课时才能做到生动，同时结合自己的临床经验，将基础知识和理论形象化、具体化，利于学生理解和掌握。

三、理论授课的形式及现代多媒体技术应用

（一）理论授课的形式

随着教学改革的推进，理论授课也在发生着微妙的变化，以往的传统教学多以板书、图片、幻灯片课件为主，如今越来越多的医学教学课程融入了现代多媒体技术，将教学图片形象化、生动化。尤其在人体解剖学的相关课程学习中，加入 3D 打印技术，建立三维图像，帮助学生增强对解剖结构的理解力，激发学习兴趣，提升学习效果。在有临床技能培训的课程中，加入多媒体-模拟人/模拟工具，使学生能更准确地掌握操作技巧，

利用多媒体通过各种模具将临床病例真实化，使学生在接受理论授课时能更全面地了解疾病的发展和演变，提高临床分析问题、解决问题和理论联系实际的能力，进而加强对临床工作的信心。在技能授课时强调对患者的人文关怀理念，将模拟人或模型当作真实的患者，为将来正式成为医生建立良好的医患关系奠定基础。联合翻转课堂的教学模式，教师也从主导授课地位慢慢向引导地位转变。

"探究式 - 小班化"教学以启发式讲授、互动式交流、探究式讨论为特点，逐渐成为教学主流模式之一。为了不断提高教师的授课能力，让"探究式 - 小班化"教学能顺利实施，四川大学定期开展"青年教师教学竞赛"，评分内容详见表 3-5，仅供参考，不同地区可做适当调整。通过竞赛可以准确掌握"探究式 - 小班化"教学模式的授课要领。考核标准主要集中在"教学理念、教师素养、教学内容、教学组织、教育技术和教学评价"六大方面，通过竞赛不断加强年轻临床医师的教学素养，以推进医学事业的改革和发展。

"探究式 - 小班化"的授课形式就是充分借助现代多媒体技术，在课前发放需要讨论的题目，留出给学生主动学习的时间和自我发挥的机会，在课前借助各类多媒体资源和网站，查阅相关文献和资料，获取相关医学知识的最新进展，并将自己获取的学习结果进行分享和讨论，在完成学习任务的同时，也培养了学生团队协作、独立思考，将知识融会贯通的临床思辨能力，最终培养成全面发展的综合性人才。课堂上将大部分时间留给学生，由学生主动分享自己的学习成果，通过制作 PPT 课件，加深对知识点的理解和认识，在借助多媒体资源查阅最新进展的同时，也培养了学生的外文阅读能力和写作能力，为将来的科学研究工作打下扎实的基础。

现今网络新媒体高速发展，涌现了很多学术沟通和交流的平台，这些平台已成为一个崭新而重要的学习工具。医学生、毕业后医学教育学员及进修医师可以根据自身的学习情况在平台上查阅医学新进展，听线上医学讲座，和其他同行分享临床罕见病历等。这将有助于开阔他们的视野，将课堂理论知识和临床更好地融会贯通。

表 3-5　"青年教师'探究式 - 小班化'教学竞赛"评分表：教学演示专家

评价表（80分）

评价项目	评价标准	分值	成绩
教学理念	1. 体现"以学为中心"的探究式教学理念；以学生为主体、教师主导、积极引导学生学习	5分	
	2. "教书"的同时做到"育人"，通过合适的内容、案例或教师言行举止，对学生进行人格教育、学术道德教育、职业素养教育、社会主义核心价值观教育等	5分	
教师素养	3. 教学准备充分、态度认真、精神饱满、仪表得体、教态自然大方，使用普通话，语言表达简洁、清晰、富有感染力，善于运用手势、表情、肢体语言，富有表现力，能把握课堂严肃性与活跃性的分寸	5分	
	4. 营造良好的课堂氛围，体现师生共同构建知识体系的学习过程，尊重学生、平等探讨、真诚对话、教学相长	5分	
教学内容	5. 教学内容安排合理，内容科学、准确、凝练、饱满，重难点突出，能体现教学目标	5分	
	6. 理论联系实际，有一定的深度和广度；能恰当展示不同的学术观点、最新的研究成果、与现实生活的结合点	5分	
	7. 以问题为导向，重视教授思维过程；提问具有较强启发性、前后提问有内在逻辑性，激发学生的学习动力，引导学生自主完成知识体系构建	5分	
	8. 鼓励学生发表与教材、老师和其他学术资料不同的观点，培养创新思维和批判性思维	5分	
教学组织	9. 讲授思路清晰，层次分明。能根据实际情况灵活调配教学内容，遵循教案又留下自主学习的空间	5分	
	10. 激励学生参与：将启发式讲授、案例教学、小组讨论等多种教学方法有机结合，授课方式能吸引学生注意、启发学生思考	5分	
教育技术	11. 课件制作简明、美观，富有创意，使用图像、声像材料恰当，能加深学生对教学内容的理解。能恰当、有效地使用课件以外的其他辅助教学手段：如板书、实物模型、在线资源等	5分	
	12. 能合理运用智慧教室的功能与场景，体现出与传统教室授课的不同	5分	

续表

评价项目	评价标准	分值	成绩
教学评价	13. 实施过程性考核,对学生的学业考核和评价涵盖教学全程,对学生的课堂表现给予及时有效的反馈,并基于此适时调整教学策略	5分	
	14. 对学生的课后学习有分量足够的要求,并给予必要的支持和指导	10分	
总体评价及与教案的吻合度	15. 课堂演示总体评价:竞赛现场15分钟授课内容、重点、时间安排是在本节课教案计划内自然、流畅地进行的	5分	
总分		80分	

评委评价:

(二) 现代多媒体技术的应用

教学领域的多媒体应用最早出现于 20 世纪 80 年代,具有直观生动、图文声像并茂、交互性强、信息容量大等传统教学所不具备的优点,因而迅速成为理论教学的重要手段之一。多媒体应用主要有两种模式:一是从硬件设施及软件配置两方面建立多媒体教学系统,实现人机交互式的学习,该模式需要医院及学校投入大量人力物力;另一种即使用多媒体课件进行理论授课。本文仅对多媒体课件制作及讲授过程中需要注意的若干问题进行讨论。

1. 亲自参与制作多媒体课件　多媒体课件生动灵活、表现力强、能极大地激发学员的学习兴趣,因此日益成为教学中的常用载体。高质量的多媒体课件能形象生动地表述和传达授课内容和信息,达到最佳的教学效果。医院教学过程中,临床教师需要注意课件的原创性,借鉴他人的教学素材需要标注引用资料来源,尊重他人的劳动成果,重视知识产权保护。同样的课件内容,不同的讲解可能导致的效果大相径庭,其根本原因在于对内容理解的不同和信息表达传递方式的差异。多媒体课件的制作过程其实是授课教师进行教学设计并梳理教学思路的过程,有助于授课思路清晰化和过程流畅化。

2. 避免使用与教学内容无关的多媒体素材　无论是采用传统教学还是多媒体教学，最终目的都是完成既定的教学目标。多媒体课件中使用的所有素材（图片、动画、文字、视频等）都应该为达成教学目标而服务。多媒体教学的常见误区之一就是为了让课程变得有趣或让课件看起来美观，而使用一些与授课主题无关的图片、视频或动画。这些素材可能确实提高了学员的兴趣或使其注意力集中，但在一个既定的时间段里，绝大多数人的大脑能够接受、加工并记忆的信息量有限，这些与教学内容无关的素材往往因其生动有趣更容易被大脑接受并记忆，导致真正需要传递给学员的主要信息发生丢失，从而降低学习效率。

3. 结构清晰　结构清晰指将教学内容以结构合理、逻辑清晰的方式呈现出来。使用 PowerPoint 软件制作幻灯片时，围绕要表达的中心思想进行提纲挈领的表述，注意既要有 power（力量），又要有 point（观点/思想）。

幻灯片最好采用大纲模式。比如理论授课的题目是"急腹症"，结构组织顺序可以从提纲开始，第一张幻灯片的内容可以是"一、急腹症概述；二、急腹症的诊断思路；三、常见急腹症的处理原则"。在介绍"一、急腹症概述"相关内容时，第一张幻灯片也应为总括式，比如"1. 急腹症的概念，2. 急腹症的分类，3. 急腹症的病因"。该框架可以帮助学员，尤其是初学者建立正确的逻辑层次和知识结构。

4. 重点突出　重点突出在这里指的不是教学大纲里的重点要突出讲解，而是指课件的设计排版必须重点突出。它包括以下内容。

（1）内容精练：课件中尽量不要出现大段的文字。首先，文字传达的信息量低于图表，大段的文字阅读不利于学员集中注意力听讲。其次，篇幅冗长的文字会使人产生厌烦情绪，降低学员的学习兴趣。因此，制作多媒体课件时，出现的文字必须言简意赅，比如在讲解急性阑尾炎的腹痛特点时，幻灯片上只需要出现"转移性右下腹疼痛"几个字，需要讲解的具体内容应该在备课时备注在幻灯备注栏或默记于心，不宜放在幻灯片里照本宣科。

（2）选择恰当的字体大小：字体大小必须保证所有学员能清晰可见。

（3）突出关键词：把关键词通过加大、加粗、加黑、斜体、下划线、变换颜色、加框等方式重点标明，让人对重点内容一目了然。

5. 图、文、声、影内容一致，相互配合 多媒体课件中，文字、图像、视频以及讲解在内容上务必保持一致，从而让学员更容易建立直观的关联。比如给学员讲解"急性胆囊炎的疼痛特点是右上腹及剑突下的疼痛"时，课件配图却是一个表情痛苦地捂着下腹部的患者，这无助于学员将视觉接受的信息与听觉接受的信息相关联。又譬如，在讲解"急性阑尾炎病理分型"时，每讲一个分型附上一张对应的病理图片及术中所见的阑尾图片，当四个分型讲完后，再用一个小动画将四个病理分型的变化过程演示一遍，这就是图、文、声、影的良好组合。此外，制作课件时不能一味强调展示效果而使用过多的动画特效，这样做往往容易让人眼花缭乱，导致喧宾夺主，影响教学效果。

6. 因材施教 针对不同的对象人群，即使是同一授课内容，也需制作不同课件。根据不同授课对象的接受能力及需求，对课件的内容进行重新设计及修改。同样是讲授急性阑尾炎，给在校学生讲课时，授课重点是典型临床表现、常见的鉴别诊断及处理原则，而给住院医师讲课时，教师要将重心放在如何接诊一个急性腹痛的患者、手术方式的具体选择及具体手术步骤上。

7. 注意互动和交流 使用多媒体课件授课时，教师很容易犯的一个错误就是讲课全程盯着幻灯片。互动与交流并不单单是指随堂提问和随堂测验，更重要的是必须在讲课过程中不断观察学员的表情和行为，并以此为依据随时调整讲课的节奏和方式。如果大部分学员表情专注且和教师有眼神交流，那此刻就该倾囊相授；如果大部分学员开始眼神飘忽，则需要加入一个小互动来重新集中他们的注意力，比如一个随机点名的提问、讲一个实际工作中的经验教训、又或是自己在临床工作中遇到的趣事；当教学过程中学员出现困倦时，仅靠小互动已经难以再次集中学员的注意力，授课教师需停下来，让学员休息几分钟，重新唤醒他们的注意力。

多媒体技术是每个教师都应该掌握并熟练运用的技术，但要注意的是，不要为了使用多媒体而使用多媒体，它只是一种载体或工具，而不是教学的全部，在理论授课的过程中教师和学员才是主体，只有驾驭好它，才能对教学起到积极的促进作用。

四、理论授课与自媒体工具的结合运用

什么是自媒体？简单地说，就是普通大众通过网络途径交流传递各种信息的传播方式。论坛、贴吧、博客、微博、微信、各种视频网站均是自媒体的表现渠道。它既可以作为教学资源分享平台，又可以作为教学管理平台。其中，微信公众平台具有审核易通过、操作简便、受众范围广的特点，故笔者推荐初学者使用微信公众平台尝试理论授课与自媒体的结合应用，下文也将以微信公众平台为例，讲解如何将自媒体应用于理论授课。

（一）自媒体的两大特点

当自媒体作为教学资源分享平台时，它具有资源多样化和共享极大化这两个特点。

1. 资源多样化　自媒体平台上的医学教学资源丰富多样。以微信公众号平台为例，从顶级三甲医院的教授到乡镇卫生所的实习医师，从知名医学院及其附属医院到名不见经传的社区服务中心，都可以拥有自己的公众号，在这些公众号上有着海量的学习资源，授课教师需要针对不同的教学对象将多样化的资源进行筛选、加工，将最适宜的资源融入教学中，提高学员的学习效率。表3-6列举了医学类自媒体常见的几种类型及公众号，可供参考。

表 3-6　医学自媒体类型和公众号举例

类型	公众号
涉及医学各个专业领域	CCMTV 临床频道
仅涉及三级学科	阜外说心脏
仅涉及三级学科的亚专业	南方疝论坛
仅涉及临床技能操作	南方医院临床技能中心

续表

类型	公众号
仅涉及外科手术视频	脑医汇——神外资讯
专业杂志类	中华医学杂志

注：表中示例仅供参考，不作为强制推荐。

2. 共享极大化 教学资源的共享不再局限于某个医院或某个医学院，而是面向所有人。自媒体对信息的传播、获取及交流都产生了极大的影响，是传播方式的一场变革。人们能接触到各个渠道的各类信息，而对于医学教育来说，错误的信息会导致可怕的后果。因此，无论是自己使用这些资源还是通过自媒体分享这些资源，必须保证信息的真实性、准确性和专业性。

当自媒体作为教学管理平台时，它在师生互动及个性化教学方面有着传统教学无法比拟的优势。

在师生互动方面，由于自媒体本身就具有极强的交互性，这使得教师与教学对象之间的互动，尤其是课后的互动，变得更容易实现。教师和学员可以在任何地点，利用任何空闲的时间，通过私信、留言评论、在线小组讨论等方式进行互动。相对于面对面的课后师生互动，这种依附于自媒体平台的师生互动不以牺牲私人时间与空间为代价，更容易被师生接受。

在个性化教学方面，自媒体平台具有便捷的用户分组管理系统和资源推送功能，这给予个性化教学极大的助力。例如，根据基础理论水平和外科操作水平两个方面评估外科规范化培训住院医师某一阶段的学习情况，一共可分为四组：甲组学员理论和操作均合格，乙组学员理论合格但操作不合格，丙组学员理论不合格但操作合格，丁组学员理论及操作均不合格。根据学员的评估结果将所有学员分入四个组中，利用便捷的推送功能即可将不同的教学资源推给不同组别的学员（表3-7）。当评估的指标越多，分组也就越多，越能体现自媒体平台的优势。

表 3-7　不同分组推送不同类型的教学资源

分组	学习情况	推送内容
甲组	理论及操作合格	推送下一学习阶段的教学资源
乙组	理论合格、操作不合格	本阶段学习的操作视频；有关如何提高操作技巧的文章
丙组	理论不合格、操作合格	本阶段学习的临床指南、相关的基础理论的文章
丁组	理论及操作均不合格	乙组及丙组的全部推送内容

（二）如何将自媒体应用到理论授课中

前文已经提到，理论授课主要包括课前授课内容的准备和授课进度的架构设计、课中的实时授课安排调整、课后的教学内容布置及反馈评价体系设计三个部分。故下面也将分为课前、课中、课后三部分内容来阐述如何将自媒体应用于理论授课。

1. 课前准备　现在的教学早已从以"教"为中心的模式转变为以"学"为中心的模式，激发教学对象的学习兴趣，提高教学对象的自学能力及持续学习的能力才是如今教学工作的重点。所以教师的课前准备应包含两方面的内容，即教师的准备和教学对象的准备，但是，大部分授课教师在日常教学活动中，往往只做了教师的准备（包括教案的撰写、课件准备及课前备课等），而忽略了教学对象的准备。之所以有这样的现象并不是因为授课教师没有意识到教学对象课前准备的重要性，而是因为没有一个切实有效的方法让教学对象的课前准备落到实处，自媒体的出现很好地解决了这个问题。

在理论授课前 3~5 天（这个时间应根据推送内容的知识量及难易程度进行调整），授课教师通过自媒体将准备好的教学资源推送给教学对象，资源的形式可以多种多样，以"阑尾疾病"为例，授课教师推送内容可以是一段剪辑的腹腔镜阑尾切除术手术视频，也可以是一篇类似《急性阑尾炎到底有多少种鉴别诊断？》的理论性文章，或者是一段帮助记忆阑尾正常解剖的口诀。同时，针对不同层次的教学对象，推送内容的侧重点也应有所不同。比如同样是推送一段腹腔镜阑尾切除术视频，针对没有参与过外科手术或刚刚接触外科手术的教学对象（如低年级在校生、实习生、低年资住院医师）时，推送视频的目的是使其对腹腔镜阑尾切除术的全过程有一个直观的印象，帮助其记忆相关的理论知识，故视频内容应以介绍手术大体操作步骤为主，手术中的具体细节则可省略。而对于已具备外科手术操作能力的人群（如高年资外科住院医师及进修医师），视频内容则应侧重于手术操作中的实用性，比如术中如何快速找到阑尾、阑尾根部如何处理更安全、术中意外出血怎么应对等具体细节。需要注意的是，推送的内容无论是文章还是视频都不宜过长。通常，普通成年人注意力高度集中的时间不超过 20 分钟，短小精悍的学习资源可以更好地保证教学对象在整个学习过程中保持较高的专注力。这种通过自媒体帮助教学对象进行课前准备的形式有以下三个优点。

（1）相较于枯燥的教材和专业书籍，推送的资源更生动形象，容易激发教学对象的学习兴趣，其内容短小精悍，有利于教学对象利用碎片化的时间完成学习。

（2）在课前准备过程中，教学对象可以将遇到的问题通过私信或写评论的方式实时反馈给授课教师，教师收到实时反馈的问题后可以通过平台的留言和私信回复功能及时给出解答或引导教学对象思考，提高课前准备的效率。授课教师还可以将常见问题的答案利用微信公众号设置成自动回复，减轻工作负担。

（3）授课教师可以对课前准备过程中收集的问题进行分析，那些出现频率较高的问题通常是授课内容中真正的难点所在，授课教师应以此为依据调整这一部分内容的教学设计，比如增加讲授时间、放慢讲授速度。

2. 课堂安排　课堂中自媒体工具的运用主要有以下两种方式。

（1）教师使用自媒体平台进行直播授课。该方式要求授课教师具有较强的理论授课能力以及丰富的教学经验。此时自媒体平台起到的作用仅仅是打破了地域限制，对教学效果并没有辅助加强的作用，如果授课教师本身教学水平有限，这种直播讲课的方式很容易出现无人收看的尴尬局面。因此，这种方式仅适用于因特殊事件或地域限制导致无法进行面授的情况，比如疫情期间的网课或是针对偏远贫困地区开展的在线学习班等。

（2）授课教师在理论授课中利用自媒体平台进行随堂测验和问卷调查，这两项都能够通过微信公众平台的投票管理功能完成，进行随堂测验及问卷调查的时机可以根据授课教师的目的进行选择（表3-8）。

表3-8　随堂测验及问卷调查的时机选择

项目	时机	目的	对授课教师的指导作用
随堂测验	讲授前	了解教学对象课前准备的情况	再次调整讲授时间的分配：准备良好的部分减少讲授时间；准备不足的部分增加讲授时间
	讲授中	了解教学对象对已讲授内容的掌握情况	通过对测验题的解析，强化学习该部分授课内容的知识点
	讲授后	了解教学对象对全部授课内容重点及难点的掌握情况	通过对测验题的解析，强化学习整节课的重点及难点
问卷调查	讲授前	收集教学对象对课前推送资源的意见，比如难度是否适中，形式和内容是否感兴趣等	根据问卷结果调整下一次课前推送资料的难度、形式和内容
	讲授中	了解教学对象上一阶段的听课感受，比如语速、讲授进度是否适宜，表述是否清楚等	根据问卷结果调整后续讲授过程中的语速、进度及表述方式等
	讲授后	收集教学对象对本章节整个讲授过程的意见，比如整节课的进度是否适宜、重点是否突出、难点是否讲授清楚、课前准备时遇到的问题是否全部解决等	根据教学对象反馈的意见，逐步完善该章节的教学设计，以便下一次讲授该章节时达到更好的效果

3. 课后

（1）推送课后扩展阅读：通常情况下，教学对象通过课前自学及课堂学习后，对授课内容已有不同程度地掌握，故课后推送的学习资料在难度和深度上应该更进一步，且内容上最好贴近临床工作。仍以"阑尾疾病"为例：课前推送了一段帮助记忆阑尾正常解剖的口诀，课后就可以推送一篇讨论阑尾解剖变异的文章；课前推送的是《急性阑尾炎有多少种鉴别诊断？》，课后可以推送譬如《5例急性阑尾炎误诊带来的思考》这类总结个人经验教训的文章，虽然前后两篇文章都是讲述急性阑尾炎鉴别诊断的相关内容，但后者结合真实病例，通过对误诊病例的分析，将枯燥的理论知识变得生动形象，加深教学对象对授课内容的记忆和理解。

（2）上传教学视频：将此次理论授课全程录像，并上传至自媒体平台供学员课后复习。由于学员全程参与其中，因此清楚地知道在这堂课中的得与失，从而有选择性地复习观看视频，查漏补缺，提高学习成效。

（3）分享优质学习资源：在自媒体平台不定期上传本专业的优质资源供教学对象自学，其内容形式不限，譬如本专业最新的诊疗指南、高质量的专业论文、专业领域领军人才的手术视频、学科亚专业的会议通知等。这与之前讲到的课后扩展阅读不同，这些资源与授课内容未必高度相关，也不强制教学对象学习，它仅为那些有强烈学习欲望且有余力的教学对象提供一个获取优质学习资源的平台。

理论授课与自媒体工具的结合运用对于教学质量的提高有积极的作用，值得广大授课教师学习使用。但对于理论授课来说，自媒体只能作为辅助工具，教师应该努力提升自身的授课能力，才能在理论授课时达到良好的教学效果。

思 考 与 练 习

1. 科室试讲的考核内容不包括

A. 实现教学目的的能力

B. 组织课堂教学的能力

C. 运用现代教育技术

D. 必须用英语试讲

答案：D

2. 下列哪项不属于开课的方法

A. 直接导入法

B. 探究式 - 小班化授课法

C. 承上启下法

D. 问题或案例提示法

答案：B

3. 下列哪项是探究式 - 小班化授课的优势

A. 培养学生团队协作解决问题的能力

B. 课后立即进行考试测验

C. 教师根据教学大纲制作幻灯片

D. 学生上课时专心听课

答案：A

4. 在制作多媒体课件时，以下说法错误的是

A. 课件制作力求重点突出，结构清晰

B. 图、文、声、影内容要保持一致

C. 其他老师的优秀课件可以拿来直接使用

D. 避免使用与教学内容无关的多媒体素材

E. 多媒体教学同样要注重教师与学生间的交流与互动

答案：C

5. **下列哪项不是自媒体应用于教学的特点**

A. 资源丰富多样

B. 信息共享极大化

C. 信息质量参差不齐

D. 所有资源都适用于教学

E. 互动性强

答案：D

6. **下列哪项不是自媒体用于教学的优势所在**

A. 师生互动及反馈实时性强

B. 利于学生利用碎片时间进行课前预习

C. 易针对学生不同水平安排课后强化内容

D. 减轻了教师的工作负担

E. 利于教师课前明确教学难点

答案：D

7. **教案和课件的不同点？**

答：

类别	概念	形式	特点
教案	实用性教学文书	教学设计推演脚本	科学性、合理性、创新性、灵活性、实用性和差异性
课件	用以完成课程内容的一种简要表现形式的载体	多媒体软件课件或纸质文字材料	直观性、适用性、关联性和新颖性

第二节　实践教学

一、病房床旁带教

病房是医院的重要工作场景之一，也是大多数医务工作者最主要的工作场所，也是学习场所。经典的西方医学教学体系中，病房也是床旁教学（bedside teaching）最重要的教学场景之一，初级医务人员大多数知识和经验的积累都是在病房完成的。住院医师等初级医务人员在病房中所接受的教育往往是潜移默化的，在真实的临床工作实践中不断积累并磨炼的。在病房床旁教学中，医院里的医学教育者多为高年资主治医师，在对真实患者的处置时，通常不需经专门的教学准备，即可对初级住院医师进行指导。病房床旁教学的本质并不是专门的教学活动，而是贯穿于常规医疗活动中的教学形式。作为最朴素的教学形式，起源于最初的临床事件和传统师承制模式。著名医学教育家威廉·奥斯勒爵士（William Osler，1849—1919）曾有一句名言："医学是在床旁而非教室中学习的，……临床教学是教会（医学生）眼睛去观察，耳朵去倾听和手指去感受。"广义的病房床旁教学可以包括一切发生于病房的床旁教学。本节主要讨论的狭义病房床旁教学有别于教学查房、真实患者、模拟教学等形式，是指在以临床实践为首要目的的临床活动中，兼顾进行的非固定模式的教学形式。

病房床旁教学的目的主要为提高学员短期和长期的临床诊疗能力，同时也可以提供稳定的医疗和服务质量。

（一）病房床旁教学的形式特点

1. 实战性　病房床旁教学发生于真实临床实践中，其活动本质是以帮助患者的临床实践为首要目的。教学目的在活动中是次要目的，这决定了教学场景和内容的实操性。这也有助于学员零距离接触真实临床实践，进而成为病房床旁教学的优势所在。在高速运行的医疗体系中，医学教育者（主治医师及以上）还需要对医学生或住院医师、进修医师进行床旁实践教学是艰巨而有挑战性的。

2. 灵活性 病房床旁教学的时间和地点由临床实践决定，可以是在床旁查看患者的过程中，也可能是回到办公室一起翻阅病例的时候。病房床旁教学不同于课堂讲座或固定案例的讨论课程形式，它本身并不拘泥于形式，所谓"无形胜有形"，带教老师的一句话，一个动作，甚至一个表情都可以成为教学。带教老师有时很难预估下一次病房床旁教学发生的场所和形式。教学行为往往由某一偶发事件触发（称为"扳机点事件"），而扳机点事件往往偶发且难以预料。比如某老师在某次查房的过程中发现某位同学站在患者左侧查体，这可能就会引发老师对床旁占位的要求及原因的阐述和解释。另一位老师则可能在进行导尿操作时，结合患者的反馈，展开对患者隐私保护的解释。由于教学过程往往存在偶发性，扳机点事件往往不可控，这也使得病房床旁教学的考核存在较大的障碍。

3. 传承性 在不同的医院或医学院，病房床旁教学的形式存在较强的文化传承性。例如在高等医学院校附属医院高年资带教老师在查房过程中往往会专门抽出一段时间就某个病例进行深入讲解，而在一些非教学医院则相对少见。在病床旁边教学进行前，如果是学员刚进入病房医疗组，可以用一些时间谈谈医院和科室的历史和现状，以及对于不同层次学员的学习目标、要求和期望。这样的交流有助于医院和科室文化的传承，也有助于实习医师或住院医师更快地适应科室工作，建设性的反馈也为客观评价学员临床胜任力奠定基础。

4. 互动性 病房床旁教学的另一个特点是教学上的相互性。临床带教老师带教时，学员往往可以直接提出问题，并能得到直接而有针对性的回答。甚至部分学员可能提出更好的方案或解决策略，共同商讨制订更优化的临床诊疗策略，而达到教学相长的效果。

（二）病房床旁教学形式

病房床旁教学并不拘泥于形式本身，带教老师可以自由发挥。下文将介绍病房床旁教学的一些常见临床/教学场景（图3-1、图3-2）。

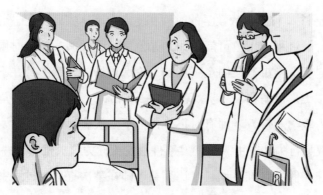

图 3-1 临床床旁教学场景图

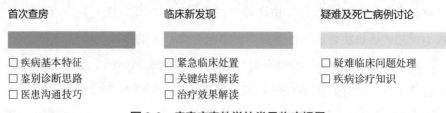

首次查房	临床新发现	疑难及死亡病例讨论
□ 疾病基本特征 □ 鉴别诊断思路 □ 医患沟通技巧	□ 紧急临床处置 □ 关键结果解读 □ 治疗效果解读	□ 疑难临床问题处理 □ 疾病诊疗知识

图 3-2 病房床旁教学的常见临床场景

1. 首次查房

（1）教学特点：对于大多数内科患者，入院后次日会由主治医师仔细查看患者并提出诊疗计划和建议。这一次查房由于是主治医师首次查看病房的患者，因此通常被称为首次查房。首次查房是病房床旁教学非常重要的组成部分。首次查房中，主治医师往往需要详细分析患者病情并总结病史特点，提出初步诊断和诊疗建议，并对管床医师后续工作进行安排和指导，同时也会解答患者和医疗组医师的问题。首次查房在内科病房体现了病房医疗能力。在这一过程中，主治医师作为带教老师，可以通过深入分析患者的病情，对管床医师和医疗组其他成员进行指导，以提高其临床诊疗能力。

（2）组织形式：首次查房通常与常规医疗查房同步进行。在常规医疗查房开始后，当查房至新入院患者时，由管床一线医师汇报新入院患者病史。而后主治医师查看患者，进行重点问诊及体格检查，并查看辅助检查，与患者及家属进行沟通后，拟定入院后诊疗计划。最后与管床一线医师和医疗组其他医师进行讨论、问答，并进行诊疗安排。带教老师应注意教学地点的设置，需要与患者交流时应在患者床旁，而在交流一些需要回避患者的信息时应及时转移至合适地点，确保患者的权益及隐私。这个教学过程中，需要注意组织统筹安排，把握教学节奏和主动性，注意时间和地点的安排。最好找一个会议室或安静的角落，以便交流不被打扰，可以深入讨论临床问题。

（3）教学准备：如在教学医院或在拟开展病房床旁教学的医院，患者入院时应就教学相关事宜进行充分沟通，以确定患者对教学实践的知晓和接受，了解其配合程度。床旁教学本身存在诸多不确定因素，例如患者是否配合教学、相同病例是否能反复示教、是否有增加医患纠纷的可能性等问题。如患者不愿接受病房床旁教学，则应采取措施，确实避免床旁教学的发生。一般医疗查房中主治医师不一定会对首次查房进行针对性准备，但为了达到教学效果，主治医师在查房前，应充分理解病房常见疾病相关基本知识，并能充分表达并讲解这些知识点。在查房中，应对患者遇到的主要问题进行提纲挈领的介绍，并针对患者目前面对的最棘手问题的诊疗策略进行详细阐述，帮助管床一线医师对患者进行恰当的诊疗和照护。

（4）教学内容：首次查房中的教学内容应围绕新入院患者最主要面临的医疗问题，根据实际情况可以包括以下内容。

1）疾病的基本特征：包括患者所患疾病的病因、发病机制、临床表现、诊断、鉴别诊断、治疗策略和方法及预后等知识点。但应注意床旁教学不同于课堂教学，这些知识点应针对患者所具有的特点进行重点和详细的讲解。例如当遇到肝硬化失代偿患者因进食过于坚硬的食物而发生出血时，可以结合带教老师的个人经验提出本地区常见的引起肝硬化失代偿患者消化道出血的食物种类，并举例说明。这样，可使带教学员，特别是低年资学员，如实习医师，更容易理解并记住这些"危险食物"的意义和种类，并在今后遇到类似患者时进行健康教育。

2）鉴别诊断思路：很多内科患者以诊断不清入院，在入院时往往并不知道患者所患疾病的情况，如患者头晕，却不知道头晕的原因，入院诊断可能为"头晕原因待查"。这类患者入院的目的往往是为了明确其身体不适背后的病理状况，以期进一步治疗。临床对每一种症状、体征或实验室检查的原因搜索往往都有相对成熟的思路，即鉴别诊断思路。这种思路在教科书上均有描述，但在实际应用中，在每个患者中均存在较大不同。因此，这类患者也是经验相对缺乏的临床一线医师在进行临床诊疗中的困难环节。带教老师在首次查房中可帮助临床一线医师复习相关基础知识，理清思路，梳理出重点排查和次要排查的病因，并帮助其优化检查流程和安排，以提高诊查效率。

3）医患沟通技巧：临床医师是一个面向"人"的职业，沟通是基础。加强医患沟通，充分尊重患者的知情权和选择权，可使患者积极配合医疗工作。针对不同的患者，均应有不同的沟通技巧。沟通技巧是体现临床医师人文关怀、诊疗经验和临床能力的重要构成，而这很可能是管床一线医师所需要提高的技能。带教老师可结合其临床经验对管床医师进行指导，以帮助其更好地采集病史、布置检查项目并安排治疗。医患沟通是解决目前医患矛盾和防范医疗纠纷的关键举措。医患沟通不仅需要医务人员具备高超的医疗技术，还需要在服务态度、道德修养等方面有所提高，并注意采取有效的沟通技巧。医学教育者为患者提供有关疾病的教育与咨询，通过临床实践的言传身教让学员学习如何给患者提供所需的舒适、严肃、私密性的医学信息。

2. 临床新发现

（1）教学特点：临床诊疗过程中，随着病情变化、治疗进展、体格检查和辅助检查的更新，会实时出现一些新的临床发现。比如糖尿病患者出现了夜间低血糖、肺炎患者经抗生素治疗后肺部实变体征减轻、低钾血症患者的尿电解质检查结果回报等。这些临床新发现往往意味着原有临床诊疗策略和路径的调整，或新的诊疗思路的建立。这时往往需要带教老师对管床医师进行指导，对其拟定治疗计划进行必要的调整，并将经验升华，以帮助一线医师更好地进行临床工作。

（2）组织形式：通常与常规医疗查房同步进行，也可以在危机值报告等重要临床决策场景中进行。通常由管床医师发起，向带教老师汇报新的临床发现，当带教老师判断必要性和可行性后，提出临床问题，由管床医师和组内其他医师提出讨论，最后带教老师总结，与患者沟通，共同调整诊疗方案。

（3）教学准备：从临床新发现的汇报到教学实践往往没有专门准备的时间，这意味着带教老师平素的临床诊疗和教学经验的积累决定了教学的内容和质量。因此，此类教学主要需要带教老师在平素积累和提高临床诊疗水平的同时，注意相关知识点的结构化和教学转化积累。

（4）教学内容：临床新发现往往伴随诊疗策略的调整，或诊疗过程的共性问题。

1）紧急临床处置：如临床突发情况或危机值报告时，往往需要紧急的临床处置。这时，床旁教学并非不能出现，但应在保证患者诊疗安全的前提下进行，通常分为三个阶段。①首先需要带教老师做出紧急临床决策，指挥抢救，确保患者诊疗的及时性；②当病情相对平稳后，应快速发现学员在该临床突发事件处理中存在或可能存在的问题，并以保证患者临床诊疗质量为目的，针对性地交代注意事项，以提高针对该患者后继的治疗能力；③当紧急临床事件结束后，针对性地总结该事件中所积累的经验（包括成功和失败的经验），以提升学员的临床诊疗能力。

2）关键结果解读：患者入院完善的关键辅助检查回报后，往往需要对诊疗方案进行调整。这时通常需要带教老师向学员解读检查结果，并对未来诊疗策略调整的方向进行分析，最后与患者及家属沟通，帮助学员落实诊疗方案的调整。

3）治疗效果解读：患者入院接受治疗后，会对其治疗效果进行评价。对于获得不佳疗效的患者，带教老师应与学员详细分析和解读疗效不佳的原因，进一步提出诊疗方案调整（或继续观察）的可能性，并与患者及家属沟通，落实诊疗方案的改变。对于获得良好疗效的患者，也应与学员分析原因，并总结成功的原因和影响因素。

3. 疑难及死亡病例讨论

（1）教学特点：与教学病例讨论和临床小讲课不同，这部分提到的疑难与死亡病例讨论主要是以临床诊疗为目的的讨论。但在讨论过程中，也应同时贯穿对初级医师的培训，进而提升医院或科室的整体医疗水平。

（2）组织形式：疑难及死亡病例讨论往往由主管医师发起，依据我国临床管理相关规定，在医院专用场所组织讨论。首先由主管医师汇报病史，并指出讨论理由，必要时还可以进行文献综述。其次由参与讨论的各级医师发言（包括高年资、低年资及实习医师），对病情、治疗策略或死亡原因发表意见，或抛出问题，以期其他医师的解答。最后由管床医师总结讨论意见，必要时还可以进行集体决策。

（3）教学准备：主管医师应提前准备疑难及死亡病例讨论。需要注意病例汇报应在有效控制时间的前提下，兼顾全面与重点，并提出明确的讨论目的。如是否考虑某种疾病，是否完善某种检查，是否启用某种治疗等。尽可能避免"进一步诊疗"等泛化的目的，因为后者可能严重降低讨论的效率。在准备过程中，主管医师可考虑进行相关文献综述，并对一些基础知识进行简单归纳，以照顾参与的低年资医师的知识盲点。其他参与讨论的专家尽可能提前了解病例情况，并做好相关知识的储备。

（4）教学内容：疑难病例的"疑难"主要包括病因的疑难、诊断的疑难、治疗的疑难和沟通的疑难。而疑难病例讨论通常只解决某一病例其中一方面的疑难。主管医师在汇报病史时，简要介绍背景资料，可以帮助初级医师开阔视野。而参与讨论的高年资医师则可以通过诊疗策略经验等的分享，提高管床医师和其他与会医师的临床诊疗能力。与此同时，包括初级医师提问在内的一系列讨论，也可以激发主管医师和高年资医师新的学习和思考。

国家卫生健康委员会规定，死亡患者必须经过死亡病例讨论。而死亡病例讨论本身也是管床医师和其他医师一个重要的经验总结。死亡病例讨论中，管床医师和其他参与讨论的医师可对患者死因进行讨论和分析，并提出各种"如果"等假设性问题，以期在今后相关病例诊疗中提高整体临床处置能力。

在满足临床基本工作的前提下，疑难 / 死亡病例讨论负责人、相关教学负责人或讨论病例的主管医师（带教老师）应特别重视对学员疑难临床问题处理思路的培养，以及对疾病诊疗知识的介绍，同时进行必要的文献复习和幻灯片展示。

（三）注意事项

1. 充分知情同意　每一名患者作为真实临床案例，一方面是临床医师在初级阶段床旁教学的重要教学资源，另一方面也是具有主观能动性并需要尊重的患者。以患者为案例进行的教学均应得到患者的知情同意。虽然这部分在伦理学上存在一定争议——"教学"与"临床"的界限其实并非十分清晰，但完全拒绝教学对患者也是不利的。带教老师应充分尊重患者的意愿，特别是当带教涉及非管床医师或诊疗中涉及实习医生参与时，通常应在入院时即向患者告知医院的性质及可能发生的床旁带教的情形，对于不同意床旁带教的患者，带教老师应避免向非管床医师介绍其病情，或以其为案例进行床旁教学。

2. 注重患者隐私　患者的病情是患者的隐私。当针对患者进行讨论时，特别是当讨论涉及未直接参与其临床诊疗的医生时，应高度警惕患者隐私的泄露。值得注意的是，即使患者签署了知情同意书，隐私信息的呈现也应受到严格监管。除非特殊需要，否则应特别谨慎呈现患者的姓名、出生日期（主要是月日）、身份证号码、联系方式、面部特征等。而这些信息的呈现往往需要征得患者的专项同意。与此同时，也应注意告诫学员，避免在临床或教学活动之外讨论任何涉及患者隐私的信息。

3. 医疗质量和安全优先　病房床旁教学应理论与实际相结合，多形式的床旁教学是整体化临床教学的关键。值得强调的是，一切病房床旁教学均应以不影响患者正常临床诊疗为前提，即病房床旁教学中不应引入任何以教学为主要目的的医疗活动。例如，带教老师不应为向医疗组医师解释某一病理生理过程，而为患者开具不必要的检查。更不能以教学为目的的为患者开展任何不必要甚至有害的治疗。

4. 教学准备　除了疑难和死亡病例讨论之外，其实很少有机会提前进行专项准备。但这并不意味着带教老师在进行病房床旁教学前无须准备。相反，病房床旁教学的准备往往更具有挑战性，即需要带教老师强大的知识储备支撑。同时，带教老师在自己读文献时，应特别重视知识的结构化，并对常见的临床知识进行一些预演。例如，如医疗组经常遇到发热患者，带教老师在熟悉发热的鉴别诊断和发热待诊诊疗流程之外，还应有计划地提前准备这方面知识的讲解（特别是在无幻灯片情况下的讲解）。与此同时，当收治特殊患者时，带教老师应及时进行文献复习，提前更新知识。

5. 避免过度自信　临床实际工作中可能遭遇各种情形。带教老师也不一定能处理一切临床状况，或对所有临床问题加以详细解释，特别是在缺乏针对性准备时。这时要求带教老师应承认自己的能力不足，并寻求必要的帮助。如在诊疗或教学中出现错误，一旦知晓应及时承认并修正自己的错误。切忌不懂装懂，这样不仅伤害患者，还可能误导下级医师。

6. 强调人文关怀　病房床旁教学的人文关怀包括两个层面：对患者和对学员的。

（1）在病房床旁教学中，对患者的人文关怀除了体现知情同意和隐私保护外，还应强调对患者价值观与偏好的重视。结合患者的价值观和偏好制订更好的临床诊疗策略，往往与带教老师的临床经验和诊疗能力密切相关，同时也往往是低年资医师相对欠缺和需要清楚的内容。因此，带教老师在床旁教学过程中应强调对患者的人文关怀和个体化决策的思路。

（2）带教老师对学员的态度往往是决定学员对其评价的主要因素。而平等、尊重、爱护式的相处方式，一方面有助于带教老师和学员建立良好的关系，提升带教老师的个人威望，另一方面也可以提高学员学习过程中的热情和效率。

7. 后效评价　与其他带教形式一样，病房床旁教学同样需要后效评价。这里的后效评价包括以下三方面。

（1）诊疗效果的后效评价：病房床旁教学与其他教学形式的根本区别之一是一切教学活动都是建立在以诊疗为主要目的的活动中的。病房床旁教学的目的之一也是提高或稳定医疗组的临床诊疗水平。因此，观察住院患者的诊疗质量及满意度是评估和改进病房床旁教学的关键点。

（2）学员临床能力评价：通过一段时间的教学，应对学员个体化的诊疗能力进行评估，并进行针对性的教学调整。

（3）学员满意度评价：考虑到带教老师与学员为利益相关方，带教老师应从侧面或借助第三方对学员关于教学的满意度进行评估，并有针对性地调整教学风格。

二、手术室带教

（一）定义和意义

手术室带教是所有涉及手术操作科室临床教学非常重要的环节，同时也是帮助学员理解掌握手术方案及手术操作最直观、最有效的方式。

所有手术科室都必须重视手术室教学，牢固树立针对手术每个环节（术前准备和设计、术中操作、术后包扎固定）的培养的教学意识，而不应该只针对手术操作这一个环节进行，只有这样才能培养出具有整体观和大局观的学员。

（二）基本要求

（1）科室主管教学主任及教学实践专职岗应当统筹安排，每月初召集带教老师统一设计好本月手术室带教的目标、教学内容、重点难点、拟讨论问题等，并于科室教学信息栏提前公示本月手术带教的内容，让学员可以提前学习相关部位的解剖、入路、手术方法。一般建议每月至少2次。

（2）手术室带教的手术病例应当具有代表性，能够代表经典的术式或目前最前沿的手术方式。

（3）针对本科生的手术室带教和针对毕业后学员、进修学员的手术室带教原则上应分别组织，如上述人员混合参加，应在手术室带教中体现出不同的教学设计和要求。

实习生：因为实习生实习阶段是从理论学习到临床实践的过渡，对于手术知识也仅仅来源于理论授课，缺乏感性认识。因此对于实习生的手术室带教目的为：掌握进出手术室流程、无菌术、穿脱手术衣、消毒铺巾、切开、剥离、结扎、止血、缝合、打结等基本操作；了解手术设计、术式的选择、手术步骤和术后管理等。

毕业后学员（研究生、住院医师）：毕业后学员对于手术已经有了一定的感性认识，同时也有一定的手术操作基础，因此对于此类学员手术室带教目标为：强化无菌术、消毒铺巾、切开、剥离、结扎、止血、缝合、打结等基本操作；掌握术前相关准备、不同术式的适应证及选择、手术体位摆放、术中组织器官解剖分离、术区包扎固定、术后患者管理以及对术后并发症的处理原则。

进修学员：进修学员属于继续教育阶段，这一类学员对于疾病的认识更加全面，同时绝大多数学员已经具备独立手术操作的能力，对于此类学员手术室教学的目的是：在现有基础上提高其对不同手术的适应证、经典术式的选择、术前准备、手术设计及术后患者管理的规范性、对手术过程的关键步骤及要领的掌握；同时应当了解最前沿的国内外手术方式选择及进展。

（4）手术室带教不同于病房带教，考虑到手术室环境对于无菌要求的特殊性，手术室每次带教人数一般来说不超过 3 人。

（5）带教老师应由高年资主治医师或高级职称的专家教授承担。

（三）基本流程

1. 带教前准备

（1）手术病例准备：带教老师应当根据本次的教学对象和教学目标，选择有教学意义的 1~2 个病史典型、症状和体征明显、诊断基本明确，有利于培养临床思维方式，或需进一步明确诊断和有教学意义的手术病例作为带教病例。

（2）教师准备：手术前一天，带教老师需带领学员参与术前讨论和术前查房，通过对患者病史、查体、影像学检查和实验室检查的综合分析，制订手术方案，完善相关术前准备，并带领学员向患者交代手术过程及可能发生的相关并发症，并签署手术知情同意书。

（3）学员准备：参与手术带教的学员应提前根据带教老师提供的信息，熟悉手术患者的病历，熟悉相关部位的手术解剖、入路、手术步骤等，并复习相关理论知识，查阅相关文献资料。

2. 手术室带教

（1）带教老师带领学员更换手术鞋、洗手衣，佩戴口罩、帽子，洗手并消毒后进入手术室。

（2）核对患者信息是否正确，再次核实手术方式、手术部位，并告知该术式选择的优缺点，便于学员更好地理解手术。

（3）体位摆放：正确的手术体位可以较好地显露术野并利于手术的顺利开展，同时带教老师可以举一反三，教导学员不同术式的不同手术体位的摆放。

（4）消毒、铺巾、穿无菌手术衣。

（5）手术台站位：主刀，患者术区正中正前方；第一助手，主刀对面面向术区；第二助手，主刀对面与第一助手并排面向术区；第三助手，面对第一助手或第二助手与主刀并排而立。

（6）在手术过程中，应当在手术的关键点实时教导学员如何正确地切开、剥离、结扎、止血、缝合、打结等基本操作。

（7）教导学员如何才能做到解剖层次清晰，术野显露清楚、脏器探查有序，并合理地使用现有的手术器械。

（8）若术中出现了突发情况，带教老师应体现出很强的应变能力和清晰的危机处理思维。

（9）手术完毕，教导学员如何正确地包扎固定，并且做到举一反三。

3. 手术室带教后

（1）指导学员针对该病例，开具术后长期和临时医嘱，同时告知学员开具的理由和证据。

（2）针对本次手术室带教进行总结，再次复习手术方案。评价本次手术是否成功，如果手术很成功，指出成功的关键点；如果手术失败，总结失败的原因和经验教训。

（3）指出本次手术从进入手术室开始到手术结束阶段，学员的实际表现情况，及时纠正错误的操作方法和理念，并再次强调正确的思路和操作方法。

（4）带领学员一起书写手术记录，再次回顾手术的全过程，并教导学员如何条理清楚地书写规范的手术记录。

（5）做好手术室带教记录本的备案存档。

4. 手术室带教注意事项

（1）参与手术室带教的老师应着重对学员的基本功和临床思维能力进行训练。

（2）根据学员的实际手术操作能力引导学员参与不同难度的手术操作，在保证教学质量的同时，更重要的是保证手术的顺利进行，同时做到放手不放眼，及时纠正学员不规范和不恰当的操作，避免对患者造成损害。

（3）手术中一定要操作轻柔，时刻体现出人文关怀意识。言传身教地让学员体会医学人文的重要性，提高其人文综合素质。

（4）手术过程中，需体现出严谨的科学精神和专业的手术技巧。

（5）手术过程中应随时考查学员对解剖、病理生理、手术入路、手术方案的选择的掌握程度，并给予及时的指导。

（6）手术后总结归纳和术后管理与手术前查房、术前讨论、术前与患者谈话同样重要。树立学员的整体观和大局观，切忌走入手术只是手术台上的操作的错误认识。

三、门诊教学

门诊是医院接待患者和临床诊疗的重要场所，门诊教学是临床思维和能力训练的重要实践教学环节。在一些基层医院，门诊可能是医生提供医疗服务的唯一场所。大量医生在大型医院培训后进入工作岗位，很可能会面临大量的门诊工作。而门诊工作往往为医生"单兵作战"，因缺乏团队互助而使低年资医师在初次面临门诊工作时感到困惑，出现医患沟通不畅甚至医疗差错。与此同时，门诊与病房的病种往往存在较大差异。以内分泌代谢科为例，病房住院患者以垂体、肾上腺等内分泌疾病、骨质疏松、糖尿病足溃疡或其他严重并发症为主，带有较强的专科性，大多数轮转医生和学员更希望在内分泌代谢科学到内分泌"常见"疾病，而糖尿病、肥胖症和甲状腺疾病则门诊相对较多。因此，门诊教学对学员未来的临床实践具有重大的指导意义。

（一）门诊教学的特点

1. 实践性 门诊是临床实践场所，门诊教学也具有高度的实践性。在门诊教学的过程中学员可以通过观察，甚至在一定程度参与患者的临床评估及实际诊疗过程，为其独立进行临床实践活动奠定基础。门诊实践教学可提高学员对门诊真实医疗环境的感性认识和理性认识。

2. 个体化 门诊患者具有多样性的特点。门诊医生往往需要根据患者的实际需要制订诊疗计划。门诊就诊患者即使所患疾病相似，每个患者的需求也可能存在个体化差异。其中既可能涉及医疗问题，也可能涉及非医疗问题。门诊就诊患者的高度个体化，一方面有助于学员理解疾病的不同形式以及患者需求的异质性，另一方面也可使学员进一步理解如何根据患者个性化需求进行医疗决策。

3. 大流量 门诊庞大的人流量给参与门诊教学的学员提供了丰富的"实践暴露"机会。这一方面有助于学员快速积累临床经验，另一方面也对门诊带教老师的教学能力提出要求——如何在最短时间内凝练出每个患者最具有教学意义的内容，提升医学生或住院医师促进健康和解决临床实际问题的能力及批判性临床思维能力。

（二）门诊教学的组织形式

1. 教学准备 门诊患者是门诊教学的主要教学资源和内容主题。但门诊医生或带教老师往往不能决定门诊患者的来源及其病种。这就要求门诊医生或带教老师不仅要熟悉本专业的常见病诊疗技术，还要熟悉这些疾病的教学技巧，包括重点、难点等。在满足患者医疗需求的同时，用简单易懂的方法，在短时间内向学员解释诊疗思路与知识点。这与平素临床和教学能力的积累是分不开的。

2. 教学地点 门诊教学的地点往往与门诊医生的工作地点相一致，即门诊诊间。其中独立门诊诊间有助于保护患者隐私，避免相互干扰。在使用电子病历系统的诊间，双屏电脑可提高教学的舒适性。

3. 学员组织 进入门诊带教环境前，带教老师或相应教学负责人应充分向学员交代医院感染防控、医疗社交礼仪、基本医患沟通技巧和本院门诊工作注意事项等。培训内容和要求不应低于门诊正式坐诊医生。特别是医院感染防控和医疗社交礼仪，对于初入临床的学员往往是实践难点，培训前尽可能结合具体的临床场景，加强实践环节培训。在实际进入门诊教学后，门诊带教老师应特别注意对学员行为的监督。

学员的位置应以不妨碍临床工作、方便学员与患者和带教老师为原则。通常而言，参与门诊教学的学员大致可分为两类，一类是参与临床工作的，另一类是不参与临床工作的。参与临床工作的学员往往需要帮助门诊医生完成诊间秩序维持、门诊电子病历录入、初步问诊查体等。这些学员在诊间的位置往往与其负责的临床任务有关。如门诊带教期间学员同时负责完成部分电子病历的操作，则应在便于计算机操作的位置。而没有特定临床任务的学员，通常可坐于门诊带教老师的对面和旁边，便于倾听医患对话、观察患者、阅读患者就诊资料等。特别是在使用电子病历系统的诊间，学员应位于能看清屏幕的位置。同时学员的位置应避免堵塞通道，或阻碍患者及家属与医生交流。学员的位置同时应结合诊间的实际硬件布局灵活安排（图3-3）。

学员的数量不宜过多，通常不超过2名。过于拥挤的就诊环境可能使患者有被窥视感，而感到不适。同时过多的学员也妨碍了门诊带教老师进行个体讲解的可能性，不利于教学。

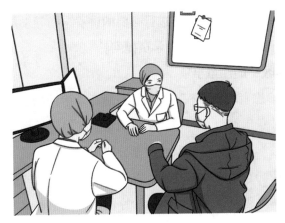

图3-3 门诊教学场景

4. 教师示教 教师示教是门诊教学的重要教学形式。门诊带教老师的诊疗服务本身就是向学员展示门诊医疗工作的真实状况，一方面包括问诊的组织、查体的手法及意义、辅助检查的解读和临床决策的思路，另一方面也包括医生对患者的尊重、向患者的病情解释、隐私保护及诊疗处理意见的交代等。特别是门诊带教老师的说话语气或一些小动作，往往可能影响学员的临床实践。

5. 学员实践 在门诊教学环境中，当客观条件允许，同时患者及家属同意时，学员可能有较多机会参与到门诊的临床活动中。最常见的形式即初步问诊、体格检查和门诊病历撰写。其中，体格检查是门诊学员重要的实践项目。由于门诊单个诊次中接诊患者较多，遇到的体征也多种多样，学员有较多的机会暴露于各种体征之中，因此成为重要的学习机会。当条件允许并征得患者及家属同意后，门诊带教老师应鼓励学员进行体格检查，必要时指导其手法，并结合其基础知识背景，帮助其理解体格检查的感受。对于有临床任务的同学可以在患者及家属同意的前提下进行初步的问诊并撰写门诊病历的草稿。

6. 专题讲解 当门诊诊间遇到特殊或典型病例时，门诊带教老师可以有针对性地进行病情的分析和讲解，特别是诊断和治疗的思路、沟通技巧及患者价值观的考量。值得注意的是，带教老师应在条件允许的前提下，创造并利用门诊患者就诊的间隔进行必要的讲解，指导学员养成良好的学习方法（如进行记录等），并鼓励学员提问。

（三）门诊教学的注意事项

1. 尊重就诊患者的就诊权益　门诊是患者就诊的场所，门诊就诊患者的诊疗服务应被置于首位。一切教学活动均应在保证门诊诊疗质量的前提下进行。门诊教学应在患者及家属的充分知情同意下开展。事实上，门诊教学的口头知情同意通常并不复杂，首先需要介绍学员的姓名及角色，并询问患者及家属是否介意其参与此次诊疗活动。如患者及家属均不介意方可继续门诊教学，否则学员应予回避。带教老师和学员在接触患者及家属时举止应得体大方，避免羞涩、跛跑等行为出现，否则可能会增加医患矛盾发生的风险。

门诊带教老师在向学员解读和分析病情和诊疗思路时，应注意区分其内容是否适合患者及家属倾听。大多数讲解应在患者及家属不在场时进行，特别是涉及过于过多医学专业知识时，过度的知识暴露可能导致患者及家属不必要的困惑。与此同时，门诊教学也应特别注意患者的隐私，特别是涉及患者敏感部位的查体或敏感信息时。

2. 注意培养学员个体化诊疗的思路　在门诊诊疗过程中，门诊带教老师与学员会遇到大量就诊患者。这些患者即使病症相似，也可能面临很多不同的问题。这些问题可能是临床上的，也可能是非临床上的。在门诊教学中，带教老师应注意识别这些问题，并利用恰当的时间结合医学知识和社会尝试进行适当的解释，帮助学员完成从书本知识向临床实践的转化，为其在今后独立的临床实践过程中，进行个体化诊疗点奠定基础。

3. 合理利用时间　时间是门诊教学开展最大的难点。在我国大多数大型医院，门诊工作非常忙碌，且人流量大，门诊医生在诊间往往没有休息时间。在这样的条件下，门诊教学质量可能因缺少诊间讲解时间而无法保证。这就需要带教老师与学员进行密切的合作，挑选患者流量较少，但病种相对丰富，初诊患者相对较多的诊次开展门诊教学。同时，可以考虑在符合医学伦理与医院相关政策的前提下，调动学员的工作积极性。在保证医疗安全及患者满意度的前提下，让学员适当参与诊疗活动，如维持诊间秩序、测血压、预诊、撰写门诊电子病历等。学员适当参与临床活动一方面可以让学员更有参与感，提高其临床技能的熟练度，另一方面也可以减轻门诊带教老师诊间流程性工作的负担，节约时间为门诊教学创造条件。但应特别注意评估学员的能力及其工作的质控，切忌因此影响诊疗质量。

（四）门诊教学、病房教学和手术室教学的比较

门诊教学不同于病房教学和手术室教学，具有其独特性，表3-9总结了其主要不同特征。

表3-9 门诊教学、病房教学和手术室教学的比较

项目	门诊教学	病房教学	手术室教学
患者数	多	较少	少
病种数	轻症为主	危重疑难为主	手术患者
患者信息	简单病史	复杂病史	手术实践
适合学员	面向基层的学员	面向专科的学员	未分科及外科学员
学员参与度	低或较低	低到高	低到较低
教学目的	常见病、多发病	专科疾病	手术操作
医患比	低	高	很高

（五）特殊门诊教学形式

1. **教学门诊** 由于门诊对教学时间等有着苛刻的限制，我国很多大型医院门诊难以保证。特别是在部分临床科室（如妇科等），可能涉及的患者隐私问题较多，使大多数患者对门诊带教有抵触情绪而拒绝配合。为确保教学门诊的顺利开展及对患者就诊权益和隐私的尊重，可在充分控制患者挂号数量且知情同意的前提下，开展专项教学门诊。挂号时即向患者及家属告知该门诊的特殊性（保证诊疗时间，但可能存在学员参与），在获得患者及家属的知情同意后，方安排预约。与此同时，诊疗安排中可根据实际情况在预约时间、诊疗费用方面对患者提供相应的便利。此类门诊在

妇产科、皮肤科等特殊科室应用价值较高。但需注意在开展教学门诊活动中，仍应在保证患者诊疗质量和基本权益的前提下进行，患者随时有退出诊疗的权利，应避免出现滥用和违反患者知情同意等情况，以免损害患者及家属的权益。

2. 远程门诊教学　远程门诊带教是近年来随着信息技术蓬勃发展而引入的一种新的临床带教方式。这种方式通过对诊间进行录音录像，避免了教学过程中对患者诊疗的影响。应注意的是，远程门诊教学仍应建立在患者及家属充分的知情同意的基础上，同时应严格保存或销毁产生的图像、语音等资料，避免患者隐私信息的泄露，严防相关患者利益的损害。

四、临床小讲课和专题讲座

（一）临床小讲课

临床小讲课是医院教学最常见的一种非常实用和有效的教学方法，也是为了更好地让学员将医学理论知识与临床实践相结合的最直接和快捷的教学方式。临床小讲课应紧密结合临床及学科的特点，可以选择当前的临床热点问题结合带教老师自身的临床经验进行总结归纳后讲授，也可以针对某一种疾病结合国内外研究进展和发展动向进行总结归纳后讲授，从而达到让学员开拓临床视野，训练临床思维，巩固临床知识的目的。临床小讲课具有灵活多变、不拘泥于形式的特点，可有多种教学方法，如常见的讲授法、演示法、临床情境模拟等。

1. 基本要求

（1）临床教学单位承担本科临床实习教学和 / 或住院医师规范化培训的临床科室，每一年度初期由科室统一召开教学工作会议，根据科室每位带教老师的特色，有计划地规范组织临床小讲课。原则上每周至少 1 次，每次 45 分钟左右。

（2）临床小讲课应由中级及中级职称以上的临床教师承担。

（3）针对本科生的临床小讲课和针对毕业后学员、进修学员的临床小讲课原则上应分别组织。

（4）临床小讲课应有别于大课和专题讲座，为了提高教学效果，临床小讲课人数应有所限定，一般不超过15人（图3-4）。

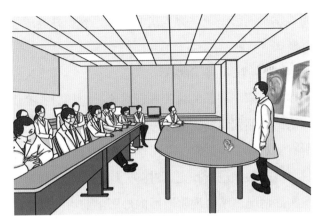

图 3-4 临床小讲课场景示意图

2. 组织实施

（1）课前准备

1）教师准备：带教老师应根据教学对象和教学目标，从临床实际问题出发制订有针对性的题目。带教老师应根据本次小讲课的教学目的有针对性地整理收集临床典型病例素材，同时查阅国内外的相关文献，结合该疾病所涉及的基本理论和自身临床治疗经验进行归纳总结，制作好课件。带教老师的小讲课时间规划应为：每次小讲课的讲授时长控制在30分钟左右，另外预留15分钟用于学员提问及讨论。

2）学员准备：参与小讲课的学员应提前查看科室教学信息栏所安排的小讲课的案例题目和相关参考资料；学员根据所选查房病例复习相关理论知识、查阅相关文献资料，准备好问题。

（2）小讲课的流程

地点：示教室；时长：45分钟。

第一阶段：讲授阶段（30分钟）

主讲老师在自己擅长领域，根据自身多年的临床经验，引出本次授课的典型案例（1～2例），讲授该类病案的典型病史、临床体征、重要辅助检查、诊断依据与鉴别诊断、治疗方案的选择和依据。采用层层递进的方式讲授医学上对该类典型病例的认识到发展，再到当下国内外的诊治共识及困惑。从而让学员能够系统掌握本次的授课内容，并养成一种系统的临床思维和学习模式。

第二阶段：讨论阶段（15分钟）

师生围绕本次临床小讲课的目的进行讨论，包括对典型病史、重要辅助检查、诊断依据与鉴别诊断、治疗方案的选择和依据的精心剖析。讨论阶段尽量让所有学员都参与进来，并由学员先进行分析，鼓励提问、互答或辩论，随后由讲授教师进行补充、讲解、纠正、点评和指导诊疗计划，根据不同病案实际情况，结合现阶段国内外医学前沿的最新进展，从理论到实践阐述疾病的特点，开阔学员的眼界，强化临床思维训练。

（二）专题讲座

专题讲座是医院重要的教学方法，应以培养系统的临床思维能力和实践能力为导向，针对某一类临床疾病、临床技能、临床思维训练、临床科研等进行系统全面的讲授，并紧密结合临床及学科的特点，通过丰富的理论教学实践，达到让学员开拓临床视野，系统掌握基本知识、基本理论、临床技能、临床和科研思维的目的。临床专题讲座具有系统、全面、深入的特点（图3-5）。

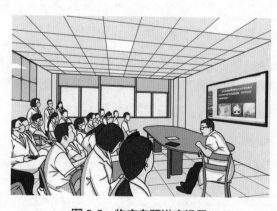

图3-5 临床专题讲座场景

1. 基本要求

（1）临床教学单位承担本科临床实习教学和／或住院医师规范化培训的临床科室要有计划地规范组织临床专题讲座，原则上每月至少1次，每次不少于2小时。

（2）临床专题讲座应由1～2名高年资主治医师或高级职称的临床医师承担，也可定期邀请国内外一流的专家进行讲学。

（3）针对本科生的专题讲座和针对毕业后学员、进修学员的专题讲座原则上应分别组织，如上述人员混合参加，应在专题讲座中体现出不同的教学设计和要求。

（4）专题讲座有别于临床小讲课，应针对某一类疾病进行深入分析探讨，既有理论高度深度又要有丰富的临床实践案例。

2. 基本流程

（1）临床专题讲座准备

1）教师准备：带教老师根据教学对象和教学目标结合自身的专业特长提前收集授课相关的典型案例，准备疾病相关的基本理论、基本知识和相关技能，同时查阅国内外的相关文献并结合自身临床诊疗实践进行归纳总结，制订出具有系统性、全面性和深入性的专题讲座主题。同时，带教老师需针对教学对象设计好本次专题讲座的教学目标、准备与学员实际临床能力和水平相符合的教学内容及需要讨论的问题，以达到传道授业解惑的目的。

2）学员准备：参与专题讲座的学员应提前1～2周，仔细查看教学信息栏里所公示的专题讲座题目和相关参考资料；并根据所选查房病例复习相关理论知识、查阅相关文献资料，发现并提出问题。

（2）临床专题讲座的流程

地点：示教室或医院演讲厅；总时长：不低于2小时。

第一阶段：讲授阶段（90分钟）

主讲老师根据临床实践中遇到的一类具有典型病史的临床问题引出本次授课的主题，充分运用横向和纵向的思维方式结合典型的临床体征、重要辅助检查、诊断依据与鉴别诊断、治疗方案的选择和依据，结合当下国内外的诊治共识和研究进展，有机联系起来，串联成一个系统、全面、深入的知识体系。从而引导学员能够系统地掌握本次的授课内容，并养成系统的临床思维和学习模式，拓宽视野，提高发现问题、分析问题和解决问题的能力。

第二阶段：讨论答疑阶段（30分钟）

主讲老师应当结合临床实践和国内外研究进展提前充分设计和准备本次主题的讨论要点，并在讲授阶段提出来，在讨论阶段重点进行讨论和讲解。同时，主讲老师应当充分调动学员的兴趣和积极性，让学员根据提前查阅的相关资料和文献所准备的问题向主讲老师提出问题。

临床专题讲座记录：做好临床专题记录，必要时可采取录像的方式记录讲座全过程，妥善保存，也可用于后续的相关教学。

（三）临床小讲课和专题讲座的注意事项

1. 参与专题讲座的老师须穿着整齐，全程采用普通话，语言精练，逻辑清晰，引经据典；讨论过程中态度认真，情绪饱满，言语亲切，仪表端庄。

2. 除专业知识和临床技能的讲授外，要注重职业素养的示范和培养，时刻体现医务工作者对疾病探索孜孜不倦的科学精神，并培养学员渴望进步的激情。

3. 讲授老师应善于应用现代多媒体工具、模型进行直观的讲授，切忌照本宣科，枯燥乏味。

4. 要善于启发式教学，切忌满堂填鸭式教学，特别是要保证讨论阶段的时间，并由学员先进行分析，鼓励提问、互答或辩论，随后由讲授教师进行补充、讲解、纠正、点评、归纳总结。

5. 专题讲座必须体现出系统性、全面性、深入性的特点，本院或是外院专家应为该专业领域的资深专家，具有丰富的临床经验和高水平的学术修为。

6. 专题讲座还应涉及本专题国内外最前沿的学术问题，聚焦目前的困境及难点，激发学员进行科学探索的欲望。

五、教学查房

（一）定义及意义

教学查房是指临床带教老师利用临床查房情景、以真实病例为教授内容、以患者实际需求为导向而进行的一项师生互动、讨论式的临床活动（图3-6）。其目的在于培养学员在临床实际工作中发现、分析和解决问题的能力，训练严谨缜密的临床思维，提高其临床诊疗能力及人文关怀和沟通能力，并能通过教学查房检查或考核学员基本理论和基本技能掌握的水平，促进学员深入学习。

针对不同的教学对象，教学查房的目标和要求有所区别。针对本科见习、实习生的教学查房，其目的是促进学生理论联系实际，进一步认识疾病，学习接诊患者、采集病史、体格检查及根据病情变化和辅助检查结果分析病情，学习各种医疗文书书写规范，逐步掌握临床工作基本原则、合理的临床思维和临床基本操作技能，适应从医学生向医生的角色转变。而针对住院医师、进修医师等已具备初步临床工作能力基础的学员的临床教学查房，重点是培养对理论知识的横向或纵向整合运用能力、高级临床思维和实际解决问题的能力。

带教教师要注意医疗查房和教学查房也有较大区别。前者是以诊断和治疗为目的的医疗活动，后者是以培养学员发现问题、分析问题和解决问题以及处理医患关系的能力为目的，是比医疗查房更高层次的查房，不能以医疗查房替代教学查房。

教学查房过程除了体现专业的传授，还应体现医院教学的育人职能，强化人文关怀、同理心、批判性思维，培养为大众提供全生命周期健康照护的使命感和责任感，牢牢记住为医者的初心。

目前大部分教学查房有要求低、流于形式、补充问诊不到位、诊疗思路拓展不足、忽视护理和康复训练等普遍问题。教学查房应与其他医疗和教学活动有所区别，在临床工作中，应明确教学查房的对象、目的和形式，严格执行教学查房的各个环节，避免教学查房成为医疗查房、理论授课、专业讲座、病例讨论甚至见习示范等。

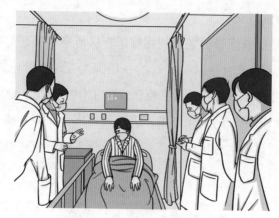

图 3-6　教学查房场景示意图

（二）人员构成

教学查房是作为临床教学中非常重要的一个环节，参加的人员应由以下人员构成。

带教查房老师：主治及以上具有一定临床经验的医师。

专职教学岗：负责记录和协调统筹教学查房。

学员：住院医帅 / 进修医帅 / 实习生。

护理人员：管床护士。

（三）查房前的准备

1. 教师准备　带教老师应根据教学对象和教学目标，选择目前正在住院的典型病例。带教老师应提前与患者及家属沟通，征求患者及家属同意并愿意积极配合。

应选择病情相对稳定、病史典型、症状和体征明显、诊断基本明确，有利于培养临床思维方式，或需进一步明确诊断和有治疗意义的作为典型病例。确定查房病例后，应提前 2～3 天通知学员所选择的患者。每次教学查房的病例以 1～2 例为宜。

带教老师在教学查房前应对患者病情充分掌握，根据教学目的和要求提前准备相关临床讲授内容，并查阅国内外相关文献资料，掌握最新的诊疗和研究进展，规划教学查房的时间、制订相关教学内容和细节、明确教学查房的重难点、拟定通过查房可以提高学员临床思维能力的相关临床问题等，并填写"教学查房与查房记录表"的教案部分。

2. 学员准备　参与查房的学员应根据带教老师提供的患者信息提前查阅病历，熟悉患者病情，充分了解患者目前的病情和治疗进展，提前复习疾病相关基本理论、查阅相关文献资料，从而带着临床问题参与教学查房；具体管床的学员应准备好各种影像学检查、实验室检查报告，做好病史汇报的准备。

（四）教学查房流程（1 小时）

1. 第一阶段

地点：医生办公室；时间：5 分钟。

主持医师自我介绍；介绍教学查房目的、要求、查房内容、重点和难点；交代查房注意事项：如保护性医疗措施、查房纪律和站姿等，宣布查房开始。

2. 第二阶段

地点：病房；时间：25 分钟。

入病房顺序：参加教学查房的人员应按查房主持者、其他住院医师、管床住院医师、进修医师、实习学生和护理人员的先后顺序进入病房。管床住院医师负责携带查体所需器材。

人员站位：患者右侧从头到脚的方向依次站位为带教查房老师、管床住院医师；患者左侧从头到脚的方向依次站位为汇报病历的学员、其他参与教学查房的各级学员、护士等。

患者知情同意：管床住院医师或实习医师向患者问候，说明意图并取得患者配合。（1 分钟）

病史汇报：管床住院医师将病历交给带教查房老师，脱稿向带教老师汇报病史，包括一般情况（姓名、年龄、性别、职业等）、主诉、简要病史体征、入院情况、诊断及治疗方案等，以及住院后病情变化、重要的辅助检查结果及诊疗效果。要求语言流利、表达精练、重点突出、描述准确。（5分钟）

补充汇报：带教查房医师在听取汇报的同时应核对病历，根据实习医师或管床住院医师报告病历中的不足补充询问、提出需要特别关注和与预后相关的病史（不应重复已汇报过的内容，主要补充不足，语言精练、重点突出），引导学员掌握报告病历的要领并予以讲评。（12分钟）

体格检查：带教查房老师可先指定管床住院医师根据情况完成与诊断及鉴别诊断有关的体格检查，管床住院医师边操作边总结查体内容及结果。然后由带教查房老师结合病情进行规范的操作示范，验证学员的查体结果并及时纠正操作中的错误。特别注意：涉及乳房、会阴等隐私部位的查体时，应拉好围帘或窗帘或关好病房门窗，并做到先争取患者的同意后再进行体格检查，并最大可能保护患者的隐私，同时操作应当轻柔得当。（5分钟）

医患交流：查体结束，带教查房老师根据具体情况解答患者疑问，了解患者对治疗的依从性，说明下一步将进行的检查和治疗计划，感谢患者配合后离开病房。（2分钟）

3. 第三阶段

地点：医生办公室；时间：20分钟。

（1）归纳病例特点：管床住院医师描述；带教查房老师补充，并指导管床住院医师归纳总结病例特点。

（2）分析检查报告：管床住院医师描述；带教查房老师补充，并指导管床住院医师分析检查报告。

（3）提出诊断与鉴别诊断：带教查房老师简要复述病史、阳性体征、有意义的实验室检查，综合分析后提出诊断。

（4）总结评价：带教查房老师应对学员针对本次教学查房的病历、诊断、鉴别诊断、治疗方案及预后的汇报做客观评价。同时，结合本次教学查房的病例深入浅出地阐述疾病的临床特点，从理论和实践分析、归纳发病机制、诊断要点、治疗方案的选择，以及旁征博引该病目前国内外研究及诊疗进展，从而系统培养学员科学的临床诊疗思维。

4. 第四阶段

地点：医生办公室；时间：10分钟。

归纳总结：带教查房老师归纳该病例应掌握的内容，结合学员在专业知识、操作技能等方面存在的问题进行评讲，综合查房全过程，进行系统归纳。

（五）教学查房要求及注意事项

1. 参与教学查房的师生须穿着整齐，白大褂整洁，佩戴胸牌，查房和讨论全程使用普通话，态度认真，情绪饱满，言语亲切，仪表端庄。

2. 查房时，患者所在空间需足够宽敞，病房无陪护或探视家属及其他无关人员。提前准备好示教室桌面。

3. 体格检查过程中注意手法规范，动作轻柔，避免患者受凉。

4. 注意理论联系实际，适当介绍学科新进展，突出重点难点，条理清晰。以问题为导向，加强互动，结合"三基"进行启发式教学，注意临床思维的培养。

5. 提倡采用多媒体教学手段。

6. 点评学员及其他医师在教学查房中的表现，提出改进意见。

7. 各教学单位科室教学管理小组应每学年针对所有带教老师的教学查房进行评价，不断发现教学查房中存在的问题，从而提高教学查房的水平。

六、病案讨论教学

（一）定义和意义

病案讨论是医院教学中一种重要的形式，对于医学教育具有极为重要的意义与作用。带教老师通过选择具有典型意义的病案，以图文并茂的方式展示给学员，引导学员充分发挥主动性，针对临床典型案例积极讨论，提高学员将基本知识、基本理论、临床技能运用于临床实际问题的能力，达到拓展学员知识面，激发学习兴趣，提高分析和解决临床实际问题的综合能力的目的。

（二）病案讨论基本要求

1. 临床教学单位承担本科临床实习教学和 / 或住院医师规范化培训的临床科室要有计划地规范组织临床病案讨论教学，原则上每周至少 1 次，每次 45 分钟左右。

2. 病案讨论应由中级及中级职称以上的临床教师承担。

3. 针对本科生的临床病案讨论和针对毕业后学员、进修学员的临床病案讨论原则上应分别组织，如上述人员混合参加，应在临床病案讨论中体现出不同的教学设计和要求。

4. 临床病案讨论应当有别于临床小讲课和专题讲座，为了提高教学效果，应以讨论为主，讲授为辅，充分调动学员的积极性和参与性，起到举一反三的效果。

（三）临床病案讨论教学组织实施

1. 临床病案讨论前准备

（1）教师准备

1）病案讨论案例准备：根据教学对象和教学目标，带教老师可以根据实际情况选择典型病例用于病案讨论。选择病例时应遵循以下原则：①具有典型代表意义的常见病和多发病。②病情较为复杂的疑难病或罕见病。③不应选择病例过于简单，讨论价值不大的案例，因为这样不利于激发学员的临床诊疗思维，从而失去了讨论的价值。④病史典型、症状和体征明显、诊断基本明确，或需进一步明确诊断和有治疗意义的真实临床病例。

2）备课：授课老师需根据自身的专业擅长提前收集相关的典型案例，同时查阅国内外相关文献并结合自身临床治疗经验设计好本次授课的目标、教学内容、重点难点，拟定本次讨论的具体临床问题，精心规划本次教学活动的具体环节。每次病案讨论的总时长一般为 45 分钟，其中讲授时长应设计在 15 分钟以内，针对病例进行的探讨至少应准备 30 分钟。

（2）学员准备：应提前告知参与的学员本次讨论的案例题目和相关参

考资料；并根据所选查房病例复习相关理论知识、查阅相关文献资料，准备好问题。

2. 病案讨论的流程

地点：示教室（图 3-7）；时长：45 分钟。

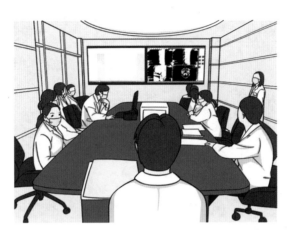

图 3-7　病案讨论场景示意图

第一阶段：讲授阶段（15 分钟）

带教老师或主管医师展示典型病案的病史、临床体征、重要辅助检查，然后提出诊断和诊断依据与鉴别诊断、治疗方案的选择和依据。

第二阶段：讨论阶段（30 分钟）

带教老师应充分调动所有学员的积极性，层层递进引导学员深入探讨典型病案的病因、诊断、鉴别诊断和治疗方案。最后带教老师对本次病案进行归纳总结。

（四）注意事项

1. 参与临床病案讨论的带教老师须穿着整齐，白大褂整洁，佩戴胸牌，讨论过程中态度认真，情绪饱满，言语亲切，仪表端庄。

2. 临床病案必须具备科学性和合理性，并经过科室经验丰富的专家教授集体讨论，反复完善后制作为标准讨论案例。

3. 临床病案讨论教学中最重要的是充分调动学员的积极性和参与性，

因此病案需要精心选择，同时需要采用启发式提问，不断启发学员的临床思维能力，切忌变成讲授老师的一言堂。

常见的临床教学活动比较见表 3-10。

表 3-10　常见临床教学活动比较

教学类型	教学查房	临床带教	病案讨论	多学科会诊	学术讨论
参加教师	主任或医疗组长	指导教师	指导教师	高级指导教师	高级指导老师
参加学员	集体参加(医学生、住院医师、进修医师)	住院医师/实习医师	集体(医学生、住院医师、进修医师)	接通知参加	集体参加
教学场地	病房床旁/示教室	病房/床旁	示教室	示教室	示教室或学术会议厅
病例汇报	简明扼要	简短报告	报告完整	完整诊疗过程	无
病例类型	典型或疑难案例	临床案例	疑难案例	疑难复杂案例	文献或病例
讨论方式	简要讨论，专家意见为主	简要讲解	充分讨论，文献查阅	专家讨论为主，辅以循证证据	文献讨论为主，辅以专家指导
患者诊疗	实际诊查患者	实际诊查患者	可有实际诊查患者	实际诊查患者	可无实际诊查患者
总结归纳	教师针对性建议和简要讨论	针对性指导建议	系统性评论	形成会诊意见	教师归纳点评
临床操作	住院医师为主(如有)	住院医师和教师	无	无	无

注：不同的教学活动重点不同，学员的参与度不同，教学形式有一定的差异。

七、基层医院巡诊教学

（一）意义和定义

目前我国医疗水平发展极不均衡，三级甲等医院的医疗水平较高，诊疗较规范，但基层医院的诊疗水平相对较低。一方面由于高水平医务人员扎堆就职于三甲医院，优质医院更容易培养新的高水平医务人员；另一方面患者对优质医疗资源的自由选择导致基层医院缺少丰富的诊疗实践，缺少培养优质医务人员的丰饶土壤，也无法吸引高水平医务人员就职，导致不同级别医院医疗水平两极分化持续存在。因此，这种情况极不利于我国三级分级诊疗战略的推进。要想改变这种现状，上级医疗机构针对基层医院的巡诊教学就变得极为重要。

基层医院巡诊教学是指国家中心医院、区域中心医院、地方三级甲等医院针对县或县以下级别的基层医院进行定期的巡诊教学，是一种给基层医院带来针对疾病的最新的、规范的诊疗理念和诊疗技术，从而规范基层医院诊疗流程，提高基层医务人员的临床诊治水平的重要教学方式。

（二）**基本要求**

1. 三级甲等医院应在当地卫生健康委员会的领导下，针对本级别医院所在地区的基层医院数量、区域和医疗水平做详细调研，准确掌握当地基层医院实际诊疗水平，并根据实际情况制订定期定点的巡诊教学计划。

2. 三级甲等医院应定期下派医疗团队针对当地基层医院进行巡诊教学，一般建议每月不少于 1 次，一次时间应为 1～2 天。

3. 三级甲等医院的不同科室均应制订基层医院巡诊的教学计划表，并制订中长期需要达到的目标。

4. 参与基层医院巡诊教学应由高年资主治及以上职称的医师承担。

（三）**组织实施**

（1）教学医院的准备：①三级甲等医院应在当地卫生健康委员会的带领下深入调研基层医院的实际诊疗水平。②建立三级甲等医院与所帮扶的基层医院的稳定联络平台，包括具体的联络人员和文书。③建立基层医院巡诊的稳定教学团队。原则上负责医疗的院级领导应作为总负责人，各科室主任应作为学科教学的负责人并拟定本科室参与巡诊教学的人员名单（原则上应由高年资主治及以上医师承担）。④根据基层医院的实际情况和教学团队的能力制订详细的定期定点巡诊教学计划、教学的形式、教学的方法，并通知当地基层医院固定联络人员。

（2）基层医院准备：①将上级医院所制订的教学计划发放给各科室，共同研讨可行性方案。基层医院医师应根据教学内容提前查阅专业书籍和相关文献并准备相关病例以备查房所需。②根据实际情况尽可能提供巡诊教学所需的场所、教学相关设备、病例等。③通过张贴海报的方式告知当地患者关于本次巡诊的相关事宜。

（四）注意事项

1. 基层医院巡诊教学务必提前做好调研和相关联络工作，根据实际情况制订相应的教学计划，教学形式一般包括小讲课、专题讲座、教学查房、手术室教学、病案讨论等。

2. 鉴于基层医院医生的水平特点，基层医院教学应以医疗技术的实践教学为主，对于基础研究等前沿进展必要时作为辅助，不能将其作为重点。

3. 一定要定期做好归纳总结工作。每次基层医院巡诊教学之后，应总结本次教学活动是否成功顺利，存在的问题，分析解决的方案，从而不断提高基层医院巡诊教学的质量和水平。

八、远程医疗实践教学

（一）概念与范畴

无论是发达国家还是发展中国家，偏远地区的医疗卫生服务及教育的可及性是世界面临的共同卫生问题。如何确保偏远或农村地区获得高质量的医疗卫生保健服务尤其具有挑战性。偏远或农村地区需要有针对性的医疗卫生服务模式，以及满足人们需求由专业技术人员提供的卫生保健服务。这是远程医学产生的背景。远程医学，即远程输送医疗服务，它的产生将提高医疗服务的可及性和成本效益。远程（remote）这个概念包括八个"D"含义：diverse（多元化）、discontinuous（不连续的）、distant（遥远的）、dependent（依靠的）、disconnected（不相连的）、dynamic（动态的）、detailed（细节的）和delicate（精致的）。在数字、移动和互联技术的驱动下，远程医疗使医疗专业人员能够在医疗卫生服务不足的地区提供医疗服务，与患者保持密切联系，并可与一线专业人员分享专业知识。在2020年新型冠状病毒肺炎疫情下，为了阻止疫情蔓延，全球多数国家采取了学校停课的措施。为了实现"停课不停学"，远程医疗教学就起到了非常重要的作用，将教学从线下转型至线上。

远程医疗实践教学，是指建立在网络、计算机技术和通信设备基础上的一种非面授的教学方式，旨在打破空间、时间上的限制，有效地分享医疗资源、教学资源、人才资源，带动经济欠发达地区的医疗发展、医学人才培养。

随着科技在医疗行业的不断更新和应用，远程医疗实践教学的方式也不断地丰富和迭代，从只有简单的点对点视频连线扩展到在线课程及在线讲座的录播和直播、在线病案讨论、远程会诊、资源库共享等。

（二）内容及开展模式

1. 国内远程医疗实践教学

（1）教学目的：国内的远程医疗实践教学主要是为了在当面授课教学条件有限的情况下，积极探索教学方式的多样性，并且利用网络将好的医疗资源、教学资源、人才资源多维度地覆盖和下沉到各级医疗机构中去。

（2）授课对象：随着远程医疗服务的广泛应用和开展，远程医疗实践教学授课对象已涵盖本科生、研究生、住培学员、进修医师及其他医务工作人员。同时，远程医疗实践教学同样也为医护人员和教学师资提供了相互交流、自我学习、自我提升的平台和途径。

（3）开展模式与应用效果：我国远程医疗实践从20世纪末的探索阶段，进入21世纪初的试点阶段，并从2010年起进行区域性规划，多家医院建立远程医疗中心。

从医院层面，远程医疗实践教学是各医疗机构远程医疗中心的重要任务之一，多家远程医疗中心均提供在线课程学习、讲座直播等线上教学活动，甚至有电子图书馆、3D手术示教、多学科教学病例讨论与教学查房等。远程医疗中心面向国际积极达成更高层次的合作，汲取新的资源，面向国内定期组织与远程合作医院的教学讲座直播，同时提供录播教学活动的学习、相关资料的共享，除临床医疗知识的分享与探讨外，还有相关医院管理、教学管理内容、远程医疗信息管理等培训，进一步实现了医疗资源、教育资源、人才资源的共享和下沉。

例如，四川大学华西临床医学院／华西医院自 2001 年起，开始探索"一网双模"（"一网"是指华西远程医学网络，"双模"是指在线在位相结合的人才培养模式）的华西远程医疗模式。远程医疗中心每天均有各学科专家与多家医院医务人员在线讨论患者情况，开展远程会诊、联合查房或多学科在线讨论，也为基层医院的医疗服务提升打好基础。

近年来，华西医院又拓展线上服务渠道，在原有常态化远程教学基础上，以医院为主体，建立了国内首个面向全国基层医务人员的 APP，方便医务人员在线进行继续教育课程的学习和学分的获得。华西医院的继续教育课程均为本院知名专家提供，并且每周周一到周五，每天下午安排直播内容，学员可根据课表自由选择，在学习和完成考试后即可获得国家或省级继续教育学分。

目前，医院层面建立的远程医疗中心在教学方面更多地侧重于毕业后教育和继续教育阶段的内容，并打通继续教育学分获取渠道，让已有工作经验的医务工作人员在医疗服务中进一步自我提升。

从各学科层面，医院各科室、专业基地、协同培养单位等也开展了丰富多样的远程医疗实践教学。如在线录播课程和教学活动直播等，让尤法在统一时间聚集在一起学习的授课对象自主地选择合适的时间完成学习任务或拓展学习，在特殊时期如新型冠状病毒肺炎期间更是展现了其便利性和可行性的特点。

各学科内部的远程教学则多搭载市场上已有的各类会议、在线授课软件来开展。如针对院校教育阶段的本科生、研究生，则以院校设置的课程为主，而专业型双轨制研究生还需同时参加所在的住培专业基地、住培轮转科室安排的各项教学活动和课程。针对住培学员和进修医师则以所在科室和培训基地的小讲课、疑难病例讨论等教学活动为主。

国内目前的远程医疗实践教学内容由于缺乏行业性的强制标准，现阶段在教学意识较强的医疗机构中应用范围广一些，而一些即便已被纳入协同医疗体系的偏远地区医疗机构，无论是远程的医疗服务还是远程教学，都相对难以开展。其次，又受各级医疗机构设施条件的限制，尤其在住培阶段、进修阶段，远程医疗实践教学难以达到同质化和规范化。

（4）师资的配置及要求：远程医疗实践教学可根据教学活动的内容，安排不同资历的师资。本科生、研究生的师资要求相对统一，需按照院校要求，符合不同阶段讲师条件的师资即可授课。住院医师阶段的住培学员师资则需主治医师三年以上才符合带教标准，专科医师阶段的住培学员师资则根据各省市各专业基地细则不同设置不同。针对进修医师的师资带教条件则没有统一的要求。

医院层面的继续教育课程建议一般由资历较深的师资进行授课，而科室内部相对零散的教学活动则可以由年轻的、待培养和提高的师资来尝试带教。

2. 国外远程医疗实践教学　美国在 2017 年对医院、专科诊所和相关组织的 100 多名高级管理人员和医疗保健提供者的调查中，约 75% 的受访者表示，他们的医疗机构提供或计划提供远程医疗服务。据估计，到 2020 年美国远程医疗市场规模将达到 200 亿~300 亿美元，每年有超过 1 亿次的电子访问。几乎有 1/2 的美国医疗机构开展了远程医疗项目，购买和采用非常先进的仪器设备。为了使未来的医师能够有效地、恰当地使用远程医疗技术，越来越多的医学院校和教学医院将其纳入课堂和临床教学。根据美国医学院协会（Association of American Medical Colleges，AAMC）的数据显示，2013—2014 年，只有 57 所学校提供远程医疗培训；而在 2016—2017 年，有 84 所医学院已将远程医疗作为一门必修课或选修课。当今医学生是被数字化时代包围成长起来的"数字原住民"，对于网络信息技术的应用得心应手；但这并不能保证他们可以天生地应用信息通信技术进行高质量地远程医疗实践活动。当今医学生也需要经过规范、系统的培训才能拓展和放大远程医疗对于医疗卫生服务的益处。美国已有研究报道指出，远程医疗教学对于医学生积累知识和提升医疗服务能力是一种有效的方式。

（1）授课对象：住院医师可以选修远程医疗，本科四年级医学生可以报名参加为期2周的远程医疗和数字健康选修课。课程包括讲座，远程追踪学习临床医师如何开展远程医疗实践及项目。在与标准化病人的模拟视频会面中，医学生通过视频监视器采访患者，记录病史，并从患者和带教老师那里接收信息反馈。他们还将学习如何进行虚拟的检查，比如通过远程指导患者自行测量脉搏或触摸和按压身体不同部位评估触压痛情况。

（2）师资的配置及要求：远程医疗实践教学不同于传统的面对面教学，国外要求远程医疗实践教学授课教师需经过特殊的技能培训。因为他们认为"提供好的远程视频医疗健康咨询像一门真正的艺术，如同床旁进行患者访视沟通技巧一样，需要经过培训才能达到最佳的效果"。这些技能包括通过视频会议进行临床检查，实时监测来自患者所穿戴设备传输的数据流情况，以及适应远程交流和面对面交流之间的差异。若不经严格规范的远程医疗教学培训，将会导致远程医疗实践的质量参差不齐。

（3）开展模式：斯坦福大学医学院是早期开展远程医疗实践教学的医学院校之一，它的模式在全美不断推广应用。第一阶段（临床前两年）：医学生在接受基础课程的同时开设"医疗实践"，每周2次，每次4小时。在医疗实践活动中，医学生会参加一些关于临床推理过程的讲座，学习如何对模拟患者进行病史采集和体格检查，后期去斯坦福医院与真正的患者接触进一步磨炼这些技能。第二阶段（临床学习阶段）：临床后两年主要在不同科室轮转学习，真正参与不同专科患者的医疗实践活动。而远程医疗实践教学可整合到这两个阶段中。第一阶段可安排每2个月1次的医疗实践，医学生利用这个机会与患者进行远程医疗实践活动（代替面对面的访视）；在此之前，开展一些关于临床推理过程的讲座，着重讲解线上远程同患者进行交流会诊与传统面对面交流的不同，以及介绍可用的医疗健康技术。在第二阶段临床轮转中，积累远程医疗实践经验更加直观。很多专科都适用于远程医疗，如放射科、皮肤科、初级医疗照护等。医学生在不同专科轮转时要求完成 10 ~ 20 小时的"数字通话（digital call，DC）"，即在临床带教老师的指导下参与远程会诊，学习远程医疗监测工具的使用，积累开展远程医疗实践活动的必备技能和素质。医学院也可考虑"数字健康轮转（digital health rotation，DHR）"——医学生利用 2 ~ 4 周学习如何将新的远程医疗工具应用到不同的临床实践环境中。

加拿大、澳大利亚开展的远程医疗实践教学更多地是针对医疗技术、设备相对落后的偏远地区的医疗从业人员，通过远程医学教育，他们可以完成在线本科课程的同时也不影响已有的医疗服务实践。以澳大利亚 2000 年资助推行的"远程职业培训项目"为例，该项目由澳大利亚皇家全科医学院和澳大利亚农村与远程医学学院联合负责，旨在为各偏远地区的医疗实践从业人员提供在职培训，以协助他们完成本科学历教育，从而提高偏远地区的医疗技术水平。获得该项目资助者将接受来自同一个地区具有丰富临床经验的专家 3 ~ 4 年的远程教学和监督指导，一般通过电话、短信、电子邮件、传真、视频会议等方式完成。进行远程教学指导与讨论的频率：前半年至少每周 1 小时，后半年至少每 2 周 1 小时，此后至少每个月 1 小时。每次会议的内容可按教学大纲拟定，如案例讨论、计划主题的教学、汇报或指导等。此外，还需参加每周 1 次的网络研讨会，以及每年 2 次（每次持续 5 天）的面对面远程医疗实践工作坊，以拓展远程医疗实践技能。同时，要求学习两门认证的急救医学课程，但学习计划可根据个人具体情况与教学师资共同制订。临床教学观察员将会直接观察学员至少 3 个完整工作日的医疗实践活动并给予反馈，以不断改善学员的医疗实践规范。该项目覆盖了澳大利亚 182 个社区，92% 的资助学员最终通过了学校考试，获得了本科同等学力认证。

（4）应用局限性：远程医学教学实践和传统面对面的医学教育模式有着本质的不同。并非所有的医疗实践活动都可以通过远程医疗手段达到较好的效果。比如，体格检查很难通过远程完成；患者远程自我报告的血压值可能与在诊所由护士测量的血压值有偏差，医务人员需要识别这些差异；一些疑难杂症的诊断可能用传统面对面诊疗的方式更佳。

（三）资源管理

1. 远程医疗实践教学资源库的建立与管理 随着远程医疗的不断发展，建立远程医疗实践教学的资源库也势在必行。资源库的建立首先需要依托医疗机构本身丰富的医疗和教学资源，在有信息管理部门的基础上，可由国内有先进信息技术的企业协助开发。

资源库的管理要由技术团队和管理团队同时进行。医疗机构需有专门的技术团队进行技术支持，解决使用中遇到的问题，如每周教学活动中的在线课程讲座、直播、在线会诊的设备、网络连接等；而管理团队需对资源库进行内容日常的维护和更新如课程安排、远程会诊室的协调等，并且制订相关的管理条例和制度，确保教学资源的规范使用和知识产权的保护。面对需要线上线下相结合的医疗实践教学时则需由管理部门出面进行协调，以保证线下工作的顺利进行。

条件尚不成熟的医疗机构，相比自行建立资源库，与大型医疗机构远程医疗中心达成合作进行资源共享更能优化资源配置，更快地实现数字化转型。

2. 远程医疗实践教学资源的延伸与覆盖 经过近20年的探索与发展，国内较早一批成立的远程医疗中心已经初具规模，在提高基层医院的医疗和教育水平方面都发挥了极大的作用。各远程医疗中心均以其所在城市为中心，向周边地区、偏远地区辐射，覆盖至三级医院、二级医院、乡镇卫生院等，为相关医院医疗服务、医疗水平和教学水平的提升提供了较大的帮助。远程医疗实践教学资源的共享，更让基层医院的医护人员便捷地、近距离地参与到最新医疗动向的学习中。

例如，四川西部某地级市医院，自2006年起便开始通过实时远程教学、交互式远程会诊、远程疑难病例讨论等方式，与四川大学华西医院开展全方位远程合作，力求突破空间限制，提高基层医务人员基础知识及实践能力。随后华西医院又以该医院为中心继续向下级医疗机构辐射，建立了"华西医院—地级市医院—县级医院—乡镇卫生院"四级协同医疗服务体系，为四川藏区患者提供更高效便捷的医疗服务，形成了覆盖该地区全域的远程医疗协作网。除了在线教学及问诊,华西医院还组织现场指导,进行会诊及教学。

无论是自行开发建立远程教学网络联盟和体系,或加入现有成熟的远程教学网络联盟,远程医疗实践教学这一模式都大大扩宽了授课对象的学习途径,医疗服务和教学资源也得到了更好的延伸与覆盖。

3. 远程医疗实践教学资源的宣传与发展 经过整合和不断扩充的远程医疗实践教学资源,在依托远程医疗中心对外合作的基础上得到了一定程度的宣传和使用。我们还可以从教学层面进行完整的课程建设和宣传,精选符合要求的在线课程内容列入传统教学的大纲中,或将传统的面授课程录播后搬到线上,形成线上线下相结合的教学模式,使得尤其是针对住培学员、进修学员的远程医疗实践教学更规范化、同质化和精品化。

而远程医疗实践教学资源的发展,除了教学资源库的不断扩大,还要利用国内外已有的模式再进行新的实践探索。

例如,华西医院曾依托华西远程医学网络,在线在位相结合的医疗服务体系,全面针对四川藏区铺开某病种防控工作,对藏区医务人员进行同质化、规范化培训。随后又把该经验复制到四川凉山彝族自治州,针对艾滋病的防控现况,搭建华西远程平台,指定相关科室为对口帮扶团队科室,并委派专家赴基层医疗机构,给予在线在位的帮扶指导。

从模式复制到深入探索、改进、提升,医疗服务与教学共同覆盖和实践改进,才能达到上层教学资源最好的宣传和发展,各级医疗机构也在远程医疗实践教学中探索最适合的方式,将有限的资源运用到最大化。

九、循证医学教学

循证医学是一门遵循证据的学科。从临床实践的角度,循证医学帮助临床医师有意识地、明确地、审慎地利用现有最好的证据制订关于个体患者的诊治方案,即循证临床实践(evidence-based clinical practice)。当临床医师面临临床病因和不良反应、诊断、治疗、预后、临床指南、临床经济学等一系列问题,无证可查或证据可靠性不足时,应及时在以往研究成果的基础上，利用随机对照试验、系统评价、卫生技术评估等方法进行研究，为临床实践提供循证依据。本部分内容主要讨论如何利用医学教学帮助提高临床医师循证医学素质，进一步提高学员循证临床实践和研究的能力。

（一）循证医学教学的重要性

循证医学实践包括提出问题、循证证据、评估证据、证据应用和后效评价五个步骤。随着医学的迅速发展，临床实践也在不断进步，临床医师的教育和继续教育，对于提供医疗水平和学术发展有着至关重要的作用。而目前很多临床医师还是从传统教育中获取知识，相比容易过时的教科书、专著，主观性较大的上级医生的经验，以及零散文章、宣传资料的不确定性，循证医学能科学地、规范地促使临床医师不断更新知识，从世界范围内的最新信息中获取可靠证据，用最新的科研成果指教临床实践。新一代的医生应该成为循证医生，将自身积累的临床实践经验与从外部得到的最佳循证医学证据结合，再结合具体的临床实践场景和患者的意愿及价值观，为患者做出最佳决策。

同时，另一些学术型临床医师（academic doctor）除了循证临床实践的工作外，还肩负着推动临床医学学科发展的重任。特别是三级医院高年资临床医师以及有志于成为此类医生的医学生或低年资医师，除了掌握一般的循证临床实践能力之外，还需要开展循证医学研究以解决现有证据不能解决的临床问题。这就对这些学术型临床医师的循证医学研究能力提出了严格的要求。因此，在三级及以上医院对自身员工及其后备人才（学生）的能力提升中，还应包含循证医学研究能力的相关培训。

（二）不同层级学员的循证医学能力的要求

1. 循证医学实践能力　从事循证临床实践和循证医学研究工作均需要具体的循证医学实践能力作为支撑。循证医学实践能力主要包括临床实践和研究能力两个层面，但两者并不矛盾，且互相补充。总体而言可以归纳为以下六个层面。

（1）提出问题：把临床的需求（包括预防、诊断、预后、治疗、病因）进行提炼总结，转化为一个明确的可回答的问题。通常需要采用 PICO 原则（people、intervention、control、outcomes）进行梳理。

（2）证据检索：通过系统性地检索相关文献，针对具体的临床问题找到最好的研究证据，并进行适当的归纳。

（3）证据评价：根据证据分类、GRADE 证据分级和推荐标准，批判性地评估证据的真实性、可靠性、临床价值及适用性。

（4）证据应用：将评估后的证据与自己的临床专业知识和患者的期望、价值观结合起来，用于指导临床决策和服务临床。

（5）后效评价：评估采用上述方法进行的依据证据的临床决策在执行后的实际效果及存在问题，并找出其中亟待解决的问题。

（6）证据产生和合成：当现有证据不足以回答临床问题，或使用现有证据指导临床实践后的后效评价中暴露出种种问题，进而需要对已有证据进行综合分析评价，或通过原始研究产生新的证据体系以支持今后的临床实践。

2. 具体要求 不同层级人员在医院整体工作中具有不同的分工，其工作性质决定了对循证实践能力的要求存在较大差异。但总体而言，可以将医院工作人员对循证医学实践能力的要求分为三个层级（表3-11）。

第一层：查证解惑。查证解惑的核心是可以利用循证临床实践的最基本能力，将实践中遇到的问题大致归纳为可回答的问题，通过大体证据检索和粗略评价，使证据在一定程度上有助于回答或解决临床问题。该层级是循证医学实践的最基本要求，也是对医院大多数专业技术人员的基本要求，包括各级临床医师、护理及医技工作人员及学生。第一层反映了学生或员工的自我学习和提升的能力——遇到问题用"想当然"的方法应对，还是使用循证的方法积极寻求科学的解决方案。各级专业技术人员都应基本了解循证医学的概念、定义与特点，以及循证医学实践的基本步骤和方法，并且能在临床实践中发现和提出问题，认识基本的数据库，具备一定的文献检索能力，有证据评价的意识——即有怀疑的科学态度。

第二层：查证用证。在查证解惑的基础上，能够利用 PICO 原则准确地提出可明确回答的临床问题，同时较为全面地掌握证据检索和评价的方法，有能力检索到解决临床问题的全部关键证据，并在对研究的真实性和准确性进行充分判断后，结合临床实际情况和最佳可靠证据综合回答或解决临床问题。同时能够对查证用证的结果进行后效评价，以进一步提高后续的循证医学实践效果。查证用证的核心是能够准确高效地依靠证据解决临床需求。这一层级是高年资临床医师、护理及医技人员，以及对自我能力提升有较高需求的低年资临床、护理及医技人员或学生所应具备的能力。

第三层：查证创证。在查证用证的基础上，能够发现现有证据存在的问题，并采用循证医学的方法，通过原始研究或二次研究的方法产生新的证据，或对现有证据进行系统性评价和整合，并用来帮助自己和其他医生改良临床实践方法。查证创证的核心是在查证用证的基础上，创造新的证据的能力，该能力是学术型临床医师的必备能力。主要对应三级医院高年资医生及有志于成为学术型临床医师的低年资医师和学生。

表 3-11　不同阶段临床医师对循证医学能力的对应要求

层级	提出问题	证据检索	证据评价	证据应用	后效评价	证据产生和合成
查证解惑	++	+	+	+	-	-
查证用证	++	++	++	++	++	-
查证创证	++	++	++	++	++	++

注：++.熟练掌握实践能力；+.具备一定实践能力；-.无须掌握。

3. 循证医学教学目的　帮助不同医院工作人员达成相对应层级所需掌握的循证医学实践能力，并建立可持续的终身学习状态。

（三）循证医学教学的主要场景

如表 3-12 所示，循证医学教学场景较多，主要总结为如下情况，适合不同层级的学员参与，以达到不同的学术和临床教学目的。

表 3-12 主要循证医学教学场景

项目	循证病案分享	文献俱乐部	项目进展报告	学术小讲座	学术会议
适用学员	医疗组成员	医疗组/课题组成员	课题组成员	医疗组/课题组成员	任何感兴趣的学员
师资配置	医疗组负责人及组内成员	医疗组/课题组负责人及组内成员	课题组负责人及组内成员	医疗组/课题组负责人及组内成员	外部讲者
学术教学目标	熟悉循证临床实践的原则、方法和基本流程	提升文献检索、阅读能力	帮助项目推进,加强研究方法学习	学习新的研究方法	拓展学术视野
临床教学目标	提高循证临床诊疗能力	拓展临床视野	意义有限	拓展临床视野	拓展临床视野

1. **循证病案分享** 循证病案指用循证医学的方法解决临床问题的典型案例。循证病案是循证临床实践的重要学习方法。教师可以通过鼓励医疗组内学员分享其参与循证诊治的真实病案,以达到提高学员循证临床实践能力的教学目的。

(1)学员组织:医疗组临床医师,优先有循证临床实践背景和基础的学员。

(2)师资配备:具有循证临床实践能力和经验的医疗负责人(如医疗组长)作为主持人,医疗组成员轮流分享。

(3)教学内容:包括提出具体临床问题,归纳为可回答的循证临床问题,证据检索和评价,结合患者的实际情况解读和应用证据,并转化为临床决策,对患者的诊疗结局进行追踪实现治疗的后效评价。这些标准化的循证病案有助于提高学员的循证临床实践素质。具体流程:①学员对临床病例的基本情况进行汇报,并提出具体的临床问题。②学员介绍病例处理中的证据检索、梳理和评价过程,并指出证据应用中所考虑到的主要因素和依据。③医疗组其他成员提问交流。④带教老师解答汇报学员的问题,并对病例内容、循证临床实践技巧、演讲技巧、决策的合理性和交流环节等进行点评。

（4）注意事项：①循证病例尽可能选自本医疗组的真实案例，其决策过程尽可能还原真实临床实践中的思维过程。②循证病例汇报中，教师应注意培养学生的沟通交流能力及团队合作精神，同时对演讲能力、交流能力等进行点评。

2. 文献俱乐部　文献俱乐部是提供给学员阅读、交流、讨论、学习优秀学术专家经验的一个平台，能有效激发临床医（学）生的文献阅读兴趣，加强师生之间的沟通交流，提升临床实践水平、锻炼学员文献检索、文献分析、组织文字、锤炼语言等能力，也让学员了解文献研究、交流与讨论在医学实践中的重要地位。

（1）学员组织：医疗组/课题组成员。

（2）师资配置：医疗组/课题组负责人主持，组内学员轮流分享。

（3）教学组织：带教老师提前通过邮件、微信群等方式通知学员文献俱乐部活动时间，可以采取每月一次的形式，让所有学员轮流进行文献汇报，并根据实际情况对分享文献的质量、发表时间、方向等提出不同要求。分享学员提前准备文献，分析、总结之后并制作成PPT进行分享汇报，至少在报告前2天将文献以群邮件形式发送给带教老师和其他学员。其他学员应该提前阅读并了解分享文献的内容。

（4）教学内容：①分享学员通过幻灯片对文献内容进行汇报，汇报内容应包括概述研究背景、结果、结论、优势、劣势、借鉴意义和启发等。②医疗组/课题组其他成员提问交流。教师对文献、演讲技巧、决策的合理性和交流环节等进行点评。

（5）注意事项：①选取文献不能"以刊评文"，要强调文献的实际价值和借鉴意义。要带着批判性的思维去阅读文献，并非所有文献都是有价值、数据可靠、结论科学的。对文献的鉴赏能力也是学术水平的标志。②其他学员应该提前阅读并了解分享文献的内容，才能在分享会中自主思考，提出有水平的问题，获得新的认知和新的学术观点。③带教老师进行点评时应该以鼓励和启迪为主，在文献汇报结束后，可以评选出最佳报告人，并给予小奖励，以此激发学员学习的热情，让学员喜欢阅读文献、主动阅读文献。

3. 项目进展报告　研究项目是循证医学研究的最佳形式之一。科研课题组成员在进行研究过程中，通过定期对研究进展的梳理、总结和反思，并以汇报的形式表达出来，一方面有助于项目本身的推进，另一方面也对该项目成员本人及其他成员具有一定的教育作用。因此，与文献俱乐部配合，定期开展项目进展报告会，不仅对推动项目进展、强化项目管理与监督有着至关重要的作用，对培养课题组成员研究能力和学术能力也有极大的帮助。

（1）学员组织：课题组成员。

（2）师资配备：课题组负责人主持，组内学员轮流分享。

（3）教学组织：课题负责人根据项目实施期限，定期开展项目进展报告会；或在项目获得里程碑成果时，开展项目进展报告会。

（4）教学内容：①学员对项目目标完成情况概述。②学员介绍项目具体完成情况和主要研究发现。③学员介绍项目目前存在的主要问题和困难，以及尝试解决的方法。④课题组其他成员提问交流。⑤教师解答问题，并对研究内容、演讲技巧、学术交流环节等进行点评。

（5）注意事项：①并非所有研究项目各个时期的进展均适合以项目进展报告的形式呈现，大多数项目相关问题通常可采用一对一沟通的形式解决。具有共性的项目问题，由于讨论本身不仅对报告学员本人具有教学意义，而且对于其他课题组成员也具有教学意义，因而适合以项目进展报告的形式汇报。②在项目进展报告中，课题组成员的汇报、提问及交流技巧等也是重要的教学内容。教师应特别注意观察，并进行适当总结。③项目进展报告中，应注意培养学员的沟通交流能力及团队合作精神。

4. 学术小讲座　一些复杂的研究方法通常需要借助学术小讲座的形式对学员进行培训。学术小讲座是由主讲人不定期地向学员传授某方面的知识、技巧，或改善某种能力、心态的一种小范围、半公开的学习形式。主讲人员可以是带教老师，但更多是课题组成员或其他学员。讲授主题往往是与课题组研究相关的研究方法或经验，或学员存在的共性问题的新政策、新知识和新技术。学术小讲座有助于学员系统性的知识学习和思路拓展。学员作为小讲座主讲者还有助于锻炼其演讲能力。

（1）学员组织：医疗组/课题组成员。

（2）师资配备：医疗组/课题组负责人主持，外部讲者或组内学员轮流分享。

（3）教学组织：发起人准备学术小讲座的主题，安排讲课人员及收集讲课PPT，制作会议议程。必要时可提前通过医院公告、海报、微信群等方式通知学员学术小讲座时间和主题。注意提前向医院申请会议室，会议室应配备桌椅、电源、电脑、投影仪、无线网络等基础设施。

（4）教学内容：①主持人（通常为教师）介绍讲座目的和内容，必要时可介绍主讲人员。②主讲人进行学术演讲。要求主讲人员应熟知授课内容，加强与学员的互动。③演讲完成后，应留一段时间用于答疑，并积极鼓励听众提问和进行开放式讨论。

（5）注意事项：①学术小讲座的形式与临床小讲课的形式类似，但内容存在较大差异。前者更倾向于学术方面的内容，而后者更倾向于临床知识。②学术小讲座的选题可以由教师制定或由讲课人员自拟，通常需要围绕课题组成员关心的话题。③为保证小讲座质量，如讲课人员为学员，教师应在小讲座前根据情况检查讲课人员的准备情况。

5. 学术会议 学术会议是医学前沿领域知识传播的重要载体。邀请国内外的顶级专家做专题报告，探讨相关领域的前沿技术和发展趋势，相互学习交流，共同推进此领域的发展。同时，学术会议也是医院工作人员及学生的重要学习途径，以及与国内外顶级专家交流的机会。应在保证临床工作的前提下鼓励医务人员积极参与各类有价值的学术会议。

（1）学员组织：相关领域的所有人员。

（2）师资配置：相关领域国内外的知名专家。

（3）教学组织：如带教老师作为主办方，则根据学员需求拟定主题，并据此邀请专家进行演讲和交流。医院教学中的学术会议虽然也可以是大型会议，但大多数以小型会议为主。医疗组/课题组应注意充分利用外部学术资源帮助各层级学员提升学术能力。同时对学员加大宣传教育，帮助其甄选对其有帮助的学术会议，并鼓励积极参加。小型会议可向医院申请会议室，大型会议则需提前向外租借会议场地。

（4）教学内容：不同的学术会议教学的内容也不同，通常有助于学员掌握临床和学术的最新动态，拓宽视野。

（四）循证医学教学资源

循证医学教学的一些教学形式，往往需要一定的文化和学术的传承。一些临床研究资源相对薄弱的医疗机构在初期引入循证医学教学的过程中可能遇到较多阻碍，甚至可能由于缺乏指导而误入歧途。这时，医院可以借助一些外部资源帮助其循证医学教学资源的组织。这些资源主要包括专家资源、平台机构资源及网络资源。

1. 专家资源 顾名思义，专家资源即可以借助一些在循证医学各个环节中具有建树和教学经验的专家。医院以讲座或项目指导的形式，邀约外部专家来院讲授。在引入外部专家资源的过程中，应注意学术、文化的双引入——即在学习学术知识的同时，有意在院内创造积极严谨的学术氛围。

2. 平台机构资源 借助某些公共平台提升自身学术能力。鼓励员工及学员积极参与学术平台的活动或研究项目。通过活动或项目，积极推进学术文化交流。与此同时，积极参与院外的学术会议，引入"访学"制度鼓励员工或学员参与其他研究机构的学术项目，进而带动本院的学术氛围建设，这也是循证医学教学起始阶段的选择之一。

3. 网络资源 网络学习资源是重要的循证医学素材来源。网络资源包括慕课、网络会议、培训班等多种形式，也可以作为基础相对薄弱的医院从事医院教学时的参考教学资源之一。

十、计算机辅助技术实践教学

（一）定义

随着近年来社会的进步及科技的蓬勃发展，大众对于医学高等教育的需求也变得越来越高。在医学实践教学的过程中，虽然已有多种成熟的教学理论、教学模式与教学方法，但是过去传统的课堂教学模式仍然变得越来越不能满足目前高等医学教育实践教学过程中的需求。这也使得越来越多的医学教育者，在教学过程中不断探索并研发更适合学员学习的新理论、新技术和新方法。随着计算机技术快速发展，并逐步走向成熟。手机、电脑等电子多媒体产品已成为我们生活中不可或缺的一部分。美国是进行计算机辅助教学研究和应用最早的国家，在 20 世纪 50 年代就已经探索实施。计算机辅助教学（computer aided instruction，CAI）是指在计算机的辅助下所开展的各类教学活动的总称，具体是指利用计算机技术与学员讨论教学内容、安排教学进程、进行教学训练的方法与技术。计算机辅助教学能够让学员综合应用多媒体文件、超文本文件，充分利用人工智能、网络通信和知识库等计算机新技术，从而达到缩短学习时间、提高教学质量、提高教学效率，最终实现教学目标最优化。

（二）优势

将计算机辅助技术应用于医学实践教学具有以下优势。

1. 提高学员的学习兴趣　学员是教学活动的主体，所有教学活动都应满足学员的学习需求。传统的医学教学模式是老师写板书，学生记笔记，考试前背笔记，这样的教学模式效率相对较低。然而，现在的医学生，处在信息爆炸的时代，如果继续采用传统的授课模式是行不通的。如果利用计算机辅助技术，通过声音、图片、动画、视频等方式，能够使教学内容变得更加丰满生动，更能充分激发学员的学习兴趣。让课堂变得老师爱教，学生爱听。从而使课堂氛围更活跃，教学效率也更佳。如在学员临床见习、实习时，可以播放一些关于疾病诊断治疗的视频，如手术及操作过程等，这样比单纯的老师讲授更能吸引学员的注意力。在进行教学时，可以利用手机 APP 或其他教学相关软件，跟学员进行现场投票、测试等多元化互动，提高课堂吸引力。目前常用的雨课堂等各类教学 APP，教师可以在课前将电子课件推送给学员，学员在课前即可进行预习，同时师生间也可以通过软件进行互动；课中可以实时答题、投票，这样就增加了很多趣味性的教学互动环节，提高了学员的学习热情。又如目前热门的中国大学MOOC（大规模开放网络课程，又称慕课）网站，是国内目前优秀的中文MOOC 平台，在这个平台，各高校名师可以免费提供视频在线授课，视频内容包含动画、影像等，这样可以提高学员的学习兴趣。

2. 使抽象问题直观、形象化　在医学教学过程中，常常有一些概念是比较抽象的，特别是一些相对少见但又相对重要的临床症状及体征，并不是在临床实践教学中随时能遇到的，如果仅依靠教师单纯的语言讲解，学员往往感到知识抽象、晦涩、难以理解，最后仍不能取得满意的教学效果。如在讲解下丘脑 - 垂体 - 卵巢轴的概念时，很多学员觉得此概念非常抽象、难解，如果教师能够利用计算机多媒体对这个知识点进行动画演绎，利用动画演示不同周期间是如何相互作用，并相互调节的，同时教师再对知识点进行梳理与讲解，这样就可以使一个非常抽象的概念变得具体化，从而得到更为满意的教学效果。

3. 利用 PPT 或其他教学媒介提高教学效率　利用计算机辅助实践技术，可以将授课内容从传统的文字教学形式，转变为有视频、音频、超级链接等多重内容的复合式教学形式。学员在单位时间内能够接受的信息更多，从而学习效率更高。另一方面可以在课前事先准备好课件，利用PPT、雨课堂、问卷星等多种教学媒介，提高授课效率。课后可以将课件分享给学员，这样也更有利于学员在课堂中认真听讲，而不必花费更多精力记笔记。同时由于课件可反复利用，从而节省了教师反复书写板书的时间，减少了工作量。

4. 增加课堂互动、提高学员满意度　传统的讲授式的授课模式，教师与学员间的互动相对较少，学员缺少反馈环节，在教学活动中往往处在被动接受知识的层面，满意度不高。利用计算机技术可以实现学员投票、课堂实时作答等简单互动，吸引学员的注意力及学习兴趣，学员对教学的满意度也会更高。

（三）劣势

任何教学辅助手段都具有双重性，尽管计算机辅助技术有很多优点，但也存在相应的缺点。

1. 教师可能忽视教学内容的建设　计算机技术的广泛应用，打开了教学方式方法的新局面。一些年轻教师可能盲目推崇计算机辅助教学，而忽视了对授课内容的深刻领会和理解。课件内容可能教案化，只是把文字教案式地呈现在幻灯片上，授课时照本宣科。或者在课程中引用大量音频、视频、图片等文件，最终可能使课程设计重点不突出，而课件的制作过分追求华丽的视觉效果，也分散了学员的注意力，使得学习效率低下。

2. 教师可能忽视教学基本功的训练　传统的教学模式，教师需要培养扎实的教学基本功，上课时的语速、语调、肢体动作、教学结构等往往需要经过精心的设计与训练。而年轻教师可能由于计算机技术的应用，进而忽视教学基本功的培养。而这些教学素质的培养则是任何形式的计算机辅助教学技术所不能替代的。应该将教师、计算机辅助技术和学员有机地整合在一起。合理利用多种教学手段，既充分发挥计算机辅助技术的优势，又不完全依赖于它，这样才能有助于提高教学质量。

3. 教师可能忽视了实践技能的培训　由于计算机技术的应用，过去须由带教老师演示的一些操作、一些特殊体征，现在可以由视频、动画等多媒体替代，而一些教师可能过多地依赖多媒体演示视频、模拟动画，从而忽视了实际操作的讲解演示。

（四）教学实施的一些思考

1. 需要在医学院校为教师授课配备相应的多媒体及教学软件　目前，大部分医学院校已经配备了先进的教学设备，但是仍有一些地区设备不足、陈旧落后，特别是在医学实践课上，更可能缺乏相应的多媒体计算机和教学软件。因此，如果需要大规模开展计算机辅助实践教学，应首先配备好硬件物资，创造良好的教学环境。

2. 临床教师资格的认定及培训　开展计算机辅助实践教学的师资应先接受专门的课前培训。如课件排版应采用形式朴素简单、内容丰富的设计，这样既能吸引学员，又不至于眼花缭乱、重点不突出。同时，目前已有许多新型智能教学软件、APP 的应用，而这些新技术的顺利开展，都需要事先对授课师资进行充分的培训。

3. 确定授课形式和课程安排 计算机辅助技术仅仅是手段，而课程设计的灵魂仍是教学大纲、教学核心内容。课程设计应以学生为中心，利用计算机实现多媒体教学与传统的课堂教学方法有机结合。同时教师需要认真备课、认真授课，注重教师自身教学素质的不断提高。让计算机辅助技术为教学活动锦上添花。

4. 建立反馈机制，积极开展教学效果评价 建议在课程后，设置反馈机制，及时获得学员对课程的评价，进而对课程设计进行不断调整及改进。

（五）基本要求

1. 临床教学单位承担本科生临床实习教学、研究生临床实践教学、住院医师规范化培训教学及进修医师的临床实践教学过程中，有条件的临床科室均可采用计算机辅助实践教学。

2. 参与计算机辅助实践教学的主讲人员，应熟练掌握所讲知识及内容，内容为教学的灵魂。同时讲者能熟练应用各类教学软件、APP 及多媒体、网络等辅助教学。一般来说应由中级职称及以上的临床教师承担。

3. 一般来说小讲课、病案讨论、教学查房等教学内容中，均可设计计算机辅助实践教学的内容。应用计算机辅助教学的课程，应有别于照本宣科的大课，教师应设计更多的互动内容。

4. 为了提高教学效果，计算机辅助技术教学最好能实现小班化教学，每次教学人数最好不超过 10 人，教学时长可根据授课内容灵活调节。

5. 授课前，需准备好教具，教师需安排好能够应用计算机辅助教学的授课地点，如具备投影仪、互联网的地方。另外，必要时需通知学员在课前准备好相应的辅助仪器，如笔记本电脑、手机等。

（六）基本流程

1. 教师备课 该部分最为重要，也是计算机辅助技术实践教学的核心内容。首先，医院各科室应针对不同类型的受众设计不同的实践教学大纲，如本科实习生同研究生、住培学员、进修学员所需要掌握的实践内容应不同，不同人群的实践教学也需要分批进行。熟悉该部分实践内容的教师，在备课时就可以根据自己的授课内容，在教学过程中穿插计算机多媒体的应用。如无标准答案想要引导学员进行讨论时，可以课堂投票互动，引导学员发言，表述观点。在讲解完一些重要知识点后，为了了解学员的掌握情况，或在课前了解学员的基础知识情况，可以用计算机辅助技术进行网络小测验。还可以在课件中，穿插大量的漫画、动画、模式图等，加深学员的理解及记忆。而是否需要纳入计算机辅助教学、在哪里纳入，以及如何纳入，均需授课老师在课前精心设计，并反复演练。

2. 学员准备　为了达到更好的教学效果，课前可提前将学习资料通过互联网发送给学员。课前应提前告知学员计算机辅助教学的授课形式，有些互动需要学员自行准备手机、电脑等。

3. 流程设计举例

（1）教师在此次课程前先设计好互动课件，并将预习的教学资料或MOOC视频发放给小组长或班长。学员可以在课前进行思考，同时开放良好的师生沟通渠道，学员课前即可向临床教师提问。

（2）准备好能够联网的多媒体教室。确保教学环境安静、整洁、安全。

（3）课程开始后，学员可至病房询问患者主诉、病史并查体，同时由教师组织讨论，小组长汇总整理学员讨论的结果。

（4）返回教室后，可开启网络投票或小测验，了解学员课前预习及病房问诊情况，比如学员可通过网络投票选出自己认为的诊断，同时由不同学员阐述自己做出该诊断的理由。

（5）教师对学员的讨论进行总结，同时利用计算机课件对授课内容进行分析汇总，在授课内容中，可以穿插视频、音频、动画等。

（6）课后，可发动学员对教学内容进行反馈评价，同时做好每堂课的记录，不断调整完善教学内容设计。

思考与练习

1. 以下不属于病房床旁教学形式特点的是

　　A. 实践性

　　B. 互动性

　　C. 大流量

　　D. 传承性

　　答案：C

2. 以下不属于计算机辅助技术实践教学优势的是

　　A. 提高学员学习兴趣

　　B. 使抽象问题直观、形象化

　　C. 利用 PPT 或其他教学媒介提高教学效率

　　D. 增加课堂互动、提高学员满意度

　　E. 减轻了教师的工作负担

　　答案：E

3. 门诊教学的特点？

　　答：门诊教学的特点包括实践性、个体化、大流量。

4. 学术型临床医师需要具备的循证医学能力有哪些？

　　答：查证创证的能力：提出问题、证据检索、证据评价、证据应用、后效评价、证据产生和合成。

5. 基层医院巡诊教学的意义有哪些?

答：基层医院巡诊教学可以大力推动我国三级分级诊疗的国家级战略，并给基层医院带来针对疾病的最新的、规范的诊疗理念和诊疗技术，从而规范基层医院诊疗流程，提高基层医院医生的临床诊治水平。

第三节 模拟教学

一、医学模拟教学概述

随着医学科学飞速发展，医学新发现和新进展层出不穷，诊疗新技术不断涌现，医学教学内容高速扩增，若继续依靠传统教学方式面授口传，则难以培养出适应现代医学和社会要求的合格医师，医学教育不可避免地面临着转变和发展的挑战。借助科学技术，特别是计算机技术、信息技术和人工智能技术的飞速发展，医学模拟教学应运而生，近年来方兴未艾，迅速获得了广泛认同和发展。

（一）医学模拟教学的定义

模拟教学在各个领域均不鲜见。如民航飞行员在驾驶真正的飞机前，都有机会在模拟器内试飞，学习起飞、着陆的基本技术动作，处理不同气象条件下的突发事件。而医学模拟教学的历史则更加悠久。2012年成都西汉墓群出土了一件14cm高的漆人，漆人身体表面用错综复杂的细线和圆点标识出人体经脉和腧穴，并带有"心""肺""肾""盆"等铭文，标识相应身体部位。这件西汉早期的经穴漆人很可能就是两千多年前的模拟教具，让我们有机会想象当时的模拟教学场景。随着社会发展和技术进步，现代医学模拟技术层出不穷，但模拟教学的本质不变，依然是利用各种模拟技术手段，再现临床工作场景，让学习者置身一个无风险的条件与环境，通过自身实践操作和教师反馈指导，获得知识、技能和态度的提升。类似的理念还衍生出了基于模拟的考核技术。

1. 模拟教学作为一种行之有效的教学策略，有以下优势

（1）符合现代医学教育的发展趋势。第一，现代医学教育重视医学执业胜任力的培养。除了培养医学专业知识和临床技能，更重视临床思维、职业道德、医患沟通与团队协作能力，将学员解决实际临床问题的能力作为重要培养目标。第二，现代医学教育强调学员主动学习和实践，弱化学员对知识的死记硬背，鼓励他们早期接触临床，早期理论联系实践。而模拟教学正是让学员在实践中学习、从反复训练中成长，作为学员从理论学习到临床实习的桥梁，完美契合医学教育的发展方向。

（2）有效规避了利用真实患者训练的伦理和法律风险。理论上真实患者是最好的学习对象，但是让初学者直接在患者身上练习，特别是训练侵入性或风险较大的操作，既不符合伦理道德要求，又存在医疗纠纷风险。而且越来越多的患者主观上也不愿意配合床旁教学，学员床旁训练的机会不断减少。开展模拟教学，则能在一定程度上保持临床的真实性，提供安全可控的训练环境，放手让学员反复练习。

（3）提供课程化、标准化的反复实践操作机会，允许学员在模拟场景中犯错误，并从错误中学习提高，提高学员对教育的信心和满意度。根据布鲁姆掌握学习理论，若要让学员达到掌握学习目标的程度，需要提供充足的学习时间。学员在模拟条件下，相较真实临床环境，显然有更多的机会反复训练和实践，从而快速成长，获取经验。当学员带着一定的操作经验进入临床实习时，自然也能做到心中有数，遇事不慌。

（4）模拟医疗服务流程和团队协作流程，保障患者安全。模拟不仅作为教学工具得到广泛应用，更作为医疗流程的重要修正工具备受关注。通过模拟完整的医疗服务流程，医院运行管理方可以从中直观地发现问题，并验证解决问题的方案，改进医疗流程，保障患者安全。另外，通过模拟多学科团队参与的临床抢救过程，医疗负责人也可以发现医医沟通、医护沟通和医患沟通中的盲点，从而有针对性地研发培训项目和课程，提高团队协作效率，提高医疗质量。

2. 模拟教学的局限也是显而易见的

（1）模拟教学不是唯一的教学手段，不能替代临床实习。一方面，学员在进入实践操作之前，必须具备一定的基础知识，而对于记忆和理解层面的教学，讲授、自学和讨论仍是相对更高效的教学手段。另一方面，无论学员在模拟环境下表现有多么优异，他们仍然需要在真实临床场景下接受考验，才能最终成长为一名合格的医务工作者。

（2）部分院校模拟教学资源有限，无法保障模拟课程的教学质量。近年来，我国许多医学院校和住院医师规范化培训基地都筹建了临床技能中心或医学模拟中心，但这样的培训中心仍然数量有限，且各中心软硬件资源配置情况国内尚无统一标准，每个中心的运营和管理水平也参差不齐，总体上国内模拟教学资源分布不均，很难保障每家中心都有条件开展模拟教学。

（3）模拟教学师资人数、能力和时间不足。除了教学资源受限，师资是制约模拟教学在国内广泛开展的最重要因素。模拟教学通常小班化授课，对于师资数量要求较高，教师人数不足是第一难点。其次，模拟教学的教师反馈具有个体化和精准化特征，需要教师针对每个学员的表现进行个性化指导，对教师个人能力要求较高，需要接受教学相关培训，并投入充分的时间才能获得较好的教学效果。

（4）学员对于模拟教学的接受度和认可度不一。在模拟教学中，学员成为学习的中心，相较被动听课，主动地融入模拟训练才能获取知识和技能。对于习惯了"填鸭式教育"的学员，模拟教学"费事费力"，需要他们调动主观能动性，从"要我学"转变为"我要学"，无形中加大了学习难度。同时，模拟教学的仿真度有限，不可能处处呈现如同 3D 电影般地逼真的场景，一定程度上需要学员主动融入，才能充分沉浸，获得最佳教学体验。因此，学员对于模拟教学也需要一个适应和接受的转变过程。

（二）医学模拟教学目标的分类

目前基于胜任力的医学教育及人才培养已逐渐成为全球趋势。因此，医学模拟教学最根本的教学原则是从医疗系统和机构的需求出发，针对医生的核心胜任力制订相应的课程、教学方法和评价体系，最终达到培养合格医生的目标。医生的核心胜任力是医学模拟教学的最高教学目标。然而核心胜任力定义复杂、内涵丰富，通常涉及职业素养、医学知识技能、患者照护、沟通合作、教学能力、终身学习能力等多个维度，关于临床医师核心胜任力的详细解读我国尚无统一标准，因此医学模拟教学目标和体系也尚在摸索和完善中。参考国外经验，医学模拟教学目标至少可以分为以下两类。

（1）单纯操作性技能的培养：此类课程一般以单项或复合的操作性技能为主要教学目标，例如临床医学本科阶段需要掌握的胸腔穿刺、腹腔穿刺、缝合打结等技术；专业培训阶段需要掌握的气管插管、腹腔镜、消化内镜等技术。实现这类教学目标一般搭配局部模型、全身模型或生理驱动的模拟系统等技术，这些技术和带教方法，教师都比较熟悉，通常从定义、适应证和禁忌证、操作前准备、操作步骤、并发症处置等方面逐一训练，并从操作流程的正确度、规范性和熟练度等方面评价。

（2）非操作性技能的培养：这一类课程的教学目标往往是传统医学教学的短板所在，非操作性技能聚焦的是除了医疗操作技术之外的，医师在临床工作中必须用到的所有综合能力和临床经验。例如一个出色的外科医生，除了要熟练掌握手术台上的各项操作技术，首先还需具备严谨的临床思维能力，能够正确判断和决策某一个患者应不应该做手术？适合做什么样的手术？其次，还需要具备良好的医患沟通能力和同理心，既要清楚地向患者说明手术的必要性和风险等，又要充分理解和照顾患者的心理和情感，从而取得患者的配合和同意；然后在病房或手术室内，还需要和谐的医医和医护团队配合，发挥主刀的领导力，协调团队的每一个成员，才能完美地完成一台手术。因此，培养非操作性技能一般以临床思维、临床决策力、沟通能力、团队合作、领导力、同理心、压力管理等医师必备执业能力为教学目标，综合运用标准化病人、生理驱动的模拟系统等技术，采用教学法进行教学和考核。

（三）医学模拟教学的基本原则

1. 医学模拟教学是以结果和产出为导向的教学模式，在进行教学设计时需要首先明确教学目标，预期教学结果，再根据目标和结果设计教学过程。

2. 模拟教学目标与教学对象相匹配，教学难度应分层分级，因人而异，因地制宜。

3. 复盘和反馈是模拟教学的关键。反馈过程应注意引导学员主动反思，以学员感悟为中心，避免讲授式和批评式反馈。同时应注意反馈的统一性和个体化，既要保证每个教学点都反馈到位，又要根据学员个人学习需求和掌握程度来进行差异化反馈。

4. 教学过程中应为学员提供刻意练习（deliberate practice）的机会。刻意练习不仅是指重复大量练习，更指学员的练习过程以一系列由易到难的小目标为引导，在教师的即时评估和反馈下，学员集中精神重复练习，一旦达标即刻进入下一个学习目标，并最终完成所有小目标，掌握某项技能。所以，模拟教学过程不仅需要学员反复练，更要有的放矢地练、在教师指导下练。

5. 模拟教学应在可控环境下进行，选取恰当的模拟技术手段作为工具。其中叮控环境是指模拟教学中使用的仿真场景，是由教师精心设计、为了最大化突出教学目标、实现教学效果的"舞台化"场景。以话剧舞台的布景为例，舞台设计虽然源于生活，但并不追求与真实生活完全一致，只要能够达到演出效果，让演员和观众入戏即可。因此，在模拟教学中，并不需要为了追求逼真度，而购置特别昂贵的模拟器材或一味追求高科技的模拟技术手段，只要能够在教学核心点上实现模拟和仿真即可。

6. 模拟教学应与其他教学形式搭配，建立理论知识教学→模拟训练→临床实习的一贯式教学体系，实现模拟教学与传统教学的整合。

二、操作性技能教学的备课和教案示例

临床操作技能的项目很多，几乎涉及所有临床科室的医疗工作。在疾病的诊断和治疗过程中，医师需要从众多的技能方法中采用一种或多种方法，以获得正确的诊断和有效的治疗。掌握操作性技能是临床医师教学／培训的基础和核心内容，同时也是各级临床医师必须具备的基本功。

医院教学中学员层次多元化，不同层次的学员所需掌握的操作性技能也不尽相同。例如，针对实习生或低年级住院医师，教学的操作性技能以临床基本操作技能为主，包括动静脉穿刺术、胸腔穿刺术、腹腔穿刺术、腰椎穿刺术等。而针对高年级住院医师、专科医师及进修医师，则应根据学员具体专业，教授相应专科操作性技能，例如针对泌尿外科专业的膀胱穿刺造口术、针对骨科专业的骨科急救的处理技术等。针对操作性技能教学内容的不同，其相应的备课、教案、场地准备及具体评估方法又存在区别，在医院教学的实施过程中，需要根据具体情况提前进行课程准备和设计，方能达到理想的教学效果。

（一）操作性技能教学的备课

首先，带教老师应提前根据具体带教的临床操作技能及学员层次，进行针对性地备课。其次，确定学员分组模式，操作性技能课程应以小组制教学为宜，每组 4～8 位学员较为合适。

然后，可根据拟带教操作，结合临床真实案例，预先拟定情景，包括拟定患者病情，并准备相关影像学资料等，以增强学员临床代入感（特殊情况下也可以在征求真实患者同意后，选择患者进行带教）；在带教操作过程中，预设突发剧情（如并发症等），以加强学员及时判别和处理相应情况的能力，深刻掌握相关知识；背景资料及突发剧情拟定后提前制作台本卡片（或通过带教老师现场口述形式）于相应时间点分发（口述）给学员，有条件的单位可提前于虚拟仿真软件中准备相应资料，以更为真实地增加学员的代入感。

（二）操作性技能教学教案准备及场景布置

操作性技能课程可按以下主要内容准备教案：①教学目的和要求；②主要教学内容；③重点和难点；④启发性问题。

操作性技能课程的场地选择需根据具体教学内容来决定。临床基本操作技能教学（通常主要针对实习生、住院医师）场地可选择临床技能教室或病房示教室。且需提前准备操作训练模型道具（根据学员人数准备相应数量模型：模型数量 = 学员人数 /2），提前准备操作所需医疗器械等，并布置好器械台。而临床专科操作性技能教学（通常主要针对专科培训医师或进修医师）场地可能多选择医院病房、诊断室或手术室内。在带教前必须征求患者同意，同时提前于无菌室准备好操作教学相关器械。

（三）操作性技能教学的评估

操作性技能直接评估（direct observation of procedural skills，DOPS）最早由英国皇家内科医师协会设计而成，是由带教老师直接观察并以客观量表评估学员临床操作技能的方法，适用于医院教学中针对各层次学员（实习生、住院医师、专科医师及进修医师）临床实际操作能力的学习成效的评估。

DOPS 主要依靠带教老师全程仔细观察学员的临床操作技能，按不同的条目要求对学员进行量化评分，并及时给予学员矫正性、非批判性的回馈，同时向学员提出建设性的指导意见，督促学员不断进步。

评分时对每一项进行打分，一般采用 4 等级、6 分制评分。其中 1～2 分为未达到预期，即操作者目前操作有危及患者的潜在风险，日后有纠纷的可能；3 分为接近预期，即过程虽不完美，但整体不影响患者的结果，不违背基本原则，患者无不必要的风险；4 分为达到预期，操作达到了安全、独立作业的水平；5～6 分为超出预期，操作达到非常熟练的程度，并能帮助指导其他低年资医师（表 3-13）。

表 3-13　临床技能操作评估表

学员姓名：	学员身份：□实习生　□住院医师　□专科医师　□进修医师
教师姓名：	教师身份：□高年级专科医师　□住院总医师　□主治医师 □副教授及以上

评估操作技能：

学员既往执行该操作次数　□ 0　□ 1 ~ 3　□ ≥ 4　　技能难度：□低　□中　□高

1. 临床技能的适应证、相关解剖及操作步骤熟练度	1 分	2 分	3 分	4 分	5 分	6 分
	未达预期		接近预期	达到预期	超出预期	
2. 详细告知患者并取得同意书	1 分	2 分	3 分	4 分	5 分	6 分
	未达预期		接近预期	达到预期	超出预期	
3. 执行临床操作技能前的准备工作	1 分	2 分	3 分	4 分	5 分	6 分
	未达预期		接近预期	达到预期	超出预期	
4. 进行适当的止痛或安抚镇静	1 分	2 分	3 分	4 分	5 分	6 分
	未达预期		接近预期	达到预期	超出预期	
5. 临床技能的实际操作能力	1 分	2 分	3 分	4 分	5 分	6 分
	未达预期		接近预期	达到预期	超出预期	
6. 无菌技术	1 分	2 分	3 分	4 分	5 分	6 分
	未达预期		接近预期	达到预期	超出预期	
7. 能够视需要寻求协助	1 分	2 分	3 分	4 分	5 分	6 分
	未达预期		接近预期	达到预期	超出预期	
8. 执行临床操作技能后的相关处置	1 分	2 分	3 分	4 分	5 分	6 分
	未达预期		接近预期	达到预期	超出预期	
9. 与患者沟通的技巧	1 分	2 分	3 分	4 分	5 分	6 分
	未达预期		接近预期	达到预期	超出预期	
10. 是否顾忌患者感受并具有职业素养	1 分	2 分	3 分	4 分	5 分	6 分
	未达预期		接近预期	达到预期	超出预期	
11. 执行临床操作技能的整体表现	1 分	2 分	3 分	4 分	5 分	6 分
	未达预期		接近预期	达到预期	超出预期	

教师回馈意见：

（四）示范教案

以胸腔穿刺教案为例。

1. 胸腔穿刺操作备课及教案准备

（1）备课

1）确定学员分组，初定本组学员共 6 人，提前拟定小组长负责联络、协助教学等工作。

2）拟定临床背景资料：患者肖某，男性，60 岁，因"咳嗽咳痰 10 天，加重伴呼吸困难 2 天"入院。心率 80 次 /min，血压 130/80mmHg，呼吸 25 次 /min，体温 36.5 ~ 38.0℃。查体示双肺呼吸音散在湿啰音，右侧为甚，双肺叩诊右肺下界较对侧上移。对应准备右侧胸腔积液合并双肺感染的典型胸部 X 线或 CT 资料。本次设定突发病情为当胸腔穿刺针拟突破胸膜时，患者突然出现头晕、气促、面色苍白、心率下降（胸膜反应）等表现，组织学员讨论原因及急救处理措施。

（2）简要教案

1）教学目的和要求：掌握胸腔穿刺的适应证与禁忌证，以及操作技术。

2）主要教学内容：①胸穿适应证包括明确胸膜腔积液诊断；从胸腔内放液、放气以缓解由于胸腔积液或气胸所致的压迫症状，同时送检胸腔积液，明确诊断；已确诊为化脓性胸腔积液（脓胸）的患者需定期进行抽脓、冲洗及向胸腔注射药物进行治疗。②禁忌证包括出血性疾病、病情危重、患者不能耐受局部麻醉操作及局部皮肤软组织缺失或感染等。③胸腔穿刺主要操作步骤和方法。

3）重点和难点：胸腔穿刺的临床适应证，穿刺点的选择问题，胸腔穿刺的步骤及方法，出现胸膜刺激征等常见并发症的快速辨认和急救处理。

4）启发性问题：胸腔穿刺过程中患者突然出现头晕、气促、面色苍白、心率下降的原因及处理是什么？胸腔穿刺抽液过程中抽到大量气体的原因和处理是什么？

2. 胸腔穿刺场景布置　本次带教地点选择临床技能教室，提前摆放胸腔穿刺训练模型（3 套），并布置器械准备台：胸腔穿刺包、无菌手套、消毒盘、消毒棉签、消毒液、局部麻醉药、注射器、纱布、胶布、标记笔等（可适当多布置器械道具，以更加真实模拟换药室情况，可起到让学员主动选择必需道具的作用）。

3. 胸腔穿刺带教现场

（1）开场白：带教老师自我介绍；介绍本次教学主要内容、目的等；交代本次课程的主要流程、纪律等。

（2）病史简要汇报：可分发患者简要情况介绍卡片或使用虚拟仿真软件向学员展示临床背景资料；带教老师组织学员简单讨论，加深对胸腔穿刺适应证和目的的理解。

（3）带教老师操作示范

1）器械准备：回到准备间（器械台），准备胸腔穿刺所需器械耗材等：换药盘 1 个，胸腔穿刺包 1 个，无菌手套 2 双，消毒棉签 1 包，消毒液（艾尔碘）1 瓶，局部麻醉药（利多卡因）1 支，注射器 2 个（5ml 及 50ml 各 1 个），无菌纱布 1 包，标记笔 1 支等；佩戴口罩帽子，七步洗手法洗手后（可口述）将器械盘端至患者床旁。

2）床旁沟通：于患者（模拟人）床旁核对患者信息、自我介绍、沟通胸腔穿刺操作并征求患者同意。

3）体位要求及穿刺点定位：嘱患者反向坐于靠背椅上，双手抱胸或平放于椅背上缘，头靠在前臂上；选择穿刺点（此时组织学员回顾胸腔穿刺点选择方法及常用穿刺点：肩胛下线第 7~9 肋间，腋后线第 7~8 肋间，腋中线第 6~7 肋间及腋前线第 5 肋间），本患者主要为右侧胸腔中量积液，因此选择右侧肩胛下线第 7~9 肋间为穿刺点，使用标记笔标记。

4）消毒铺巾：以标记穿刺点为中心向外消毒 15cm 以上，消毒 3 遍，打开胸腔穿刺包，戴无菌手套，打开胸腔穿刺内层包，铺无菌洞巾，助手胶布辅助固定。请助手协助打开注射器放入胸腔穿刺包，并将利多卡因开瓶，检查胸腔穿刺针通畅性及接口气密性后准备穿刺。

5）胸腔穿刺：再次与患者沟通并交代其注意事项后，予以局部麻醉，麻醉起效后，再次检查并用止血钳（或使用三腔管）夹闭引流管，左手固定穿刺点周围皮肤，右手持胸腔穿刺针沿下位肋骨上缘缓慢垂直进针穿刺，当针尖出现突破感时停止进针。此时可触发预设胸膜反应剧情，请学员口述患者突发状况，组织简短的讨论，指导其急救措施。讲述完胸膜反应相关诊治后回到胸腔穿刺操作，此时突破胸膜顺利进入胸腔，连接50ml注射器，放开止血钳开始抽液，助手协助固定胸腔穿刺针，并随时夹闭引流管防止空气进入胸腔。

6）结束消毒包扎：抽液完毕后，纱布按压穿刺点，拔出穿刺针，消毒穿刺点附近皮肤后敷料覆盖，胶布固定。撤除无菌治疗巾等。向患者询问情况，并交代注意休息及保持敷料干燥等。

7）规范处理所有胸腔穿刺用品，标本送检等。

4. 学员分组练习 学员每2人一组，于模型上进行交替操作训练，带教老师负责巡查监督学员练习情况，针对学员训练过程中暴露的问题，及时给予纠正及指导。

5. DOPS评估考核 临床操作技能评估可以选择在本次课程进行，或者另外安排其他时间进行。

6. 提问及答疑 带教老师根据DOPS评估结果给予学员一对一的反馈和指导建议。或向全部学员一同回顾性小结本次课程的主要内容，强调胸腔穿刺的适应证及禁忌证、操作要点及常见并发症的诊断和处理等；回答学员提问后结束课程。

三、情境模拟教学的备课和教案示例

情境模拟教学（scenario-based simulation）源于情境认知理论（situated cognition），该理论认为知识是基于社会情境的一种活动，而不是一个抽象具体的对象；知识是个体与环境交互作用过程中构建的一种交互状态；知识是一种人类协调一系列行为、去适应动态变化发展的环境的能力。因此，让学员在真实或仿真的活动中，通过观察、应用工具、解决问题来获得真正有用的知识和技能被认为是理想的教学方式。同时人类认知存在迁移的特征，即人类在一种情境中获得的知识、技能和态度可以对另一种情境中的知识、技能和态度造成影响，新的学习总是建立在原有学习的基础上。知识迁移使得人类可以运用已有知识来成功解决新问题或在新情境中快速学习，丰富已有知识、获取新的能力。

基于上述理论，医学情境模拟教学的本质就是教师设定模拟情境，利用模拟技术营造逼真的临床场景，构建虚拟的人物、情节和矛盾冲突，制造疑难问题，学员根据情境分别担任不同的角色，进入模拟情境后利用已有知识和技能，做出临床诊断，提出诊疗方案，解决临床问题。

因此，更通俗地讲，情境模拟教学的过程可以类比为一出话剧从编剧、选角、布景、排练、演出，直至演出后总结心得体会的全过程。在这个过程中，情景模拟教案就是剧本。标准化病人和模拟器械就是已知剧本、严格按剧本表演的演员。学员是没有看过剧本、全凭即兴发挥的演员。教师则一专多能，既是编剧，又是导演，还要兼任道具师和布景师；在学员表演中要做专心致志的观众，仔细观察评价学员的表现；在演出后的反馈环节，才回归本色，发挥教师作用，引导学员反思和讨论。

下面就情境模拟教学的几个关键点做更细致的阐述。

（一）教案的编写

教案编写是教学活动成功的关键。情境模拟教案与其称之为教案，不如直接称之为剧本更为贴切。首先教案需要具备文学作品的"5W"要素，即人物（who）、时间（when）、地点（where）、情节（what）和意义（why）。其次，教案具有故事性和戏剧性，整个教案首先要设置合理的场景，让学员快速进入角色，然后紧扣教学目标设置情节变化，制造困难和问题，逐步引导学员解决困难，提升知识和技能。最后，教案必须具有教学意义，所有故事情节都为教学目标服务，并非为了吸引学员眼球而作秀，更不为娱乐学员而设计。

一个完整的情境模拟教案需要具备以下元素：①教学目标与教学对象；②参与人员和角色；③设备和用具；④故事背景和任务卡；⑤剧情；

⑥评价量表或反馈大纲。

1. 教学目标与教学对象　教学目标和教学对象是教案编写时首先要厘清的任务，后续的所有教案元素皆以此为出发点思考和设置。而教学对象必须与教学目标相匹配，教师在设置教学目标时，应清楚教学对象已有的知识和技能水平，必要时可以通过课前调查、摸底测验等途径了解学员的状况。模拟教学是实践性质的教学，本质上教师要通过观察学员的操作表现来引导其思考和提升。若教学目标设置过低，学员操作表现已无可挑剔，则失去了教学的必要性；反之，若教学目标设置过高，远超出学员的能力范畴，则学员在模拟情境中完全不知所措、无可表现，那么教师也不能观察到有效信息，无从着手反馈。

教学目标的设置可以从知识（knowledge）、技能（skill）和态度（attitude）三个维度着手。特别是关于态度的教学，这正是情境模拟教学的优势和价值所在。单纯的知识点教学，可以通过讲授、讨论等形式完成；单纯的操作性技能教学也可以不借助于故事情节而实现，但是态度所体现出来的职业素养和职业道德，则只能在特定的情节和情境之中才能反映和体现。

2. 参与人员和角色　此处类似于演员名单。教案中需要明确以下内容。

（1）已知剧本的演员有哪些，几个人，他们是什么身份。如需要1名教师扮演上级医生，1名教师扮演护士，一名标准化病人扮演胸痛的住院患者。其中标准化病人还需要明确姓名、年龄、性别、职业背景、情绪低、所患疾病、妆发要求、着装要求等细节。

（2）参与本教案训练的学员有几位，分别是什么身份。如共2名学员参与模拟训练，一人以其真实身份（实习医师）参与，另一人作为实习护士参与。

3. 设备和用具　此处应罗列模拟情境中需要用到的所有仪器、设备和耗材，并应详细注明型号、规格等信息。

4. 故事背景和任务卡　故事背景主要起到前情提要的作用，一般需要写到剧情中所涉及患者的基本信息，如姓名、年龄、病例摘要等，为学员进入训练提供基础信息。

任务卡用来明确告诉学员进入训练之后需要达到何种目的或完成何种任务。但是任务不完全等于教学目标，教学目标一般隐藏在任务之中。如任务卡要求学员完成某患者的病史采集，但教学目标却不仅考查学员是否完成问诊，而是着重评估问诊内容的完整性和问诊技巧的掌握程度。另外，任务卡一般还会明确规定完成任务的时限。

5. 剧情 剧情是整个模拟教案的核心，是最需要教师精心设计的部分。同所有故事一样，模拟教案的剧情可以围绕起、承、转、合四部分编写。

（1）剧情必须有清晰明确的起与合。学员什么时间、用什么方式进入或退出模拟训练可以由特定事件触发，这是最自然、与剧情融合度最高的起点和终点设置方法。也可以根据时间节点或直接根据教师判断而强行结束模拟训练，虽然稍显突兀，但有时也有助于提高教学效率，节约时间。

（2）剧情中需要合理设置"陷阱"，通过层层"陷阱"推动故事承与转。所谓"陷阱"其实就是教师精心为学员设计的、需要他们在模拟场景中设法解决的问题。而问题的答案就是教师预期的关键性临床行为或可信赖的专业活动（entrustable professional activities，EPAs），其背后直接隐藏着训练的教学目标。在设计剧情时，教师期望学员表现出什么样的EPAs，就会刻意安排特定的事件（即"陷阱"），让学员有机会表现出这样的能力，以定向观察学员是否具备EPAs，并通过复盘和反馈专项培养EPAs。因此，这样的情境模拟训练方法也被称为基于触发事件的培训方法（event-based approach to training，EBAT）。

举例：

教学目标：要求学员掌握问诊技巧，"鼓励患者提问"。

EPAs：当患者沉默不语时，医生主动询问患者是否还有其他期望谈论的话题，无论是否与医学相关都可以交流，并配合恰当地语气、语调和肢体语言。

触发事件（陷阱）：谈及为何希望检查胃镜时，标准化病人表现出迟疑、犹豫和沉默；若学员鼓励提问，则提供信息说明缘由；若学员未鼓励提问，则不主动提供相关信息。

6. 评价量表或反馈大纲 模拟训练后对学员的评估需要借助评价量表来完成，若课程完全不需要形成任何量化结果，也建议准备反馈大纲以反馈教学质量。评价量表可以采用核查表（checklist）和等级评分表（global rating scale），也可以将两种形式混合使用。核查表多用于评判模拟中各项行为项目是否完成；等级评分表可以对模拟过程的表现进行打分，需要明确规定评分的锚定点。

（1）**核查表举例**

评估项目：是否询问发病时间　　　□ 是　　　　□ 否

（2）**等级评分表举例**

评估项目：避免使用医学术语　　　□ 1 分　□ 2 分　□ 3 分　□ 4 分
　　　　　　　　　　　　　　　　　□ 5 分

5 分标准：问诊过程中用语通俗易懂，从不使用晦涩难懂的医学术语。

4 分标准：介于 5 分和 3 分之间的情况。

3 分标准：问诊过程中大部分时间用语通俗易懂，使用晦涩难懂的医学术语且不主动向患者解释，次数 > 1 次，但 ≤ 3 次。

2 分标准：介于 3 分和 1 分之间的情况。

1 分标准：问诊过程中频繁使用晦涩难懂的医学术语且不主动向患者解释，次数 > 5 次。

综上所述，情境模拟教案编写相对复杂，很难一次成型，教学目标将贯穿教学设计的始终，剧情的精巧程度直接体现了教案的质量，需要教师精心设计和反复雕琢。

（二）**课前准备**

如果说教师在编写情境模拟教案的过程中充当的是编剧，那么在课前准备环节，则需要扛起导演的重任，同时还要客串场务、道具师和布景师。

1. 场地准备 根据教案选择和布置场景，使模拟场景尽可能贴近真实临床工作环境，同时兼顾教学需求，安排观摩和反馈讨论的空间。

2. 设备和用具准备　根据教案清点和准备器材。若涉及计算机控制的生理驱动模拟系统，则需要提前编写程序、设定生理参数，并试运行仪器。若涉及非常规器材，则需要教师动手改造或定制特殊模型和设备。另外，情境模拟训练常使用音视频录制设备来辅助复盘和反馈，在课前也应对此类设备进行调试和检修。

3. 已知剧本的演员培训　包括剧情中被教师安排出现标准化病人、患者家属、医生和护士等。培训内容包括：①解释教学意图，说明教学目标；②熟悉教案，记忆剧情和台词；③表演培训；④彩排和带妆彩排。应要求相关人员对教案保密，一般不向即将接受模拟训练的学员透露剧情。

4. 教师培训　若教案编写者、课前筹备者、课程运行者和反馈教学者不是同一名或同一组教师，那么上述 4 组人员都需要提前熟悉教案，并充分沟通课前、课中和课后的全部环节，以保障课程顺利实施。

5. 教案试运行　正式运行课程前，建议试运行，以测试教案的难度和运行流畅度。

试运行的关键点在于：①选择能力与目标学员相似的人员参与试运行，并根据反馈调整教案。②关注剧情是否能够按预期发展。编写教案时，教师往往过度关注 EPAs，忽略其他的可能性。因此而造成的最大问题是，一旦学员没有表现出预期行为，则剧情中断或"脱轨"，无法完成既定教学任务。③关注演员表演是否到位，关注设备和用具能否正常运转。演员和标准化病人的表演对于情境模拟训练至关重要，他们逼真的表演有助于引导学员入戏，从而增加整个训练的仿真度，增强学员的体验和认知，让学习收获更容易迁移至真实临床场景。

（三）课堂管理

虽然经过前期的严谨筹备，但课程正式运行时，教师依然不能松懈，一方面要继续担任导演工作，密切关注课堂的运行管理；另一方面，也要细致观察和评估学员的表现。课堂管理方面的关键点如下。

1. 课堂时间分配　以 45 分钟的课程为例，情境模拟训练必备三环节，包括：①开场介绍，5 ~ 10分钟；②情境模拟训练，10 ~ 15分钟；③复盘和反馈，15 ~ 30分钟。

2. 开场介绍   通过开场介绍可以拉近师生之间的关系，缓解学员的紧张情绪，并让他们熟悉模拟环境和设备，了解模拟情境的故事背景，明确训练任务和时限，鼓励学员充分融入情境和角色，大胆尝试和表现。同时也可以在这一环节对学员提出保密要求，避免剧情泄密，影响后续学员的学习体验。

3. 突发事件处置   一方面在试运行时教师应尽可能预见可能出现的意外情况，并准备应急预案。另一方面也需要教师在授课过程中不断积累经验，灵活处置。

（1）与剧情有关的突发事件。如设备失灵、用具损坏、剧情脱轨等，最好由已知剧本的演员灵活应变，尽量避免剧情中断重演。

（2）与学员有关的突发事件。如学员笑场，则建议演员继续认真表演，必要时强化剧情中的情绪情感表达，以向学员传递临床工作的严肃性和压力感，迫使他们尽快入戏。

（四）教学的复盘和反馈

复盘和反馈是情境模拟教学的精华所在，没有恰如其分地反馈，情境模拟教学和娱乐性的话剧演出别无二致，学员将难有收获。情境模拟教学中的复盘和反馈被我们特称为"debriefing"。debriefing在中文中尚无统一翻译，《柯林斯COBUILD高阶英汉双解学习词典》对debriefing的解释为士兵、宇航员、外交官等在任务完成后进行的情况说明或任务汇报。引用在医学模拟教学中，我们将其理解为，当模拟训练结束后，由教师引导学员回顾模拟训练的过程，反思训练过程中的优点、难点和缺点，提醒学员回忆和应用已有理论知识再次尝试解决问题，加深学员对训练关键点，即教学目标的记忆、理解和应用，从而达到提升学员能力的目的。因此，将较一般意义上的反馈，模拟教学的debriefing具有以下特征。

1. debriefing的核心是学员的反思和自省   debriefing的意义是改变学员的思维定式从而改变学员的行为。只有学员自己意识到错误，才能更正行为，避免再次犯错。因此，教师的关键任务是引导学员自省，让学员意识到错误所在，并明白为什么错，激发学员去进一步学习并修正自己的行为，而不是单纯指点和批评，甚至强制要求学员记忆并执行某种既定的套路。

2. debriefing 是出于教学目的的对话 换句话说，debriefing 是在讨论中完成的，教师主导谈话进程，以学员为中心展开讨论。教师要充分给予学员发言的机会，鼓励他们讲出模拟训练中所思所悟所感，并结合教师自身的观察，去揣摩学员的思维方式和思维过程，只有当教师理解学员行为背后的思维定式，才能引导他们建立更加完善和科学的思维新模式。

3. debriefing 是精心设计过的标准化互动 教学目标指导情境模拟教学的全过程。教案编写时教师就有意识地设计评价量表或 debriefing 大纲，debriefing 中，教师也应参考评价量表或执行 debriefing 大纲所提供的各个要点，结合学员表现，逐一引导讨论，将教学目标突出、放大，保证每个学员在课程结束后都能获得学习体验，不因教师偏好而出现较大差异。

4. debriefing 具有启发性和引导性 debriefing 不是教师强加给学员的点评和反馈，而是有条不紊地引导和启发，让学员思考模拟训练过程中做了什么、什么时候做的、怎么做的、为什么这样做，以及如何提高和完善。

5. debriefing 具有灵活性和个体性 debriefing 本质上是一种特殊的谈话技巧，没有明确的规则可循，因教师个人风格而异，也因谈话对象的不同而异，因此教师需要接受岗前培训，并通过教学活动累积 debriefing 经验。

正是因为 debriefing 的灵活性，为了便于经验不足的教师快速适应，教育专家提倡进行结构性和支持性的 debriefing（structured and supported debriefing，SSD），并提供了多种辅助工具，常用的包括 GAS[搜集（gather）、分析（analyze）、总结（summarize）] 和 PEARLS（promoting excellent and reflective learning in simulation）框架等。下面将以 GAS 框架为例，简述 debriefing 过程。

·**debriefing 时长** 一般为模拟训练时长的 1 ~ 2 倍，即模拟训练 10 分钟，建议 debriefing 时长不短于 10 分钟。

·**debriefing 开场** 保障学员的心理安全，营造一个学员可以安心、畅所欲言的环境。具体措施包括：教师与学员一起围坐，并进行自我介绍，教师明确教学目的和发言规则等。

·**应用 GAS 框架的 debriefing 主体** 见表 3-14。

表 3-14 基于 GAS 框架的 debriefing 分段

阶段	目标	行为	示范问题	时长
搜集（gather）	聆听学员训练过程中的感受，搜集他们的感想	教师采取开放式提问，请学员代表进行表述，其他成员提供补充信息	·你感觉怎么样 ·刚才发生了什么 ·请你回顾一下刚才的经过	25%
分析（analyze）	回顾观察到的实际情况与期望表现间的差距；对差距给予反馈；探明导致差距的深层原因；通过对话与讨论消除差距	教师将话题引至某一细节，描述观察到的情况，帮助学员复盘和反思，询问学员是如何思考问题的，引导或重申学员需要继续关注的目标	·我注意到…… ·关于……能不能再说得更具体一点 ·你对……感觉怎么样 ·当发生……时，你是怎么想的 ·我理解。但是请谈谈演练中……的问题	50%
总结（summarize）	提炼、确认和复习教学目标	教师采取开放式提问，请学员鉴别团队或个人行为中需要改变的行为，陈述学习所获	·列出自己觉得做得好的部分和可以改进的部分 ·通过这次课程，你学到了什么	25%

（五）教学的评估

情境模拟教学的课后评估将指导学员、教师和教学管理方持续改进和提高。评估内容除了针对学员，也要针对教师、教学设计和课堂运行，更要着眼整个课程、培训项目和教学体系，而终极目标是教学是否能影响医疗实践，并造福于患者群体。以下列举柯克帕特里克（Kirkpatrick）所描述的评估教学和培训项目的四个层次。

第一层：反应评估。测量学员对培训的反应和感受，包括课程组织、讲解、内容、教学方法及教学组织、材料及教学质量等方面。可借助调查问卷或专题小组讨论完成。

第二层：学习评估。测量学员知识、技能和态度的变化或改进，即学员在培训过程中实际学习到什么。可以通过笔试、面试、技能考试、客观结构化临床考试（OSCE）等方式测验。

第三层：行为评估。测量学员在培训后实际临床工作中行为的变化，即学员是否能够运用培训所学。需要对学员进行长时间的随访，在真实的临床环境或模拟情境下持续追踪观察和考核。

第四层：结果评估。测量培训的影响力，包括培训成果是否影响了专业实践，培训成果是否令患者受益。

（六）教案示例

以"过敏性休克的识别"为例。

1. 教学对象与教学目标

（1）教学对象：一年级住院医师规范化培训学员。

（2）教学目标：知识目标——识别过敏性休克；技能目标——正确完成心肺复苏（CPR）；态度目标——与护士良好配合。

2. 参与人员和角色

（1）学员人数与身份：按小组进行，每组不超过8人。1名学员参与，身份为住院医师；其余同组学员观摩。

（2）已知剧本的演员与角色：一人扮演影像科护士；另一人扮演影像科住院总医师。2人着工作服，佩戴胸牌。

3. 设备用具 生理驱动的模拟系统（SimMan 3G）、心电监护仪（型号无特殊要求）、检查床、听诊器、血压计、简易呼吸器、氧气面罩、鼻导管、注射器若干（5ml、20ml）、患者腕带、药品（碘帕醇注射液1支、0.1%肾上腺素3支、多巴胺注射剂3支、地塞米松注射液1支、葡萄糖酸钙注射液1支）。

4. 故事背景与任务卡　见图 3-8。

患者姓名：刘伟　　　　床号：50 床　　　　科室：消化科
性别：男　　　　　　　年龄：75 岁　　　　诊断：慢性腹泻待诊
　　患者刘伟，男，75 岁，因"反复腹泻半年"入消化内科治疗，既往无食物、药物过敏史。今日拟行腹部增强 CT 检查。
学员任务：因患者年龄较大且暂无家属陪同，请管床住院医师（学员）陪同患者在影像科完成检查。
任务时限：10 分钟

图 3-8　过敏性休克的识别案例故事背景与任务卡

5. 剧情　见表 3-15。

表 3-15　过敏性休克的识别案例的剧情设计

序号	时间	患者 SimMan 参数设定	演员指定台词和行为	学员预期行为	备注
(1)	初始状态	慢性病容、神志清楚，生命体征平稳（未安置心电监护）	护士： ①确认患者姓名床号 ②静脉注射造影剂	观察患者	
(2)	15 秒	脉搏 120 次 /min	护士："医生，这个患者好像不太对啊，你快来看一下"	①立即查看患者：意识、脉搏和呼吸或安装心电监护 ②嘱护士停止造影剂注射	护士可通过询问学员"造影剂还推不推"来推动剧情
(3)	1～2 分钟	呼吸 16 次 /min，血压 60/40mmHg，SpO_2 60%	护士： ①"医生，这个患者是不是心脏的问题" ②"他的心电图能看出问题吗"	①判读心电图，排除心源性休克，做出过敏性休克的诊断 ②吸氧	若抢救过程中学员提出找上级医生，护士皆回答"医生，这个患者好像特

续表

序号	时间	患者 SimMan 参数设定	演员指定台词和行为	学员预期行为	备注
(3)			③"他目前的状态可能是什么原因造成的" ④"我们现在怎么处理"		别不好，你先看患者吧"等内容，阻止学员离开寻求帮助
(4)	2～3分钟	脉搏、呼吸、血压、SpO₂ 持续下降	护士：执行学员医嘱，每完成一项报告一次	①在患者身边，持续关注患者状态 ②嘱护士肌内注射 0.1% 肾上腺素 1mg ③建立静脉通路，补液	若学员提出其他药物或操作要求，护士表示暂时没有药或器械
(5)	3～4分钟	心跳呼吸骤停，血压测不出	护士：配合学员完成 CPR	①实施 CPR ②要求护士参与 CPR 过程，并 2 人配合	若学员不提出要求，则护士不参与 CPR 过程
(6)	6～7分钟	患者自主心跳恢复，脉搏 96次/min、呼吸 25次/min、血压 66/44mmHg、SpO₂ 88%	①护士："医生，我们上级医生到了" ②影像科住院总医师（推门进入）："下面我来接手抢救，你简要汇报一下刚刚发生了什么事情"	汇报病情和抢救过程	

注：CPR. 心肺复苏；SpO₂. 血氧饱和度。

6. 评分表　见表 3-16。

表 3-16　过敏性休克的识别案例完成情况评分表

评分项目	完成情况		
	2分	1分	0分
检查患者意识、呼吸、脉搏和血压或安装心电监护	□ 完成	□ 部分完成	□ 未完成
正确识别过敏性休克	□ 完成	□ 部分完成	□ 未完成
停止注射造影剂	□ 完成	□ 部分完成	□ 未完成
吸氧	□ 完成	□ 部分完成	□ 未完成
肌内注射 0.1% 肾上腺素 1mg	□ 完成	□ 部分完成	□ 未完成
建立静脉通路, 补液	□ 完成	□ 部分完成	□ 未完成
实施 CPR 的时间节点正常	□ 完成	□ 部分完成	□ 未完成
实施 CPR 步骤正确	□ 完成	□ 部分完成	□ 未完成
实施 CPR 手法规范	□ 完成	□ 部分完成	□ 未完成
给护士的指令清晰明确	□ 完成	□ 部分完成	□ 未完成
与护士有应有答	□ 完成	□ 部分完成	□ 未完成
汇报病情和抢救过程清晰简明	□ 完成	□ 部分完成	□ 未完成
总计		分	

注：CPR. 心肺复苏。

四、模拟技术在临床技能教学中的应用

（一）局部模型

局部模型是最早、最常见、使用频率最高的医学模拟教具，西汉文物经穴漆人就是一件典型的局部模型。局部模型的外观可以是完整的人体或人体某部分，也可以只展示某一器官或系统，通常为塑料、乳胶或机械装置，较少涉及计算机技术和信息化技术。常见的模型有心肺复苏半身模型、动静脉穿刺手臂、全身护理人等。常用于单纯技术操作性技能课程，

既用于示教，也能让学员完成操作练习。特点为使用简单方便，价廉，易于购置、搬运和管理。缺点为模型互动性差、操作手感还原度有限、无法模拟可变的临床案例和情境。

（二）**特殊实物模型**

1. 动物实验　以活体实验动物为对象进行操作或手术训练的教学技术，通常选用的实验动物为狗或猪。例如通过狗开展全身麻醉下的阑尾切除术、小肠吻合术等胃肠外科手术教学实践。其优点是实验动物易获得，教学实施要求较低，能满足一些基础操作 / 手术的教学训练要求；其缺点是因实验动物解剖结构与人体存在差异，培训时无法给予学员如同人体内相同操作 / 手术的既视感，对最终的训练效果影响较大。

2. 大体手术　以受捐的人体尸体为对象进行操作或手术训练的教学技术，通常用于培训一些复杂的、特殊的或临床新开展的手术技术。例如脊柱外科可通过尸体班开展胸腰椎前路手术入路培训或经侧前方腰椎椎间融合术（OLIF）培训。其优点是人体尸体能够提供人体实际解剖结构供学员实践操作训练，给予学员接近真实的人体内操作 / 手术既视感，其培训效果优；其缺点是尸体捐献或尸体操作需通过非常严格的伦理审批流程，尸体标本非常珍贵，因此此类教学实施要求极高，不适合推广开展。

（三）**生理驱动的模拟系统**

生理驱动的模拟系统是利用现代仿生学和计算机信息技术打造的高仿真模拟器，外观一般为 1∶1 真人大小的全身模拟人，通过电脑端编辑脉率、心律、呼吸频次、血压、氧饱和度等生理参数，模拟系统就能实时模拟出患者的症状、体征和对各种诊疗操作的反应，让学员在模拟系统上就能感知患者的脉搏、心跳、呼吸、瞳孔反射、流泪等生动丰富的生理和病理变化过程，创造出复杂而又富于变化的临床模拟情境，给学员带来逼真的实践体验。此系统广泛用于情境模拟教学，常见教学主题包括：高级生命支持、术中危机资源管理、产科危急重症处理等。有助于学员在训练操作性技能的同时，培养临床思维、团队合作、应急处理等非操作性技能。系统的不足之处主要在于价格昂贵、操作相对复杂、对培训资源相对要求较高等。

（四）标准化病人

标准化病人（standardized patient，SP）是指经过标准化、系统化培训后，能够准确、逼真、可重复地再现案例所要求的疾病特征、心理社会特征和情感反应的人员。标准化病人能够参与病史采集、体格检查、沟通交流、人文关怀等临床能力教学和考核工作，在沟通能力和人文素养的培养中具有不可替代的重要作用，在国内外均得到广泛认可和肯定，美国、加拿大等多个国家已将标准化病人运用于国家医师资格考试中，我国也于2017 年开始在国家医学统一考试中进行尝试和探索。当然标准化病人作为真实的人，而非模拟机器，也存在运行费用相对高昂、招募和培养困难、评分不可避免地带有主观色彩等不足。

（五）虚拟仿真技术

虚拟仿真技术（virtual reality technology）是指综合利用计算机技术、仿真技术、多媒体技术、信息技术、传感与测量技术、网络技术及人工智能技术等，仿照现实世界，创建一个虚拟世界，让用户借助视觉、听觉及触觉等多种传感通道与虚拟世界进行自然的交互。逼真性和实时交互性是其最突出的特征。目前医学教育中对于虚拟仿真技术的应用，主要体现在以下方面。

1. 虚拟仿真培训系统　包括虚拟患者软件、虚拟仿真实验等。这类系统一般只涉及人机交互，不涉及任何实物模拟，通常以动画、网页、电脑软件、手机应用等形式呈现。

虚拟患者软件一般用于临床诊疗思维的训练和测评，学员通过点击网页或语音对话等形式完成问诊、查体、辅助检查、诊断和治疗全过程，系统自动记录并评判学员临床思维的全面性、敏捷性和严谨度。

而虚拟仿真实验则是教育部自 2017 年起着力打造的教学项目，鼓励高校在坚持"能实不虚"的基础上，探索线上线下教学相结合的新型实验教学模式。目前在国家虚拟仿真实验教学课程共享平台 www.ilab-x.com 上已有 2 000 余项实验项目可供免费学习，覆盖了 41 个专业类中的 255 个专业和 1 561 门课程，在本次新型冠状病毒肺炎疫情下发挥了重要的教学作用。

2. 虚实结合的虚拟仿真培训系统　这类系统是局部模型和虚拟仿真技术的结合产物，利用虚拟仿真技术呈现图像，利用局部模型训练操作手感和力度、形成肌肉记忆，利用信息化技术记录学员操作过程，完成自动化反馈和评价。常见的培训系统有：腔镜技术（腹腔镜、消化内镜、关节镜等）培训系统、血管介入手术培训系统、达芬奇机器人手术培训系统等。优点在于无耗材、易于操作、模拟情境可变、可提供高质量评估报告。缺点在于价格昂贵、操作手感和虚拟画面逼真度有限等。

3. AR 及 VR 技术　AR（augmented reality）即增强现实，也称作混合现实。它是通过电脑技术将虚拟的物体实时地叠加到真实的环境，达到虚像实景结合的效果。VR（virtual reality）即虚拟现实，是集合仿真、计算机图形、人机接口、多媒体、传感、网络等多种技术，完全通过计算机模拟虚拟环境从而给人以环境沉浸感。

目前，AR 或 VR 技术也逐渐应用于医院教学实践中，这些仿真技术能够最大程度地模拟真实的临床操作 / 手术过程，给予学员接近或超于现实的沉浸体验，进而达到优异的教学效果。例如，国内目前已有医院开展了基于 AR 技术，建立培训脊柱外科微创下经皮椎间孔镜腰椎间盘髓核摘除术的系统，对专科医师进行相关手术培训的探索。

（六）混合模拟

混合模拟（hybrid simulation）是指教学中运用 2 种及以上模拟技术来营造模拟情境，达成教学目标。使用混合模拟的目的在于充分发挥不同模拟技术的长处，力争在同一场模拟训练中兼顾技能、沟通和职业素养等教学目标，将个人训练与团队训练相整合，创造出难度更高的模拟情境。最常见的是将局部可穿戴式的模型与标准化病人混合使用，还原临床上医生一边观察患者并与患者沟通谈话，另一边同时兼顾技能操作的情境。也可以将生理驱动的模拟系统与标准化病人混合使用，可以更全方位地训练医生照护患者和交流沟通的能力。缺点在于动用的教学资源多，备课比较困难，课堂运行管理的要求高，对于教师来说面临的挑战大。

（七）小结

医学模拟教育是现代医学教育的一个重要组成部分，通过模拟教学加强实践性教学是培养医学生职业能力和实践能力的必要途径。模拟教学有助于提高医学生的临床思维和动手操作能力，有助于培养医护人员对患者病情的评估能力、临床决策能力、团队沟通能力等。模拟教学可以为医学理论教学与实践教学的结合提供良好的平台，收到较好的教学效果。医学模拟教学能为医学生在校早期接触临床提供机会和条件，更符合以医学伦理学的方式进行医院教学。同时模拟教学也可以提高医学生和住培学员临床技能操作能力，临床综合诊断思维能力，有利于其职业道德和行为规范的养成。

模拟教学贴近临床真实环境进行医学教学，可利用一切模拟手段创设出各种技能训练考核的模拟患者、模拟场景、模拟教室、模拟病房、模拟手术室等软硬件设施。模拟教学改变了传统的教学模式，可作为理论教学和临床实践的有效辅助。模拟教学提供了一个安全的教学环境，培养敏捷、正确的临床思维，从而减少了在临床实践中发生的医疗事故和纠纷。模拟教学值得广大医学教育工作者进一步研究和探讨，以期能促进我国医学模拟教学进一步发展，培养更多人民满意的好医生。

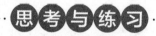

思 考 与 练 习

1. 模拟教学的优势与劣势有哪些？

答：

优势：模拟教学可让学员在实践中学习、从反复训练中成长，作为学员从理论学习到临床实习的桥梁，完美契合医学教育的发展方向。有效规避了利用真实患者训练的伦理和法律风险。提供课程化、标准化的反复实践操作机会，允许学员在模拟场景中犯错误，并从错误中学习提高，提高学员对教育的信心和满意度。模拟医疗服务流程和团队协作流程，保障患者安全。

劣势：模拟教学不能替代临床实习。部分院校模拟教学资源有限，无法保障模拟课程的教学质量。模拟教学师资人数、能力和时间不足。学员对于模拟教学的接受度和认可度不一。

2. **一个完整的情境模拟教案需要具备的元素有哪些?**

答：①教学目标与教学对象；②参与人员和角色；③设备和用具；④故事背景和任务卡；⑤剧情；⑥评价量表或反馈大纲。

3. **模拟教学的复盘（debriefing）具有的特征有哪些?**

答：①复盘的核心是学员的反思和自省；②复盘是出于教学目的的对话；③复盘是精心设计过的标准化互动；④复盘具有启发性和引导性；⑤复盘具有灵活性和个体性。

第四章
医院教学的方法

第一节　概述

医学教育是一个广泛的概念，通常包括院校教育、毕业后教育和继续教育。进入临床后的学习涵盖了临床见习和实习、住培学员的轮转学习、医师工作后的继续教育及专科医师培训等。医院教学主要发生在医院，医院的主要教学任务包括临床理论教学、临床见习、临床实习等。医院教学是培养高素质医学人才的重要环节和医院全面建设不可或缺的重要组成部分。

医学人才培养是完善健康中国行动重要的保障，医学人才培养需要适当的方法。目前，医院教学方法尚无一个统一的定义。广义而言，教学方法是师生之间相互作用，从而实现传道、授业和解惑的方式或方法。狭义而言，医院教学方法是临床教学活动中，教师给学生传授指导临床知识和技能、培养医学生／医师成长的方式。医院教学方法源于实践，是在医学教学实践中长期积累形成并发展而来的。医院教学方法是临床实践教学过程的核心组成部分，教学方法决定教学质量。人类医学发展到今天，随着医院教学理念及方式的不断进步，当今医院教学方法百花齐放、百家争鸣；尤其随着高科技的发展，运用新技术实现的新颖教学法不断对医院教学方法进行着颠覆性的改革。

从传统意义上来讲，医院教学工作主要是由临床工作人员担任教师，除了日常医疗工作以外同时兼任医学教学工作，学员主要包括实习生、研究生、住院医师及进修医师等；在教学过程中，主要通过临床示教、教学查房、传授各类操作技巧及举办讲座等形式传授临床知识和技能，而学员则通过上述环节深入理解并在实践中应用所学的医学知识。近年来，随着医学知识的更新及新兴医疗技术的发展，各种新知识、新理论、新方法及新技术层出不穷，医院为更好地适应医学科学技术及医疗卫生事业的发展，在教学模式、教学手段及方法上均发生了较大的转变。

目前临床常用的医院教学方法包括讲授法、小组合作教学法、模拟教学法、角色扮演教学法、演示教学法、问题为基础的学习（problem-based learning，PBL）教学法、团队为基础的学习（team-based learning，TBL）教学法、案例为基础的学习（case-based learning，CBL）教学法、现场考核测评教学法及计算机人机互动教学法等（表4-1）。这些方法各有优缺点，在医院教学过程中，针对不同的学员需要综合应用、取长补短，使其最终能把基础医学理论与临床实践相结合，具备严谨、缜密的临床思维，在临床实践过程中熟练掌握各种疾病的诊疗，并灵活应用，最终具备促进健康和解决临床实际问题的能力。

表 4-1 医院教学方法的分类

教学目的	教学方法
基础知识传授	讲授法、多媒体教学法，慕课（MOOC）
基本技能训练	模拟教学法、实验、临床见习，现场考核测评教学法
临床思维培养	CBL 教学法，小组合作教学法，床旁教学
综合能力素质培养	PBL 教学法，TBL 教学法，角色扮演教学法

注：CBL. 案例为基础的学习，PBL. 问题为基础的学习，TBL. 团队为基础的学习。

医院教学方法还受医学教育理念、教学目标、教学主体情况和教学条件的影响。目前在医院教学过程中，大多医学生或低年资住院医师仅能照本宣科地按照老师或上级医师教授的方法去解决临床问题，一旦患者的临床情况出现新的变化，就不知如何进一步处理。因此，我们认为医院教学过程中除基本知识和基本技能的训练，还需要重点培养临床思维，培养发现问题并解决问题的能力，这也是医院教学工作的重点。此外，在医院教学的过程中，还需要重视自学能力的培养。医院教学方法具有较强的实践性，需要不断总结、改进和创新，与时俱进。同时由于医院教学对象的层次多样性，需要临床教师根据教学目标、教学内容和条件以及可及的技术手段来合理选择教学方法，引导医学生的成长和医师的进步。医院教学过程最优化就是教学方法的最优化，其本质就是综合使用恰当的教学方法培养更多高素质医学人才，更好地为人民群众提供健康照护。

第二节　常用教学方法

一、讲授法

（一）定义

讲授法是教师通过口头语言向学生描绘情境、叙述事实、解释概念、论证原理和阐明规律的教学方法。讲授法有着悠久历史，是教师使用最早的、应用最广的教学方法。早在春秋末期，我国著名思想家、教育家、儒家学派创始人孔子就以启发式为原则，采用问答式方法进行教学，其中包含大量"讲授"的成分；在古希腊时期，著名哲学家、教育家苏格拉底也通过对话、提问、揭露矛盾的方法让学生从具体事物中提炼出一般规律，从而获得普遍知识，这是讲授式教学的一种早期形态。

讲授法作为一种传统的教学方法，长期以来在课堂教学中占据支配地位，讲授式教学突出教师在教学过程中的主导作用，以教师的讲授为主，甚至成为一些课堂中唯一的方法，以至于教学活动成为"教师讲，学生听"的纯粹灌输。

学生存在知识基础、理解能力、学习习惯及兴趣爱好等方面的差异，讲授法以同一的步调开展教学，不能兼顾到学生的个体差异；由于处于被动接收信息的状态，大部分学生容易形成依赖心理，对知识死记硬背、不求甚解，逐步丧失主动探寻知识的意识和习惯。讲授法存在的主要问题，这是历史发展过程中各种因素综合导致的；按照推进以学生自主学习为导向的教学方法改革的角度来看，讲授法固然有诸多不足，但从实践角度而言，讲授法有很多的优点，使之具有不可替代性，例如：讲授法容易为教师所驾驭，教师能充分发挥教学的主导作用，在教学设计上以问题的形式呈现教学目标，学生在学习时有目标，减少了学习道路上的弯路；讲授主要依靠教师口头完成，不受设备及场地因素制约，省时省力、简便易行；可以根据学员不同层次，因材施教；一问一答的教学过程中实现师生互动和互相促进、教学相长。因此，尽管目前各种新的教学方法层出不穷，但几乎都需要同讲授法结合进行，讲授法在今天仍然是基础教学方法，并且仍然是最为重要的教学方法。

（二）讲授法的五个阶段

临床医学相关课程的学习是成为一名合格医生的必经之路，如何培养医学生的学习兴趣，如何带领他们踏入临床医学之路，特别是在医学生进入医院进行临床实践后，对医院内的教学方式，特别是基础的讲授法提出了更高的要求。现代教学论认为，教学应该是教师与学生、学生与教材、学生与学生之间多向信息传递，互相交流、互相促进的过程；教学应该紧紧围绕学生的"学"展开，只有通过学生积极主动地"学"，知识才能被学生"内化"和"吸收"，学生的积极参与、主动思考是增强教学效果的关键。针对医院教学，其具有特殊性及鲜明的特点，特别强调需要学生参与临床实践，不断通过实践检验所获知识和理论正确与否，最终达到融会贯通的临床应用，才能在今后的临床工作中较好地服务于患者。根据华西医院长期以来在医院教学中的实践，如单纯以讲授法为主体，我们认为主要分为五个阶段（图 4-1A）。

1. 信息的输入阶段 该阶段是讲授法的核心阶段。学生在接受教师语言信息的过程中，对教师不间断的各种语音成分进行感知，继而分解及组合，这是一个主动的过程，是复杂且需要即时完成、由大脑的紧张活动承担的任务。因此，在教学过程中，需要教师采用通俗易懂的语言，以便学生理解；反之，教师在授课时大量使用学生不懂的方言或其他语言，那么

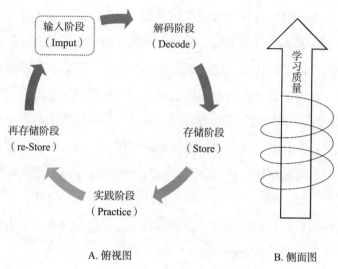

A. 俯视图　　　　　　B. 侧面图

图 4-1　医学生学习临床知识的五个阶段

学生就会较长时间不得其解。即使教师口若悬河，对于学生而言，这些声音也只是毫无信息含量和价值的声音，前述的心理活动完全不可能发生。此外，在讲授的过程中，我们强调需要教师知其然知其所以然，从某个疾病的定义、流行病学、病理、病理生理、诊断及鉴别诊断、治疗及预后进行系统讲解，不能仅仅讲授应该做什么（what），而不深层次分析为什么那么做（why）以及如何去做（how）；只有这样，学生才能系统掌握相关知识，培养临床思维能力，以后在临床实践中才能灵活应用，遇到问题后才能有效地解决。

2. 解码阶段　在这一阶段，学生的任务是把上述的原始信息转变为可以理解的信息，达到语义层次；学生要完成解码任务，需要有相关的基础知识，在个人已有知识经验背景基础上，进行认知、消化和理解。

3. 储存阶段　同样的讲授内容，如果由同一批听课的不同学生来复述，往往会得到多种多样的具体表达，因为学生的听并不仅仅是到解码为止，他们还会对所获得的语言信息进行更为深入、带有个性特征的加工，这与他们的知识背景、生活经历及个人风格等有关。

4. 实践阶段　学生存储相关信息后，参与临床实践，在实践过程中对所存储的信息进行应用，产生直观的感受和体验，对比与前期存储知识的一致性及差异性。

5. 再存储阶段 学生对实践过程中的一致性及差异性等进行思考分析，再次存储根据实践校正后的信息。

如学生在实践及再存储阶段存在疑问，需要进行再循环，即教师需要根据问题进行针对性的再次输入，即分析解答问题，然后学生再次解码、存储、实践及再存储，从而一步步螺旋式地提升学习质量（图4-1B）。

（三）针对不同的教学对象如何进行讲授

虽然在医院教学的应用中大体将讲授法分为五个阶段，但需要注意的是上述五个阶段存在一定程度的交叉重叠，如实践阶段，学生可以自行在实践后再存储，也可在实践后由教师进行引导再存储，这就包含了输入、解码及存储阶段；此外，针对不同阶段的学生，上述五个阶段有所侧重，需要根据学生的不同层次灵活选择某一方面为主进行讲授。

本科实习生、低年级住培学员及硕士研究生等的理论知识大多仅局限于书本上的内容，对于如何结合临床实践进行分析较为欠缺，因此，上述五个阶段建议结合临床实际情况进行系统讲解，即输入为主，并需要告知为什么，而不仅仅是知道是什么，这样可以为今后独立开展临床工作打下坚实的理论基础，可以做到举一反三；此外，需要该部分学生进行相应的输入反馈，即输入后需要让其在解码及存储后进行反馈，从而评估输入过程是否存在偏差并及时纠正。如在查房过程中，听诊到心脏杂音，就需要系统讲解心音、额外心音、心包摩擦音及杂音等的形成理论机制及代表的临床意义等，并让学生进行输入后反馈，评估学生的接受和掌握程度。同时在教学过程中言传身教，如听诊心音前礼貌地向患者进行自我介绍、告知心音检查的内容、让患者充分理解检查的意义和需要其配合的事项，征求患者的同意。这一交流演示过程让学生理解医学实践中的知情同意权。临床工作中还需保护患者隐私，如在体格检查时用屏风遮挡，保护患者的隐私部位。另外，需在教学活动中体现医学人文关怀，如在检查前洗手消毒、捂热听诊器的金属听件等，注重这些细节会让医学更有温度。

　　高年资住培学员、硕士研究生及进修医师等大多具有一定的基础理论知识，且有不同程度的临床实践经验，因此在医院教学过程中，切入点主要是以评估其临床实践胜任力为主，包括对患者的病情诊疗分析及实践操作等，需要这部分学员系统理论地分析患者的诊疗情况，对信息收集、整理、汇报和分析等不同程度能力进行充分评估，并及时纠正错误，从而达到再存储及再输入的目的。如上文中提到的心脏杂音，针对高年资住培学员、硕士研究生及进修医师等，应主动评估其临床信息整理、汇报的实践能力，让学员回答心音听诊的位置和顺序、主动分析杂音的形成机制、临床意义及后续诊疗等，在此过程中对学员的实践能力进行综合评估并进行必要的纠正。再如临床诊疗过程中遇到高血压患者，需要高年资住培学员、硕士研究生及进修医师等主动分析具体诊疗过程，如原发性高血压和继发性高血压的诊断和鉴别诊断，高血压分级、靶器官损害及合并症评估、规范化治疗等，如分析过程中存在偏差，应及时纠正；而针对本科实习生、一年级住培学员及硕士研究生等，需要系统讲解高血压诊疗原则和方法，并评估其掌握程度。

　　此外，需要注意的是，虽然在本文将学员分为本科实习生、一年级住培学员及硕士研究生阶段，以及高年资住培学员、硕士研究生及进修医师阶段，当然，学员层次虽然较多但是划分不宜太绝对，主要还是根据学员的理论及实践能力具体而论。整体而言，如学员的理论知识不足或基本技能不扎实，就需要以输入、解码及存储阶段为主，如学员有一定的理论知识基础，那教学过程中就需要以实践及再存储阶段为主。最终目的是在讲授过程中系统培训学员运用理论知识解决临床实际问题的能力。

　　整体来看，讲授法不是独立于其他教学方法的形式单一的教学法，也不是被动的填鸭式教育，教学过程中需要特别强调启发性教学、多调动学生思考、体现讲授的科学性与艺术性、合理运用现代的教学手段（如结合多媒体幻灯片、病例、模型）等。在医院教学中，讲授法不是万能的，但没有讲授法是万万不能的。

二、小组合作教学法

唐代文学家韩愈在《师说》一文开篇提到"师者，所以传道受业解惑也"。自古以来，中国最传统的教学模式向来强调教师在课堂中的主体地位，把教师视作知识经验的保管者，把学生视作求学的无知者，通过讲授法实现知识经验从传递者到接受者的流动。然而随着现代信息技术的高速发展，我们已经迎来了知识信息爆炸的新时代，人们获取信息知识的便捷程度远甚古人，教师和学生获取到相同知识经验的难度差距也缩小了很多。与此同时，随着人们对教学方法的不断探索，越来越多新型的教学方法和理念不断涌现并被广泛应用，小组合作教学法就是其中之一。

小组合作教学法是指以小组为单位，在学生个体独立探究的基础上，让学生在小组内充分展示自己的学习成果和思维方法，通过组内练习、讨论、协作等方式，揭示知识规律，解决科学问题，同时在合作学习过程中增强合作意识，提高交流表达能力的一种学习方法。小组合作教学法蕴含了小组学习和合作学习两个概念。强调遵循"以学生为主体，以教师为主导"的原则。主导地位和主体地位是不一样的概念。在小组合作教学的课堂上，教师应该以平等、民主、尊重、赏识的态度去对待和引导学生。

小组成员规模的设置，视具体的合作学习内容、学习形式、班级人员数量和组织难度而定，但一般来说，小组人数规模控制有助于改善合作学习效果。小组合作教学通常可以分为合作前准备、合作学习中及合作学习后评价三个阶段。合作前准备主要包括合作学习主题的设计、学生的准备工作、小组的创建、小组组长的确定、座位布置几个方面。合作学习中即小组成员围绕学习主题，采用讨论、组内协作等方法展开教学实践。合作学习后评价是指由各小组提呈学习的成果进行展示，并由教师进行总结和评价，同时对学生的积极参与进行鼓励并指出有待改进的地方。

　　小组合作教学法的概念容易理解，操作起来容易被教师和学生接受，而且不受教学场地、教学模具等硬件条件的制约，所以目前国内高校的医学教育实践中该方法已经广泛使用，但仍存在许多问题。下面将围绕几个较为突出的问题展开叙述。

　　1. 第一类问题是小组分组设置的不合理，包括小组成员规模不合理和人员搭配不合理两个方面。

　　如果小组人数太少，会造成小组数量偏多，课堂秩序维护难度增大，加上通常设置有学习结果展示环节，课堂耗时明显延长，影响了课堂教学效率。小组人数太多，则直接影响每个人参与学习和表达的机会，随着人数的增加，能够积极参与到合作学习中来的学生数量并不会等比例增加。

　　小组人员搭配方面，在医学教育实践中常存在以下几类分组：教师现场随机分组、按学号随机分组（注：学号本身不是依据成绩或某些特定条件排列的，所以并没有区分性）、现场让学生自由组合分组等。具体来看，教师现场随机分组和按学号随机分组随机性太强，完全没有兼顾学生的知识储备水平、性格特点、特长和弱项等个性化特征，没有实现小组成员搭配的最优化，极端情况下还可能出现强组太强、弱组太弱等情况。现场让学生自由组合，则容易出现学生并不是基于理性的小组成员分工搭配最优化组队，而往往基于人际关系、成绩高低、兴趣爱好等其他因素进行组队，小组成员出现同质化倾向，且这种同质化往往是基于课堂外其他因素的同质化，并不是理性的、最优的分组搭配方案。此外，采用现场分组的办法，具有临时性和偶然性的特点，通常还会造成小组成员间的陌生、尴尬、交流障碍，缺乏小组归属感，影响学生参与合作学习的热情。

　　小组分组设置不合理的现象是教师和学生两方面都对科学的小组合作教学法认知不足造成的。①学生方面：当前国内应试教育导致很多学生进入高等教育阶段后，仍然依赖和习惯于最传统的讲授式教学法，对科学的自主学习、团队协作学习的方法掌握不足，也较少有驱动自己去尝试或适应这种新型学习方法的源动力。②师资方面，部分教师没有系统性地学习过科学的小组合作教学方法，对这种教学方法的认识可能只是停留在"随意分组—自由讨论—汇报结果—教师点评"这样浅显的认知水平，只看到了表面的教学形式，但对该教学方法本质的认知水平以及科学合理的课程方案设计的能力尚有欠缺，亟须改进和完善。

针对上述问题可以进行一些优化：①分组相对固定和互补，建议班级内可以形成一些长期固定的分组，不同的课堂都可以通用，或者可以根据不同类别的课程提前规划安排好不同的分组方案，教师授课时直接使用即可。但这些分组应该是综合了学生的知识储备水平、性格特征、长处和短板等个性化信息后形成的科学合理的分组，遵照"组间同质、组内异质"和"组内合作、组间竞争"的原则进行分组，让小组内每个成员都能发挥自己所长参与到合作学习中去。医院教学的实践中，往往授课教师是没有时间精力去了解每位上课学生的个人情况的，与学生的交流很多时候也仅限于课堂授课的短暂时间，课下的学习生活中交集相对有限。所以要把这项划分小组的工作做好，需要学生、班主任、辅导员及学院教学管理人员、学生工作教务人员的通力协作。②增强小组凝聚力和认同感：可以让学生给自己的小组选择队名、队徽、口号等，增强小组成员的小组荣誉感和归属感，这对提高小组成员合作参与热情有很大的帮助。小组成员每次担任的角色可以是不一样的，比如这次主导小组讨论，下次主要负责记录或汇报展示等，在尝试中摸索自己在团队中最适合的角色。

2. 第二类问题是部分学生合作学习参与度不高或不均衡。小组合作学习的本义是把课堂教学的自主权交给学生，让全体学生都有平等的参与机会。但现实中常常出现一个人或固定的 2~3 人成为小组的代表，在合作学习过程中往往能保持积极的学习态度，充分地享受小组成员及教师认可的成就感，而其他组员则成了听众，对讨论表现出附和或沉默的态度，不愿思考，回避发言，久而久之存在感显著降低，逐渐边缘化甚至游离于课堂教学之外。这其实是"强者愈强、弱者愈弱"的马太效应的体现。组内分化是需要我们注意在小组合作教学中尽量避免发生的问题。

在医学教育实践中，通常会有以下几类学生不能很好地参与到小组合作学习中去。①"懒惰型"，表现为不爱思考，喜欢附和他人或利用别人准备好的现成的东西。②"学习能力不足型"，表现为在学习上投入了时间精力但效果不佳，学习成绩或效果和小组成员有差距，因为自卑往往在合作中不能自信地表达自我，难以在学习过程中体会到被他人尊重和认可的愉悦之感。③"缺乏兴趣型"，表现为学习态度不端正，对于所学课程索然无味，缺乏积极学习的动力等。④"过度谦逊型"，表现为学习动力和知识掌握都没有问题，但因觉得太主动或张扬怕学生嘲笑自己等隐性压力而选择沉默。⑤"人际沟通障碍型"，表现为学生因为不擅长与人沟通、性格内向等造成参与度较低。

教师在小组合作学习中的引导作用能对解决这些问题起到关键作用，可以从以下几个方面着手：①在教学工作中要注意给学生预留足够的讨论时间，鼓励小组中每个成员都要积极参与到学习活动中来，学生在小组分工时做到"人人有事做，事事有人做"，学习任务由大家共同分担，集思广益，各抒己见，各尽所能，从课程设计层面做到让每位成员都有积极参与小组合作学习的条件。②鼓励学生在小组合作学习时，主动关心相对弱势的学生，培养大家协作互助的意识，让学生多用"我们组""我们队"这样体现团队精神的词汇。③教师要学会在适当的时候介入到小组内合作学习中去，包括学生的讨论逐渐偏题时及时予以纠正，组员间因持有不同的观点出现争吵时及时维持秩序，小组内讨论气氛不活跃时及时引导或暖场等。

3. 第三类问题是开展小组合作教学的课程内容选择不合理。当前国内的医学教育实践活动中，存在一种为了强调自己创新而强行创新的形式主义风潮，大力推广新型的教学方法改革，尤其是在模块化教学、整合式教学模式的应用过程中该现象尤其明显。本来引入一些先进的教学理念方法，进行全新的教学模式探索是值得提倡的，但在实践中常常出现因为急于求成、对课程改革设计得不合理，忽视了医学知识体系本身的系统性、完整性，忽视了教师和学生的实际教学体会和感受，造成学生接受的医学知识碎片化、不成体系。教师方面为了配合教学创新，采用的新方法与实际情况脱节，不仅备课难度加大，而且学生的教学评价和效果反馈也差强人意。这提示我们在运用小组合作教学等有别于传统的讲授式教学方法时，要结合学科知识体系本身的特点、学生的整体知识储备水平等在合理的年级阶段和时间节点使用，才能得到良好的效果。

对于低年级的医学生，在学习解剖学、生理学、病理学等医学基础知识阶段，讲授式的教学方法可能会更有教学效率，医学生对这种教学方法的接受度在这个阶段也比较高。在这个学习阶段如果过多地采用小组合作教学方法，则学生常常因为知识储备不足而在讨论时出现沉默寡言、茫然无措、面面相觑的局面，加之小组合作教学中学生的知识背景有一定差异性，不利于早期阶段的医学生对各门类医学知识成系统地接收和消化。而针对高年级已有内外妇儿医学基础知识储备的学生及研究生阶段的学生，则可以尝试多使用小组合作教学的方法。而具体到学习的内容上，一些答案显而易见的、结论相对肯定的教学内容就不太适合作为小组合作教学的材料，而疑难病例讨论、开放式答案的教学材料则有利于学生发散思维、开启头脑风暴。

4. 第四类问题是教师角色参与不到位。一些教师在小组合作教学过程中没有找准自己的定位，可能就完全把课堂交给学生自由讨论，并没有有效地参与到学生的小组合作讨论中去。有些教师甚至未给予适当的指导，对学生的讨论进展和学习情况关心不足。解决这个问题的核心思路，是加强教师的责任感和对教学方法的理解，明确自己应该担任的角色。教师在小组合作工作中，应该是教学方案的设计者，小组合作学习的暖场者、破冰者和参与者，推动组内协作的引导者，客观公正的点评者。

5. 第五类问题是小组合作教学的评价方法在实践中时常存在需要优化改进的地方。如一些教师只重视最终讨论结果的评价，忽视了小组成员在合作过程中所作贡献的评价；或者一些开展学生互评的评价机制，往往流于形式，没有科学合理的评分方案设计去引导学生进行客观公正的评分，并没有起到"以评促学"的目的。针对这类问题可以通过设计科学合理的评分量表、建立科学的评价方案来解决。在评价环节，可以通过选出不同领域的"最有价值参与者"（most valuable player，MVP）荣誉称号的办法来鼓励学生积极参与到小组合作教学中。

子曰："三人行，必有我师焉。"这句话可以作为对小组合作教学方法要义的一个注解，韩愈在《师说》里也引用了孔子的这句话。这种教学方法在院校医学教育中应用较为普遍，在毕业后教育中也可进一步探索使用。

三、模拟教学法

模拟教学法是指在模拟设备的帮助及教师的引导下，让学生在模拟的工作情境中去扮演某个角色，通过重复训练和过程评价，让学生获得知识信息、训练动作技能及培养决策能力的一种教学方法。目前，该教学方法广泛应用于法律、医学、经济管理、工程等学科专业，并有其相应的模拟教学环境，如模拟法庭、模拟病房、模拟公司、模拟车间等。

不同学者对模拟教学法概念的界定略有不同。有的学者将模拟教学法进一步划分为模拟设备教学法和模拟情境教学法两大类。其中模拟设备教学法以模拟设备为支撑，具有学生身临其境、可重复学习、可随时评价、成本低、风险低、教学环境接近虚拟环境的特点。而模拟情境教学法模拟职业活动中的场景，开展形式通常为角色扮演，教学环境更接近临床实战环境。在本节阐述模拟教学法时，倾向于把该概念限定为前者，即本节叙述的模拟教学法是指模拟设备教学法，而模拟情境教学的概念属于角色扮演教学法，将在后续的章节中阐述。

模拟教学法体现了行动导向教学的理念。学生是学习行动的主体，学生学习要以与职业情境相近的学习情境中的行动过程为途径，以独立计划、独立实施与独立评价的自主行动为方法，以教师-学生、学生-学生间互动的协作行动为方式，以学生自我建构的过程为学习过程，以职业情境中的行动能力形成为目标。南宋诗人陆游曾在《冬夜读书示子聿》中提到"纸上得来终觉浅，绝知此事要躬行"，说的也是这番道理。

根据 Beaubien 和 Baker 的分类理论，可以把医学教学领域中的模拟教学工具大致分为六个层次。

0 级：书面模拟，如书面病历、检查报告单等，适合学生为主导，用于疾病诊断及患者管理的模拟。

Ⅰ级：三维模型模拟，如解剖模型等，适合以学生或教师为主导，用于技能实践等场景的模拟。

Ⅱ级：计算机模拟或虚拟现实模拟等，适合以学生或教师为主导，用于发展技能、提升认知水平等。

Ⅲ级：标准化病人（SP）等，适合以学生或教师为主导，用于体格检查、病史采集等临床技能训练及医患沟通训练的模拟。

Ⅳ级：中度真实的模拟教学平台，适合教师主导，用途同Ⅲ级。

Ⅴ级：高仿真模拟教学平台，适合学生主导，用途同Ⅳ级。

在运用模拟教学法的教育实践中有以下几类问题值得关注。

1. 第一类问题是模拟情境的创设需要精心设计。模拟情境的创设应紧密围绕教学大纲中规定学生需要熟练掌握的操作技术和相关理论知识进行展开，应该尽可能地接近真实的情境，可以考虑把临床工作中真实的案例进行挑选和组合形成新的案例，并且及时更新案例库，避免学生在模拟教学练习过程中感觉枯燥单调。同时也避免了学生将来在实际临床实践过程中，和真实的患者、医护等接触时，发现模拟练习的内容与现实工作中的情况相距甚远。模拟情境教学方案设计是否用心，学生是能体会到的。一个用心设计的模拟教学案例，才能充分激发学生的好奇心，调动学生参与学习的积极性，取得更好的学习效果。

2. 第二类问题是模拟教学课堂效率需要提高。有时候在学生分组进行模拟练习时，一方面可能有的学生由于预习准备工作不到位，模拟训练耗时偏长且效果不佳，且因模拟教具数量有限，常几人共用一个教具，这样进度偏慢的学生就会影响整个团队的练习进度，降低课堂效率。这个问题可通过督促学生做好课前预习准备工作来解决。

另一方面，每个学生对相关知识和技能的掌握熟练程度不同，学习效率有高有低，在模拟教具有限、教师精力也有限的情况下，容易出现一些已经对模拟训练内容熟练掌握的学生到后半段觉得枯燥乏味，失去练习的兴趣。另外在排队等待模拟练习的时间里，学生对课堂时间的利用率也很低。针对这个问题有两个建议。一是模拟教学最好能和其他形式的教学方法在同一课堂里配合使用，比如讲授法和模拟教学结合等。这样能让更多的学生在模拟训练有些累、有些乏味时，学习的积极性被其他形式的授课内容重新调动起来，效果比单独进行模拟教学效果好。二是对于有能力筹建类似技能训练中心的医学院校或医院，可以多开放中心的模拟教具供学生练习使用。如白天的时段多给学生安排知识的讲授，工作日晚上及周末可采用预约制的办法，为学生开放技能训练中心。医学院校或医院可以筹备类似临床技能协会这样的学生团队或住院医师团队，在技能训练中心教师的指导下，帮忙负责和管理针对学生日常模拟训练的相关工作。这样的办法就更能满足个体化的需求，让学生可以更自主地结合自身的情况进行查漏补缺和反复训练，弥补课堂教学训练时间不够的短板。宋代文学家欧阳修在《卖油翁》一文里说"我亦无他，惟手熟尔"。只有通过反复强化训练，才能达到"惟手熟尔"的境界。

3. 第三类问题是模拟教学工具的推陈出新。在国内高校的医学教育实践中，很多院校都存在模拟教学教具常年反复使用的情况，鲜少去思考自主研发新的模拟教学工具，医学院层面往往也缺乏对这项工作的政策导向和激励。在日常的医学课堂教学过程中，很多灵感创意是在师生交流的思维碰撞里自然产生的，怎样把这些创意灵感转变成模拟教学教具的开发成果，需要每一位医学院管理决策者、广大的教师团队和学生一起思考和行动。当下正是人工智能、万物互联浪潮兴起的时代，在尝试开发新的模拟教学工具时，加强与具备这类技术背景的团队合作，应该是不错的突破方向。

4. 第四类是关于在模拟教学中教师能力要求的问题。模拟教学需要教师对相关教学内容的知识掌握水平和操作技能掌握水平过硬，而且需要有良好的现场组织能力。模拟教学不是把教具提供给学生就大功告成，还需要教师在适当的时候对学生进行技巧点拨、结果反馈及组织协调。教师需要从宏观上把握好课堂的进度节奏和秩序，也要沉下去关注每一位学生的情况，遇到困难给予帮助，表现良好给予表扬。

四、角色扮演教学法

角色扮演教学法是一种以学生为中心、教学互动的教学方法。每个人在社会生活中都有自己需要扮演的角色，这种角色的形成和个人的家庭社会背景、接受的文化教育、职业地位、社会文化制度、人际网络等多种因素密切相关。想要更好地适应社会生活，正确地了解自己和他人的角色定位，加深对这些角色形成因素的认知十分重要。在高等医学教育实践中，将角色扮演教学引入课堂，让学生身临其境地感受现实生活中医务工作者所面对的从业环境和接触的不同社会角色，引导学生去理解角色间的合作与冲突，挖掘角色行为的动因，探索怎样更好地去扮演自己未来医学从业生涯中的角色具有重要的意义。

临床教师在教学过程中设定一个真实的问题场景，通过组织学生或住培学员对医生角色和患者角色的扮演，使他们能够在模拟临床的环境下，掌握临床诊疗的方法和实际动手的技能；同时，让学生对临床场景中的矛盾进行分析，尝试解决各种价值冲突，树立正确的价值理念，培养医患沟通的技巧。角色扮演教学法有助于提高学生的参与积极性。

在之前的章节里提到，一些学者提出的模拟情境教学法和角色扮演教学法是雷同的概念。角色扮演教学法和模拟教学法（模拟设备教学法）都是以行动和决策为导向开展教学活动，都涉及让学生通过体验、经历来进行模仿学习。但角色扮演教学法是通过角色扮演者之间的互动，通过人际间的交互和反馈来学习知识，而模拟教学法是人与模拟教具之间的互动，通过在模拟教具上反复模拟训练达到学习的目的。医学专业有其特殊性，医学教育实践中有需要运用标准化病人、学生扮演患者、医生进行问诊查体和临床技能操作这样的教学，这种情况下尽管交互的对象是人而非典型意义上的教具，但教学目的仍然是通过强化训练来提高临床技能，所以这样的教学方法仍属于模拟教学法的范畴。

在此需要强调角色扮演教学法的两点教学原则：一是角色扮演应该遵循教学目标，符合教学内容，要让学生明白角色扮演的目的在于学习知识和技能而非娱乐。二是要重视角色扮演后的评估和讨论，这个环节才是实现教学目标的关键。

角色扮演教学法非常适用于医学人文领域的教学实践场景。医学人文领域的知识比较抽象，和内外妇儿这种需要记忆大量知识点的科目不同，强调的是人文素养方面的培养。而当前针对这块领域的医院教学常存在两个问题，一是教学方法比较陈旧，容易照本宣科，学生因为缺乏实际感受，解读和体会有一定难度。二是教学内容中充满理想化的一些情境和理念，脱离了实际，没有把最贴近现实的医疗情境构建出来让学生进行分析学习，造成无法学以致用的结果。角色扮演教学法模拟真实的临床工作环境，有利于学生尽快适应临床学习和工作，模拟的环境接近现实，可以让学生对真实的医疗环境有深刻的体会。

角色扮演教学法是有一定的教学步骤可以遵循的，大致分解为"表演预热－挑选演员－框架搭建－观众思考－情节展示－全体讨论"六大环节。理解和掌握这些环节，对提高教学效果，达到预期的教学目标非常重要。

（1）表演预热阶段重点是通过多种渠道和方法给学生展示问题情境，激发学生的学习兴趣。问题情境的选择可以来自现实生活中的真实案例、改编案例，也可以来自影视、文学作品。这一步很容易在实践中被忽视，有些教师可能在开展模拟教学时直接省略该步骤，就现场简单分下工，几个学生上台演一演，大家乐一乐就草草结束了，这样其实只有表演的形式，没有内涵，学生也不会有思考，还浪费了宝贵的课堂教学时间。学生正是因为缺乏社会工作经验，对问题情境感到陌生，所以才希望能在正式步入这样的工作情境前通过充分学习和思考，明白将来该怎样做。

有些问题情境如果发生在现实生活中，可能对当事人会造成危害甚至留下心理阴影，如医患纠纷、暴力伤医等。角色扮演教学法的一大优势就在于可以在安全的背景下尽可能真实地为学生模拟还原这类问题情境，让学生对其中的一些细节问题进行抽丝剥茧。这样的机会如果在医学生阶段不把握好，等到临床实践中再亲身经历，就可能在解决问题时茫然无措。构建和谐医患关系，医患沟通能力的培养必不可少的，因此，相关场景模拟是医学教育不可或缺的环节，是检验医学生理论知识水平能否联系实际的必经之路。

（2）挑选演员的环节也很重要，尤其是首轮表演的表现，会直接影响课堂观众的情感体验及后续的课堂氛围。一般来说，建议选择有担任某角色较强意愿的、表达和表演能力较强的、乐于参与讨论互动的学生担任首轮表演的演员。与此同时，减少硬性指派角色，应尊重学生的意见，不然表演会很不自然，不利于把角色和冲突展示到位。

（3）框架搭建阶段的几个技巧要点在于不必要求学生完全一字一句地使用准备的台词，不压抑学生的创造性临场发挥。表演的过程要鼓励学生全程投入。同时在条件允许的范围内准备好需要的辅助道具，尽可能使表演接近真实的情境，这样的表演感染力才强，印象才会更深刻。

（4）观众思考：角色扮演教学的课堂应是寓教于乐的，需要每位团队成员都把自己尽量代入，认真思考，鼓励学生从新的角度去理解"医者仁心""救死扶伤""以患者为中心"等理念。教师可以在表演前布置一些引导性的问题，鼓励学生边看边思考。

（5）在情节展示环节，教师不必从表演技巧上对学生有过多的要求，应该以鼓励赞许为主，这对增强表演者的自信心及未来继续积极参与角色扮演十分重要。表演的时间不宜过长，以 5～10 分钟为宜。毕竟我们的教学对象是医学生，而非表演系的学生，寓教于乐是手段而不是目的，最终还要落实到学生对问题情境的思考上来，而不是表演和舞台效果本身。

（6）全体讨论是要重点投入时间、精力的环节。要鼓励学生多挖掘人物的行为动机，探寻矛盾问题的形成原因及最优的解决问题方案。可以让学生多结合自身的经历对社会现象的观察进行思考，课堂上开启头脑风暴式的讨论。

五、演示教学法

演示教学是指教师在课堂教学、床旁教学及技能教学过程中，运用教具或教学仪器进行表演和示范操作，利用样品、标本、模型等实物和各种挂图、音像资料向学生提供感性材料，并指导学生进行观察、分析、归纳以获得知识的行为方式。医学作为一门对实际操作、动手能力要求高的学科，演示教学更能彰显其优点。下面将推荐几个临床常用的演示教学方法。

（一）示教模型演示教学

临床医学中讲解某些疾病的发生机制往往比较枯燥、难以掌握。临床带教老师在学生进入临床工作前最好先通过示教模型演示让这一类型的讲解变得生动有趣、让学生记忆深刻。例如正常分娩机制是现代产科学理论体系之一，是学习异常分娩及其他产科学的基础，但它理论性强、抽象，如果教师只在课堂上图文讲解，学生不容易掌握。而且，由于妇科分娩涉及女性生殖器等隐私部位，学生在实习或见习中常常遇到患者不配合，很难在患者床旁进行实体演示。因此，建立示教模型无疑是一个好选择。产科除了理论授课时采用骨盆模型和胎儿模型外，机制演示还可采用自动分娩机制示教模型。随着现代科技发展，示教模型演示可以和多媒体技术相结合，目前的多媒体动画及 3D 打印技术都可以用于演示教学中。如烧伤科和皮肤科临床带教老师可以用 3D 皮肤模型演示皮肤愈合过程；骨科临床带教老师可以用 3D 关节模型演示关节病变和治疗过程；其他各临床科室的老师也可以应用现有或自己开发多媒体动画演示本科疾病的发病机制、治疗原理、疗效评估等。

（二）案例演示教学

案例教学在临床教学中（包括实习、见习、住培教学、进修教学）起着非常重要的作用，案例教学的整个授课方式应该针对不同类型教学对象而制订。

1. 课前准备　①对于本科实习、见习学生，教师可以首先准备演示案例所在章节中需要的图像、幻灯、影像等资料，提前 1 ~ 2 周将案例资料提供给学生，学生结合案例资料查阅相关知识，充分预习、讨论和预解答案例。②对于住培学员、进修学员，教师可根据教学大纲要求提出需要学习的案例，由学员自行分工准备案例所需的图像、幻灯、影像等资料。

2. 授课　教师简单介绍讲授章节的教学目标和重点内容，最好选择实物标本或模型重点突出本章节的医学基础知识如解剖、生理知识，同时再次以图像、幻灯、影像等资料将讨论案例展示给学生。如果是学员自行准备的图像、幻灯、影像资料，授课可以采用学员和学员之间或学员和老师之间讨论的形式展开。

（三）实体演示教学

下面以医学影像学的摄影操作为例，展示实体演示教学。

1. 课堂学习　学习影像摄影基础理论，包括摄影体位、中心线、体位用途、体表标志等，教师最好以多媒体图像等形式演示。

2. 授课　将学生分为小组，每组 2 人；教师以学生为模特，在操作中讲解摄影体位、中心线的确定；各组学生搭配，相互进行演示，由教师进行点评及纠正；所有学生操作规范后，进行实际摄片；教师指导，学生一起对所摄片进行质量分析，归纳总结所摄体位的主要用途。

总之，实体演示教学是一种直观操作演示，教师以实体为例向学生讲解规范操作要点，使原有抽象的图文变成简单、生动有趣的实体演示；在学生自行操作过程中，教师的点评及纠正加深了学生对知识点的记忆，各小组操作演示合格后方可拍片，以进一步强化重要知识。

此外，在临床教学中，教学查房也是一种很好的实体演示教学。①病例准备：带教老师根据教学大纲或教案提前选择病房或门诊典型病例，最后提前将病例类型告诉学员，学员可以提前预习理论知识。②信息采集：将学生分为小组，每组 2 ~ 3 人，分别对病例采集病史。③小组集中分析临床特点、发病原因和机制，选择治疗方案，最后各小组间陈述临床总结。在每个小组讨论中，教师需给予专业的指导意见。

（四）仪器演示教学

以超声在妇产科的应用为例：将见习和实习学生分为小组，每组约 5 人；学生提前按照教学大纲要求自学 1 个学时理论知识，同时教研室安排相应理论的 1 个学时的超声演示。演示内容涵盖正常女性内生殖器、早期妊娠、流产、胎儿及其附属物、生物物理评分、异位妊娠、子宫肌瘤、卵巢肿瘤等；在演示过程中教师不需要重复讲解，可采用引导式提问方式将大纲知识点和超声表现相结合，同时鼓励学生提出问题，课后查阅资料、寻求答案，日后在教学查房和病例讨论时进一步归纳总结。

对于一些精密仪器，如皮肤科的激光治疗仪器、外科的显微手术仪器等，需要在患者治疗操作演示前对学员进行仪器的岗前培训，包括学习仪器的原理、仪器的标准操作流程、患者治疗的适应证及禁忌证等。学员完成岗前培训及考核合格后，再参与带教老师的仪器治疗演示。在教师的仪器演示中，以皮肤科皮秒激光治疗雀斑为例，演示内容涵盖仪器参数选择、治疗过程中皮肤的即刻反应、治疗后皮肤的后续反应、治疗终点判断等。演示结束后，教师可以针对演示过程中的细节对学员提出问题，鼓励学员课后查询资料，总结归纳。

（五）模拟现场操作演示教学

外科是一门实践性很强的实用性学科，很多技术都属于实践操作技术。因为手术室空间限制，无菌环境要求很高，很多常规操作技术如手术前消毒、铺巾、打结，术中止血、打钩、钳夹、分离，术后缝合、消毒等，不宜于在手术现场观摩学习。此类操作最好由教研室或临床技能中心模拟手术现场对学生进行操作演示。

演示教学的方法很多，每一门学科可以根据自身的特点和需求，选择甚至设计自己独有的演示教学方法。

六、问题为基础的教学法

传统教学方法以讲授为主，授课教师作为教学中心，按照教学大纲中的要求提前备课，再对学生进行重点和难点讲解。由于医学特别是临床医学是一门专业性强、实践性强的科学，为了让学生更有效地将课堂知识与临床应用相结合，问题为基础的学习（PBL）教学法无疑是一项很好的选择。PBL教学法让学生直接面对临床问题，以教师作为主导，共同讨论，查阅文献，寻求解决问题的临床思路，提出解决问题的方法。PBL教学法既能充分发挥学生的主观能动性、增强团队协作精神，又有助于培养学生良好的临床思路，逐渐提高解决临床问题的能力。教学内容和形式如下：

1. 确定问题　常见的有两种方式，一种是学生先通过课堂讲授或自主学习方式获得疾病的发病机制、临床表现、诊断、鉴别诊断、治疗原则等基础知识，然后学生提出学习过程中遇到的问题。另一种是教师向学生提供3~5个临床病例，将见习学生分为3~5组，每组由一名高年资主治医师以上级别的老师指导结束后，带教老师和学生提出相关临床问题。在医院教学中，针对不同授课对象，确定问题的方式也不同。例如：实习生、见习生接触临床少，理论知识较丰富，可以采用第一种方式；住培学员、进修学员有一定的临床基础，期待进一步的临床提高，最好采用第二种方式。

2. 引导学生获取资料　通常提出问题后不建议立刻讨论，学生最好在讨论前主动获取相关资料，充分做好讨论准备。获取资料的过程也需要老师进行引导，老师可以提出问题的关键词，帮助筛选有价值的资料，启发学生拓宽思路等。获取资料的途径有图书馆、数据库、网络等。带教老师可以在这个阶段引导住培学员、进修学员学习循证医学知识，为将来循证解决临床问题打下基础。

3. 讨论和分享　讨论过程同时也是分享过程，一般讨论以小组形式进行，每组最好不超过10人。讨论小组可选取一名小组长，每个问题开始讨论前由小组长对问题进行陈述。讨论开始后组员就问题提出各自的观点、意见，所持观点和意见需要有文献等资料支持，讨论过程中教师需要引导学生把注意力集中到需解决的问题上，避免思维发散、偏离主题，同时潜移默化地培养医学生的团队意识和沟通、交流、协作能力。讨论过程中有可能会产生新的问题，这就为下一次的 PBL 教学打下基础。

4. 成果总结　每个讨论小组除了小组长外，还需要一名记录员，详细记录每个主题的讨论过程，包括每一名发言者的观点、意见及引用文献等。最后小组成员在教师引导下对每个问题的讨论内容进行归纳总结，形成一个大家都认可的结论，并将结论上交备案。如果还存在有争议、暂时不能下结论的问题，需要鼓励成员继续查阅资料，下一次进一步讨论。在小组总结过程中，教师要鼓励学生积极发言，提高学生的语言表达能力，增强学生临床分析问题、解决问题的自信心。

5. 教师点评　通常每个 PBL 教学时长为 2 个学时，学生为主角，教师全程充当引导和配合的角色。教师需要在整个过程中仔细观察每名学生的语言表达能力、临床思维能力、前期准备情况等，教学结束后帮助学生回顾讨论中的精彩片段，对整个教学过程及每名学员进行点评，找出不足，总结经验，提出改进方法，以达到循序渐进地完成临床知识储备和专科技能训练的目的。

此外，为了克服交流恐惧，提高学生参与的积极性和主动性，使每次课程达到预期目标，PBL 教学法有以下注意事项：①获取资料阶段，可以 2~3 人为单位协同查阅文献，有利于学生之间的交流沟通，培养他们的沟通交流能力和合作意识；②每次讨论课的组长由学生轮流担当，争取让每名学生都有机会成为组长，锻炼组织协调能力；③教师协助小组长在讨论中引导组员把话题集中在需解决的问题上，避免偏题；④教师观察所有参与组员的语言表达及行为细节，重点关注不爱发言的学生，并寻找原因；⑤可以将讨论过程录像，课后组员自己观看，回顾精彩片段，总结经验。

目前，除了传统的 PBL 教学模式，很多医院或教研室根据自身学科特点和学生现状将 PBL 教学模式进行了改良，同时也创建了一些综合教学模式，如标准化病人联合 PBL 教学模式、翻转课堂与 PBL 教学结合、分段式结合 PBL 教学模式、CBL 结合 PBL 教学、PBL 结合循证模式、ECS（emergency care stimulateman，急救护理综合模拟人）教学结合 PBL 教学模式等。

七、团队为基础的教学法

团队为基础的学习（TBL）教学法是以学生为主体、团队为基础，引导学生自主学习，重点培养学生分析和解决问题的能力，培养医学生成为终身学习者的教学模式。TBL 教学法改变了传统的教师授课模式，启发学生独立思考，鼓励学生自主收集、整理学习资料，发扬团结协作精神，获取和更新医学知识。相对于 PBL 教学法，TBL 教学法更强调学生之间的交流沟通、互相帮助、互相督促，增强学生的团队合作精神和竞争意识。TBL 教学法常用的课程设计如下：

1. 课程准备　授课教师提前对学生进行分组，分组采用学员各方面条件（学习能力、性格、交流沟通能力等）均等的原则，每组 5～10 人，通常 3 组。每次上课前 1～2 周向学生发放与课程内容相关的资料及预习提纲。同时教师准备开课后的测试试卷。因为在医院教学过程中，授课对象既有实习生、见习生，又有住培学员、进修学员，他们各自的临床基础不同，学习目的也有一定偏差，因此这几类学员可以搭配分组，取长补短。授课老师可以根据教学大纲直接给实习生、见习生发放课程资料，给住培学员、进修学员提供临床病例或提出临床问题。

2. 课程预习　学生以 2～3 人为小组，通过教材、图书馆、国内外数据库等途径，分工协作查阅课程相关资料，然后在课前对获取的资料进行学习，充分储备知识。预习过程中，重点鼓励学员相互监督，定期讨论、交流。带教老师在这个阶段，同时引导住培学员、进修学员学习循证医学知识，学会循证方法。

3. 开课测试　测试包括个人测试和小组测试，测试试卷都由教师在准备阶段设计好。首先对学生自学的知识部分进行个人测验，测验试题可以由 10~20 道简单的单选题组成，学生独立完成，不能相互协商。个人测试主要是摸底学生预习的效果，掌握前期知识储备情况。教师可以根据测试结果对学生有所奖惩。个人测试结束后，按照课前分组进行小组测试，测试题目最好为 10~20 道有一定难度的多选题或 3~4 个临床病例，测试过程中，小组成员可积极讨论，选择出组内成员一致认可的答案。教师收集到各组答案后，针对小组间不同答案引导组间开展讨论，尽可能得出全体成员一致认可的答案。如果没有达成一致性，可以组织下一次课程，就遗留的争议问题再次学习、讨论。

4. 教师评价　每次 TBL 教学的尾声都是教师对课程进行评价，评价内容包括课前预习、小组测试成绩、临床病例分析思路及团队协作情况。

需要注意的是，TBL 教学法以团队为基础，组员分享和讨论获取知识，最终达成共识，给出解决问题的最佳方案或选择，重点培养学生的团队学习、组织交流及相互协作能力。PBL 教学法是以问题为契机，学生获得相应的任务后，分组或独立自主探索学习，再集中讨论，重点是培养学生获取、学习新知识及提高分析、解决问题的能力。

和 PBL 课程相比，TBL 教学的课程设置，教师需要承担更大的责任：①调查学生的学习能力、性格、交流沟通能力等条件，才能做到合理、均衡分组。②预习提纲的准备要考虑问题的难易程度，不能太偏或太容易，要激发学生的学习兴趣。③设计个人测试试卷和小组测试试卷时不能重复，难易程度要有区别。如果是病案讨论，最好围绕教学大纲选择典型病例，让所学知识能够和病例充分结合。④课前预习阶段，要监督和引导学生相互学习、分享知识，可以采用微信平台或面对面交流形式。⑤为了在规定的时间内讨论得出一致意见，教师要注重引导学生围绕问题展开讨论，可以拓宽思维，但不要跑题。⑥教师点评阶段，重点评价学生课前预习阶段知识获取及储备的情况，对准备不充分的学员或团队给予批评；重点评价讨论过程中学员之间相互协作及相互争论的片段。

　　除了上述传统的 TBL 教学模式外，教研室也可以根据自己学科的特点，改良 TBL 教学模式或将 TBL 教学和其他教学模式联合，如临床路径（clinic pathway，CP）结合 TBL 教学、PBL 联合 TBL 教学、翻转课堂联合 TBL 教学及 CBL 联合 TBL 教学模式等。

　　需要注意的是，PBL、TBL 及 CBL 教学法各自有其优缺点（表4-2），因此应该根据授课内容及授课对象综合应用。

表 4-2　不同教学方法的比较（PBL、CBL、TBL 教学法）

项目	PBL 教学法	CBL 教学法	TBL 教学法
目的和内涵	以学生为中心,培养解决问题的能力	提高学生学习的主动性,培养创新能力,提高学生获取新知识、有效运用知识解决新问题的能力	团队式教学,基础与临床并重,并应用知识解决实际问题
适用对象	有一定理论基础,临床阶段的医学生	有一定理论基础,临床阶段的医学生	适用于任何阶段的医学生 / 医生
形式方法	以学生为主体、以问题为中心	以案例为基础	以团队为主体
评估体系	形成性评价,根据每次讨论学生回答问题次数、质量及资料复习书面报告进行综合评估	形成性评价	形成性评价
优点	调动学生的主动性和积极性,提高学生对所学知识的运用能力	能激发学生的学习兴趣,培养主动探究问题、查阅资料、分析思考的能力	团队协作,更好地发挥学生的自主学习,重点培养学生分析和解决问题的能力
缺点	要求有一定基础知识储备,有加重学生学习负担的风险	缺乏系统性和连贯性	需要很好地组织

注：PBL.问题为基础的学习；CBL.案例为基础的学习；TBL.团队为基础的学习。

八、现场考核测评教学法

（一）定义

现场考核测评教学法是教师根据一定的教学任务，组织带领学生到与教学内容相关的场所开展教学活动，并通过考核测评来评估学习效果的一种教学形式。考核方式可根据不同对象、不同内容设置考题，如多选题和简答题，既能提高洞察力，又能提高写作技巧；亦可通过模型操作或真人演示考核，提高临床操作技能，增加人文沟通技巧。

（二）要求

要求教师和学生同时进入现场，通过课前准备的资料，现场考核测评，考查学生学习情况、知识掌握程度等。包括询问病史、全身或专科查体，相关辅助检查解读，临床技能操作等。主要有 3 种形式：试题考核、模型操作及标准化病人或真人演示。

1. 教师准备　根据不同年级、不同学科、不同专业培训大纲或教学大纲、授课学生的能力水平及学习需求编写教案，将需要掌握的知识内容编入考试题目、考试情景。预先确定一次临床教学将会评价哪些方面的结果，需要确定授课章节教学效果评价的内容和结果，对考题设置标准答案并进行考评。评价过程中，授课教师选择合适的时机告知学生考核结果，部分易错知识点甚至可详细阐述解析过程。同时，由于不同的考核形式，也需要准备有针对性的内容。

2. 对不同形式的要求　①试题考核：教师将知识点融入试题，难度适中，使学生在做题中熟悉，夯实理论基础，并且通过试题来了解学生基本知识的掌握情况，为后续安排适合的实践操作做准备。②模型操作：教师做好临床技能操作相关的物品准备及场景设定，制订标准操作方案，要求学生像平时一样处理模型所模拟的问题，适时对操作予以指导及评价，让学生通过反复的训练和反馈来规范操作，达到熟练掌握的目的。③真人演示：对象应是易于沟通、愿意配合的患者，亦可以是标准化病人。授课时教师先交代需要考查的内容，告知教学任务，详细交代问诊、全身或专科查体注意事项，准备好相关辅助检查结果，让学生在临床实践中提升专业技能与沟通艺术，解决实际问题。涉及需要向学生示范操作时，首先应告知学生应着重观察哪些方面，并在演示后提出问题，如问诊要点、体格检查、沟通方式等。

亦可以通过反复的考试测评，让学生充分掌握知识点。将试题考核、模型操作、真人演示等多种考核方法灵活运用，综合提高学生的理论知识、流程操作、临场应变及医患沟通能力。

3. 学生准备　授课前能对授课内容进行预习，授课后知晓知识点的相关内容，书写记忆考核要点，考试过程中能通过反复训练达到熟练掌握知识点的目的。

（三）适用范围

1. 适合对知识点有一定掌握的医学生或医生。

2. 以临床工作中常见的各项基本流程为适宜的教学内容，包括基础与临床学科知识点、临床交流技能、伦理和态度、职业素养、行医准备、循证医学等方面。其中涉及了需要重复训练的知识点，如通过考核测评掌握的"七步洗手法""三查七对"等；需要模型操作训练的知识点，如胸腔穿刺、腹腔穿刺、骨髓穿刺、腰椎穿刺、穿脱隔离衣、动脉穿刺等；或需要标准化病人或患者的问诊、查体。

3. 教师需要知晓标准答案，正确的步骤等。授课教师需掌握相关知识点，精心构思和设计课程，引导性提问，充分调动学生的知识储备，将理论知识与现场实际操作结合起来，达到授课教学的目的。

九、计算机人机互动教学法

计算机人机互动教学法，是将授课内容预先设置入计算机，学生根据课程安排和自身的需要选择学习，通过人机对话，传授知识。随着智能化的深入开展、电子媒体的进步，医院教学也发生着巨大的变革。随着计算机的功能越来越强大，3D 模拟技术、3D 打印机、智能手机和移动技术及高速互联网 5G 等技术的发展，医学教师可以在课堂上应用高质量影像、动画、互动性培训模块和学习管理系统。计算机辅助学习的好处在于它能极大促进知识的获取，因此对 21 世纪的学生具有巨大的吸引力。然而，教师应当意识到，与传统的学习情境相比，计算机辅助学习具有不同特点，因为它对社会交往、信息交换、认知负荷及学习者的参与程度有别于传统教学方法。

医院教学中带教老师要利用好这些技术革新，例如即时教学反馈作为互动手段，鼓励学生主动学习。在课堂上使用嵌入式互动投票软件的观众反馈系统（audience response system，ARS）能使学生持续监测自己的进步，模拟实验室在基础科学教学中的应用也越来越多，动物生理实验室已经被模拟中心所取代，其使用的高保真人体模型可以体现基本的生理学概念、对药物产生的反应，并鼓励医学生积极思考，在实践中实现临床思维能力培养。

在基础科学教学中，除了使用高保真的模拟器，还经常使用简单的技术和低保真的物理模型。例如，在大体解剖学中使用人体彩绘，可以提高学生对体表解剖的认识，这些对于临床实践中的触诊和听诊是有用的知识。活跃和富有动感的人体彩绘，加上令人印象深刻的解剖图像，是人体彩绘作为学习工具的成功之处。使用简单的物理模型来说明人体中各个结构的空间关系有助于理解它们复杂的功能。这些简单的技术和模型可以作为记忆辅助工具，减少认知负荷，促进问题解决，激发学生的热情和参与。

人机互动启发教学顺应时代要求，具有形象性、趣味性和互动性等特点。让学生在接触计算机的情况下，感受学习的乐趣。同时学习情境的创设，可以帮助学生更好地移情于教育资源，获得更多的情感体验。

教师先将授课内容经一定的技巧，预先编入程序。然后建立好模块、设计好问题，丰富授课内容，关注师生互动交流，让学生先合学，后独学，再合学。这种方式可以大大提高学生的学习兴趣和专注力，也为学生提供了选择机会，可以自己决定什么时候开始进行学习，也可以反复学习，使学生参与活动的主动性和自主探究的能力得到了提升。

随着时代的进步，人机互动正以其独有的优势越来越受广大教师的青睐，给教学注入了新的活力。人机互动具有丰富的表现力、强大的交互性，有助于医院教学活动的开展。

十、案例教学法

案例为基础的学习（case-based learning，CBL）教学法是指通过组织学生对案例展开讨论，来探寻解决问题的方法，由此使学生掌握相关的理论知识，提高专业技能的一种教学方法。也就是说，CBL教学法实现了以理论教学为基础，以实践教学为途径，旨在为学生营造切实、自由、轻松的学习环境，培养其独立思考的能力，从而提高他们利用所学知识解决实际问题的能力。

在医学专业案例教学课程中，教师提出一系列问题来激发学生表达个人观点，引导学生提出解决问题的办法，积极倾听学生讨论并鼓励学生思考。教师不再是课堂的操控者，也不是单纯向学生灌输知识，而是引导学生不断学习，帮助他们自主、积极学习。教师是案例教学活动的总设计者，学生是参与者和体验者。教师需要精挑细选案例材料，学生要全身心投入案例探究中。

案例教学法转变了传统"师本位"的教学理念，真正关注学生的课堂体验。为了学生能够顺利开展探究活动，教师要给学生留有足够的时间和空间，使得每位学生都能在自身原有知识基础上得以提升，而且尽量不干扰学生的自主探究活动。

（1）编写教案及创设课堂模拟情境过程中，教师应明确教学目标和主题，对整个教学活动的流程要做到心中有数，按照预先设计的教学要求和具体情境操作方法，有条不紊地把握好教学进度，维护好课堂秩序，可以通过学生的发言时间、内容等调整节奏。

（2）在案例教学的过程中，教师需要关注的不仅是学生对课本知识及相关知识的掌握，还应注重学生的仪表姿态、表达和语言沟通技巧，必要时给予指导。通过发现问题、解决问题培养学生的临床思维和职业素养，帮助他们提升解决问题的能力。

（3）由于案例教学法所营造的情境加强了学生之间的交流，当不同观点的出现时难免会遇到冲突。此时教师需要及时疏导，告知学生，争论才能进步，争论才会促进相互的学习，取长补短。教师也可以通过提问的方式，将学生的思维引入纵深处，引领他们走向解决问题的方向，适时为学生补充新的内容，保证整个教学活动质量的提升。

（4）教师应坚持"以学生为本"的教学观念，关注学生对基础知识、技能的掌握，及时引导学生对知识点进行全面学习，最大限度地调动学生的学习积极性，给予足够的自主探究的时间和空间，鼓励学生提问、发言，但对学生发言也要有相应的点评、总结和归类。

这种教学方法真正将理论与实践融合在一起，将个人钻研与集体探究融合在一起，他们的学习主动性被充分调动起来，实现课堂变为学堂、教材变为学材、教师变为导师的授课模式。在具体教学或编写教案过程中，教师应以实际病例为基准，明确案例之间的各个要素、因果关系、现状、对策，解释案例教学法的本质，进而推论到"诊断、鉴别诊断、治疗、预后"等方向上来。通过一个案例的学习，学生学会举一反三，从单一案例上升到与之相应的课题理论研究上。这就需要教师精选案例，结合知识点的要求、临床常见问题等出发，以培养学生临床思维为最终目标，实现教学内容与学生实际学习需求相吻合的目的，也要求教师精心备课，利用丰富的教学资源，运用各种新型的教学手段，拓宽学生的知识面，增强课堂教学的新鲜感，带动学生参与课堂的热情，并不断学习、积累，丰富自身的知识储备，提升整体教学水平。授课过程中，教师应做到因时因地制宜、因材分层施教，兼顾所有学生，把握提问对象及提问时机，提高课堂学习的效果及效率。不单纯地去追求一种正确答案，对于不同的见解或新颖的想法，一定要经科学论证才能给出明确的结论。对于案例学习而言，课堂讨论的结果可能会形成若干个"可行的方案"，每个方案各有千秋，教师应教会学生在众多方案中进行抉择的方法。

案例教学法也对学生提出了更高的要求，即要有主角意识、创新思想、反思精神。常可以通过几个问题让自己有更加深入的思考，例如"你认为最可能的诊断是什么""还应做哪些辅助检查""是哪些信息支持你的诊断""你希望从辅助检查中得到什么信息"等。这些问题不断深入学习，可以帮助学生更好地理清思路，强化临床诊疗思维。

案例教学法的主要内容包括阅读材料、自主思考、合作探究等认知活动，因此其课程设计也应紧紧围绕知识点和案例。例如，在案例教学活动开展前期，学生往往被新鲜事物吸引，产生浓厚的学习兴趣，并带来愉悦的情感体验，快乐学习的过程中收获良好的教学效果。但是随着活动进程的不断开展，学生需要按照教师的要求研读课本内容和案例材料，如果案例不注重理论与实际的结合、材料与观点的统一，很难做到教有所依、言之有据，那么教学活动就较难顺利开展。另外对于在学习上有困难的学生，教师应主动帮助他们排解畏难心理，鼓励他们勇往直前，克服自身的弱点，使其获得更大程度的提升。

思考与练习

1. PBL 的主要教学形式为（多选）

　　A. 老师进行模拟情景，在情景中学习

　　B. 老师与学生进行角色扮演，模拟临床环境

　　C. 让学生直面临床问题，老师指导，共同讨论

　　D. 引导学生主动查询资料，进行总结，老师点评

　　答案：CD

2. **小组合作教学法在实际操作中需要注意的核心问题有（多选）**

   A. 分组的设置

   B. 学生在小组中的实际参与度

   C. 课程内容的选择

   D. 教师角色的参与度

   E. 对小组合作成果和过程的评价

   答案：ABCDE

第五章
医院教学的评价

第一节　概述

一、医院教学评价的体系

医院教学评价是评估教学质量的关键环节，也是促进医院教学的改进与完善的重要手段。目前，如何开展医院教学评价尚缺乏成熟的手段与体系，仍需不断实践与摸索。从医院教学的内涵来看，医院教学是医学教育的补充，属于医学继续教育的范畴。医院教学可以借鉴医学教育的评价方法。医学教育的评价方法包括形成性评价、终结性评价和诊断性评价等。然而，医学教育的评价方法通常以一个目的为主，具有一定局限性。医院教学评价涉及的要素不少，包括教学内容、教学方法、教学质量及师资水平等。要实现有效评价，体现以评促建的原则，建立一个完善的评价体系就显得尤为重要。

（一）医院教学的评价机构

医院教学是医学继续教育的重要组成部分。各级医院都存在大量的院内、院外继续教育项目，包括实习生教学、住院医师教学和中高级职称医师的专业培训。各级医院均应设置医院继续教育对口管理部门，如医务部继续教育科、继续教育部等。然而，医院继续教育对口管理的部门目前大多集中在管理医生外出进修、外院医生来院进修等工作，对于如何管理医院教学，尤其是评价医院教学尚缺乏经验。因此，要开展好医院教学首先应完善医院教学的管理部门，拓展管理部门的工作内容，将医院教学师资的培训、教学内容的安排、教学硬件的准备、教学质量的评价囊括其中。目前，医院教学的质量评价尚缺乏固有体系。结合医院教学的内容与特点，各级医院可以在现有管理机构中设置医院教学评价部门或专职管理人员，以便能够统筹安排医院教学评价，考核医院教学的各项指标，进而保证医院教学质量。

（二）医院教学的评价内容

医院教学包括了实习生、住院医师、主治医师等各级医生的培训与教育。其培训可能涉及专科知识、专业技能、医疗安全、医院感染、医疗行为规范性等内容。医院教学相关的环节非常丰富，包括：①培训师资，根据培训内容选择合适的培训教师；②培训内容，根据学员需求设置对应的培训内容，如实习生临床基本知识和技能培训、住院医师专科技能培训、主治医师专项技术培训等；③培训硬件，尤其是专科技能培训硬件，如腹腔镜、胃肠镜、电切镜、宫腔镜、经皮肾镜、输尿管软镜、超声、血管介入技术、虚拟现实（virtual reality，VR）技术等模拟设备；④培训质量，主要是指学员知识和技能掌握水平等。根据上述内容，医院教学评价总体上涉及师资水平、培训内容的科学性和实用性、硬件设备使用的合理性、培训学员知识掌握水平及技能操作能力等内容。如何评价师资，如何评价教学内容，如何评价教学方法，如何评价教学质量将是医院教学评价的主要工作，需要在开展医院教学工作过程中不断思考。

（三）医院教学的评价人员

医院教学的评价体系中评价人员是非常重要的组成部分。传统教学体系中往往聘用兼职的教师作为评价人员，对教学内容、形式进行督导，对教学效果进行评价。在医院教学中，评价人员可以分为专职和兼职人员。其中专职人员主要对教学的形式、课时、课堂反应等可以直接量化的评价指标通过评价量表进行评估；兼职人员可以聘用年资较高的、对应专科的医生对教学内容、安排和考核等结合评估量表进行主观和客观的评价。建设一支专职与兼职共存的评价人员库能有力保障医院教学的质量，也能及时收集医院教学中的问题，适时进行督导。

（四）医院教学的评价方法

医院教学包括课堂教学、实践教学和模拟教学等多个维度的教学形式。针对不同的教学形式有着特有的评价方法。传统的课堂教学评价主要是对教学质量和形式的评价。其中教学质量评价主要针对学生学习质量和教师教学质量两个方面进行。学生学习质量的评价可以通过笔试、综述、小组汇报等形式进行；教师教学质量评价主要通过学生、同行和督导组对教学形式、内容和效果进行评价。医院教学中的课堂教学相比于传统教学存在一定的差异，尤其是在课程设置和教学内容方面，更多的是专科知识、专项技术的讲解，同时教学过程中可能引入更多的讨论和病案分享。因此，对于课堂教学除传统的评价方法外，还需要更多地引入开放式的评价方法，建立评估量表，直接开展学员间的互评、教师对学员的评价，以实现更为全面的评估。实践教学和模拟教学主要是针对临床诊疗技术的教学形式，其评价应结合具体的教学内容，主要以学员掌握情况为主要评价指标，同时让学员对实践教学的形式、内容进行评价，以期了解实践教学和模拟教学是否能够满足医院教学的需求。实践教学和模拟教学可以通过建立学员的实践教学和模拟教学档案，详细记录学员参与实践教学和模拟教学的学时数量、学习内容，以观察学员对专项技术的掌握情况。同时，可以通过横向和纵向比较明确实践教学和模拟教学的质量。

（五）医院教学评价结果的反馈

医院教学评价结果需要适时地、真实准确地反馈给教学管理人员、教学人员、受训或受试学员，以多层面地促进教学水平与质量的提升与改进，同时让受训或受试学员了解自身存在的不足，以明确下一步学习的方向与重点内容。

通常情况下，教学管理单位需要全面了解教学评价的结果，反馈的内容包括教学方式、教学内容、软硬件使用的合理情况、学员的主观评价与客观水平等。教学人员，尤其是直接从事医院教学的师资，需要及时向其反馈学员对教学内容、形式及教师本身的意见和建议，同时反馈教学评价人员对教育内容和形式、软硬件运用情况的评价结果、教师自身教学能力与特点的评价情况。受训或受试学员则应及时获取参与学习和考核的整体

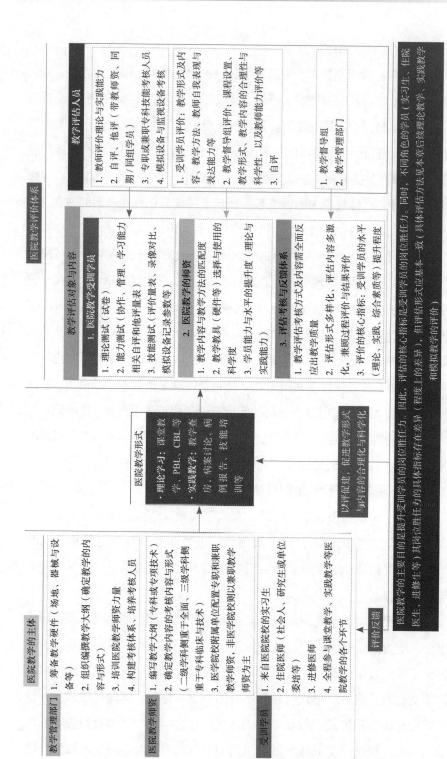

图 5-1　医院教学评价体系示意图

评价结果，以及在所有被评价人员中的占比，以全面了解自己在理论、临床实践、专项技能等领域的真实水平。

（六）医院教学评价体系示意图

根据医院教学的具体内容与形式，构建医院教学评价体系（图 5-1）涉及的要素包括评价对象、评价方法、评价人员等，最终整体形成完整的评价体系。医院教学评价体系中针对不同层次学员、不同教学内容及形式的具体评价方法将在后续章节中进行详细阐述，可参照后续内容构建具有一定特色且符合医院实际条件的评估体系。

二、医院教学评价的对象及维度

医院教学评价的对象（图 5-2）包含四个方面。一是对教学对象的评价，包括本科生、研究生、住院医师、进修医师、主治医师和其他各级医师。二是对教师教学行为的评价，包括教学态度、教学意识、教学内容、教学方法、教学能力、教学效果和教学纪律等。三是对科室教学工作的评价，包括对各级教学对象的教学工作等。四是对医院和医学院（培训基地）教学能力的评价，包括教学意识、教学条件、教学管理、教学状态和教学效果等。

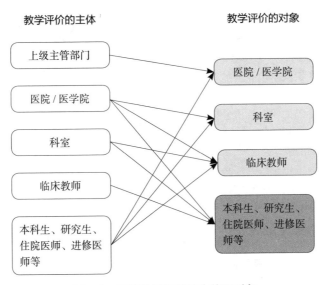

图 5-2 医院教学评价的主体和对象

（一）对教学对象的评价

医学教育三个阶段对象的培养要求各不相同，但有明显的相似性，其中最重要的是对在校生和住院医师的评价。国际医学教育组织（Institute for International Medical Education，IIME）于 2001 年制定了"全球医学教育最基本要求"（global minimum essential requirements in medical education，GMER）。通过制定"最基本要求"，使得在任何国家培养的医生，其医学知识、技能、职业态度、行为和价值观等方面的都能达到最基本要求。GMER 的体系主要是针对医学院校教育。美国毕业后医学教育认证委员会（Accreditation Council for Graduate Medical Education，ACGME）从 2002 年开始要求住院医师和专科医师具备"六大核心能力"，即医学知识（medical knowledge）、专业素养（professionalism）、看病能力（patient care）、交流能力（communication skills）、在实践中学习和提高的能力（practice based learning and improvement）、医疗系统中的训练（systems based practice）。体现了 ACGME 对一个合格医生全面和全方位的要求（表 5-1）。

表 5-1 全球医学教育最基本要求（GMER）和美国毕业后医学教育认证委员会（ACGME）评价标准对比

GMER		ACGME 住院医师 / 专科医师"六大核心能力"
职业价值、态度、行为和伦理	认识医学职业的基本要素,包括这一职业的基本道德规范、伦理原则和法律责任 正确的职业价值包括:追求卓越、利他主义、责任感、同情心、移情、负责、诚实、正直和严谨的科学态度 懂得每位医生都必须促进、保护和强化上述医学职业的各个基本要素,从而能保证患者、专业和全社会的利益 认识到良好的医疗实践取决于在尊重患者的福利、文化多样性、信仰和自主权的前提下医生、患者和患者家庭之间的相互理解和关系	专业素养	团队精神、专业责任心、对患者的负责态度、坚持道德底线、对患者一视同仁

续表

GMER		ACGME 住院医师 / 专科医师"六大核心能力"
职业价值、态度、行为和伦理	用合乎情理的说理及决策等方法解决伦理、法律和职业方面问题的能力,包括由于经济遏制,卫生保健的商业化和科学进步等原因引发的各种冲突 自我调整的能力,认识到不断进行自我完善的重要性及个人知识和能力的局限性,包括个人医学知识的不足等 尊重同事和其他卫生专业人员,并具有和他们建立积极合作关系的能力 认识到提供临终关怀,包括缓解症状的道德责任 认识有关患者文件、知识产权的权益、保密和剽窃的伦理和医学问题 能计划和处理自己的时间和活动,面对事物的不确定性,有适应各种变化的能力 认识对每个患者的医疗保健所负有的个人责任	
医学科学基础知识	人体作为一个复杂的、具有适应性的生物系统的正常结构和功能 疾病发生时机体结构和功能的异常改变 决定健康和疾病的各种重要因素和影响健康的危险因素、人类同自然和社会环境之间的相互影响 维持机体平衡的分子、细胞、生化和生理机制 人类的生命周期及生长、发育、衰老对个人、家庭和社会的影响 急、慢性疾病的病因学和发生发展过程;流行病学和卫生管理 药物作用的原理和使用原则、不同治疗方法的效果 在急、慢性疾病防治、康复和临终关怀中,恰当地使用药物的、外科的、心理的、社会的各种干预措施	医学知识 生物医学、临床医学、行为医学、流行病学知识,并且具有将这些知识应用于临床工作中的能力

GMER		ACGME 住院医师 / 专科医师"六大核心能力"	
临床技能	采集包括职业卫生等在内的相应病史资料 进行全面的体格和精神状态检查 运用基本的诊断和技术规程,对所获得的观察结果进行分析和解释,确定问题的性质 运用循证医学的原则,在挽救生命的过程中采用恰当的诊断和治疗手段 进行临床思维,确立诊断和制订治疗方案 识别危及生命的紧急情况和处理常见的急症病例 以有效果的、有效率的和合乎伦理的方法,对患者作出包括健康促进和疾病预防在内的处理 对患者的健康问题进行评价和分析,并指导患者重视生理、心理、社会和文化的各种影响健康的因素 懂得对人力资源和各种诊断的干预,医疗设备和卫生保健设施的适宜使用 发展独立、自我引导学习的能力,以便在整个职业生涯中更好地获得新知识和技能	看病能力	具有独立看病能力,掌握疾病的诊断、鉴别诊断、所有治疗的相关问题、愈后、临床操作技能等能力
群体健康和医疗卫生系统	掌握对一个群体的健康和疾病起重要作用的生活方式、遗传、人口学、环境、社会、经济、心理和文化等各种因素的知识 懂得在预防疾病、伤害和意外事故中,以及在维持和促进个人、家庭和社区健康中应起的作用和应能采取的行动 了解国际卫生状况,具有社会意义的慢性病的发病和死亡的全球趋势,迁移、贸易和环境等因素对健康的影响,各种国际卫生组织的作用等 认识到其他卫生人员和与卫生相关的人员在向个人、群体和社会提供卫生保健服务中的作用和责任 理解在健康促进干预中需要各方面共同负责,包括接受卫生服务人群的合作和卫生保健各部门间及跨部门的合作	医疗系统中的训练	医生在医疗系统中的作用,患者安全和质量控制

续表

GMER		ACGME 住院医师 / 专科医师"六大核心能力"	
群体健康和医疗卫生系统	了解卫生系统的各种基本要素,如政策、组织、筹资,针对卫生保健费用上升的成本控制,卫生保健服务的有效管理原则等 了解卫生保健服务的公平性、效果和质量的各种机制 在卫生决策中运用国家、地区和当地的调查及人口学和流行病学的资料 在卫生工作中,当需要和适宜时乐于服从他人的领导		
信息管理	从不同的数据库和数据源中检索、收集、组织和分析有关卫生和生物医学信息 从临床医学数据库中检索特定患者的信息 运用信息和通信技术帮助诊断、治疗和预防,以及对健康状况的调查和监控 懂得信息技术的运用及其局限性 保存医疗工作的记录,以便进行分析和改进	在实践中学习和提高的能力	循证医学的应用、医疗信息、教学能力
交流与沟通技能	注意倾听,收集和综合与各种问题有关的信息,并能理解其实质内容 会运用沟通技巧,对患者及其家属有深入的了解,并使他们能以平等的合作者的身份接受医疗方案 有效地与同事、教师、社区、其他部门及公共媒体之间进行沟通和交流 通过有效的团队协作,与涉及医疗保健的其他专业人员合作共事 具有教授他人学习的能力和积极的态度 对有助于改善与患者和社区之间关系的文化和个人因素的敏感性 有效地进行口头和书面的沟通 建立和妥善保管医疗档案 能综合并向他人介绍其需要的信息,与他们讨论关于解决个人和社会重要问题的行动计划	交流能力	与患者及其家属的沟通能力,以及在整个医疗团队中的沟通能力

续表

GMER	ACGME 住院医师 / 专科医师"六大核心能力"
批判性思维	在职业活动中表现出有分析批判的精神,有根据的怀疑,有创造精神和对事物进行研究的态度 懂得科学思维的重要性和局限性 应用个人判断来分析和评论问题,主动寻求信息而不是等待他人提供 根据从不同来源的相关信息,运用科学思维去识别、阐明和解决患者的问题 理解在作出医疗决定时应考虑问题的复杂性、不确定性和概率 提出假设,收集并评价各种资料,从而解决问题	

根据表 5-1 的对比可以发现,各个医学教育组织对培养合格医生的基本要求是一致的。对医院教学对象进行的评价应该基于以上各个维度,贯穿于医院教学的各个教学形式中,采用不同的教学方法,予以侧重。如传统的课堂教学以教授医学知识为主,但结合 PBL 或 TBL 教学法,就可以培养并评价学生交流与沟通、临床技能、信息管理、批判性思维、职业素养和医疗卫生系统相关知识的掌握能力。以住院医师为例,可采用表 5-2 进行多维度的评价,此外也可按临床工作中的各个场景为思路设置评价表格,将多个评价维度间接设置于每个考核问题中。评价一般于出科时进行,同时还应进行出科考试,包括问诊、查体、基本技能操作等。此外还应安排住院医师年度考核。

表 5-2 住院医师出科考核表

评价维度	考核内容	满分	得分	备注
专业素养	职业态度和举止、责任心	5		
	组织纪律,有无旷工、迟到、早退、脱岗	3		
	廉洁行医	3		

续表

评价维度	考核内容	满分	得分	备注
医学知识	解剖学、生理学、病理生理学、流行病学等知识	5		
	常见病的病因、临床表现、诊断和鉴别诊断(参照培训大纲)	8		
看病能力	病史采集和体格检查准确、全面	5		
	病历书写规范	8		
	解读并评估检查和检验结果	5		
	临床技能操作(参照培训大纲)	8		
	治疗方案合理,处方、医嘱正确	5		
医疗系统中的训练	遵守"十八项"医疗核心制度	5		
	遵守医院和科室规章制度,服从领导	5		
	医疗差错与纠纷	3		
	指导患者就医流程	2		
在实践中学习和提高的能力	从错误中总结教训并改进	8		
	检索并阅读专业文献,论文发表和读书报告	2		
	专业外语水平	2		
交流能力	与患者、家属和同事的沟通能力	8		
	清晰、准确地汇报病史,参加讨论	5		
	正确地对待和回应批评	5		
总分		100		

个人鉴定:

培训学员签名:

带教老师评语:

带教老师签名:

科室考核评语:

科室主任签名:

轮转考核组考核结果:

考核组长签名:

(二)对教师教学行为的评价

学员可于单次课程结束后进行打分,也可于轮转出科后进行总体评价。医院教学管理部门和科室教学主任不定期进行教学工作督导，对其教学行为打分。可采用表 5-3 评价教学查房的质量。

1. 教学态度 是否认真执行教学和培训计划。是否不断改进教学方法、更新教学内容。教师的教风仪表是否文明得体，是否尊重学生，耐心答疑，愿意与学生交流。

2. 教学意识 这方面重点体现在临床实践教学中。应该严格区分医疗查房和教学查房，同时医疗查房和临床工作中也要体现教学意识，充分理解自身作为临床医师和教师的双重角色，主动就临床问题进行讲解分析，并及时给予学生反馈。

3. 教学内容 是否符合教学和培训大纲，信息量适度，基本概念准确清晰，逻辑结构合理，阐述科学严谨，更新学科最新的成果，反映学科前沿状况。实践和技能教学操作熟练，示教规范。

4. 教学方法 是否突出重点、分散难点，是否妥善组织各个教学环节，承前启后及启发式教学方式运用情况，师生互动是否活跃。

5. 教学能力 对教授内容的熟悉程度和业务水平。重点难点是否归纳阐述清晰简明，是否理论结合临床实际。普通话是否标准，语言生动流畅，感染力强。

6. 教学效果 教师能否营造积极向上的学习氛围，学生能否较好地理解并掌握主要教学内容。教学有无吸引力，教学秩序，教学进度节奏等。

7. 教学纪律 不随意缺席，不随意调整时间，不迟到，不超时，不提前结束。手机置于震动或静音，不接打电话。

表 5-3 教学查房评分表

考核项目	考核内容	标准分	得分	扣分原因
查房准备 （15 分）	1. 准备工作充分，认真组织教学查房	5		
	2. 病例选择合适	5		
	3. 熟悉患者病情，全面掌握近期病情演变	5		

续表

考核项目	考核内容	标准分	得分	扣分原因
查房指导 (40分)	1. 有教书育人意识,尊重和关心患者,注意医德医风教育和爱伤观念教育,体现严肃、严谨、严格的医疗作风	5		
	2. 与患者核实、补充病史,指导培训对象认真询问病史	5		
	3. 查体示范准确标准,及时纠正培训对象不正确手法并指导规范查体	5		
	4. 指导培训对象正确判读心电图、影像学资料等,分析各种辅助检查报告单,并提出个人见解	5		
	5. 点评培训对象病历书写并指出不足,指导规范书写病历及总结病例特点	5		
	6. 指导培训对象做出正确的诊断、鉴别诊断,并提出相应依据	5		
	7. 指导培训对象提出正确的诊疗计划	5		
	8. 结合病例,联系理论基础,讲解疑难问题和介绍医学新进展,并指导培训对象阅读有关书籍、文献、参考资料等	5		
查房方法 (25分)	1. 结合病例有层次地设疑提问,启发培训对象独立思考问题、训练独立诊疗疾病的思维能力	5		
	2. 鼓励培训对象主动提问,并耐心解答各种问题	5		
	3. 合理使用病例资源,鼓励培训对象临床实践,提高动手能力	5		
	4. 用语专业、规范,合理教授专业英语词汇	5		
	5. 及时归纳查房内容,指导培训对象小结学习内容	5		

续表

考核项目	考核内容	标准分	得分	扣分原因
查房效果 (15分)	1. 通过查房训练培训对象医患沟通、采集病史技巧,体格检查手法,临床思维	5		
	2. 查房内容及形式充实,重点突出,时间安排合理,培训对象能掌握或理解大部分查房内容	5		
	3. 查房基本模式、过程、效果达到预期目的	5		
指导教师 总体印象 (5分)	态度严肃认真,仪表端正,行为得体,着装大方,谈吐文雅	5		
合计		100		

(三)对科室教学工作的评价

医院教学管理部门应设置详细的本院教学管理制度和工作计划。各科室设置教学主任和教学秘书,临床工作繁忙且教学任务重的可设置教学专职岗。医院以科室为单位安排定期教学检查,同时不定期进行教学工作旁听。检查内容应涵盖各级教学对象的轮转管理、出科考核、小讲课和讲座开展、住院/专科医师导师名单、带教师资培训、教学工作会议等记录(表5-4)。同时学员也可对轮转科室的教学工作和教学管理进行评价(表5-5)。

表 5-4 临床科室住院医师规范化培训工作现场评估表

考评内容	评分条目	分值	评分细则	评分	备注
轮转管理	科室有每月各专业应到住院医师名单汇总	2分	有每月应到住院医师名单汇总且与轮转计划一致(2分)		
			有每月应到住院医师名单汇总但与轮转计划不一致(1分)		
			有部分月份应到住院医师名单汇总(0.5分)		
			无每月科室应到住院医师名单汇总(0分)		

续表

考评内容	评分条目	分值	评分细则	评分	备注
轮转管理	实到住院医师与汇总的应到名单一致	2分	查看排班表实到住院医师与应到名单完全一致(2分) 实到住院医师与应到名单不一致且未向毕业后培训部报备(0分)		
出科考核	有出科考试试题和参考答案	2分	有出科考试试题和参考答案(2分) 有出科考试试题,无参考答案(1分) 无出科考试试题和参考答案(0分)		
	有原始试卷(笔试)或考试记录(技能、病案分析等)和考官名单(考核小组名单)	2分	有原始试卷或考试记录,有考官(考核小组)名单,且全体轮转住院医师参考,抽查1个月(2分) 无考官(考核小组)名单扣0.5分 有原始试卷或考试记录,有考官(考核小组)名单,但未覆盖到全体轮转医师,覆盖率≥80%(1分) 无考官(考核小组)名单再扣0.5分 有原始试卷或考试记录,有考官(考核小组)名单,但未覆盖到全体轮转医师,50%≤覆盖率<80%(0.5分) 无考官(考核小组)名单再扣0.5分 有原始试卷或考试记录的医师少于应考人数的50%,或无原始试卷或无考试记录(0分)		
小讲课、讲座开展	有小讲课、讲座的课程安排表并公开张贴	2分	有本学年(期)小讲课、讲座的课程安排表并公开张贴(2分) 有本学年(期)小讲课、讲座的课程安排表但未公开张贴(1分) 无本学年(期)小讲课、讲座的课程安排表(0分)		
	有住院医师小讲课出勤情况记录本(签到本)	1分	有住院医师小讲课出勤情况记录本并有签到(1分) 无住院医师小讲课出勤情况记录本或无签到(0分)		

续表

考评内容	评分条目	分值	评分细则	评分	备注
住院医师名单	有本专业基地住院医师名单和基本资料	2分	有本专业基地住院医师名单(内科各三级学科应有全体内科医师名单)且信息翔实(2分)		
			有本专业基地住院医师名单但信息不全(1分)		
			无本专业基地住院医师名单(0分)		
住院/专科医师导师名单	有本专业基地住院医师/专科医师导师名单和基本资料	2分	有本专业基地住院医师/专科医师导师名单且基本信息翔实(2分)		
			有本专业基地住院医师/专科医师导师名单但信息不全(1分)		
			无本专业基地住院医师/专科医师导师名单(0分)		
	有本专业基地导师-学员匹配名单	2分	有本专业基地导师-学员匹配名单(2分)		
			无本专业基地导师-学员匹配名单(0分)		
召开住院医师培训会议	有召开本专业住院医师师资或学员的培训会议记录	2分	有召开本专业住院医师师资或学员的培训会议记录,1年内≥6次(2分)		
			有召开本专业住院医师师资或学员的培训会议记录,1年内≥3次且<6次(1分)		
			有召开本专业住院医师师资或学员的培训会议记录,1年内≥1次且<3次(0.5分)		
			无召开本专业住院医师师资或学员的培训会议记录(0分)		
	有会议签到表	1分	有召开住院医师培训会议签到表(1分)		
			无召开住院医师培训会议签到表(0分)		

续表

考评内容	评分条目	分值	评分细则	评分	备注
住院医师技能课程	有为学员开设的技能课程或技能培训	3分	有为住院医师开设技能课程或技能培训,并能提供课表、签到表和培训记录(3分)		加分项目,没有不扣分
带教师资培训	有为新进师资进行带教培训	2分	有为新进师资进行带教培训,并能提供课表、签到表和培训记录(2分)		加分项目,没有不扣分
专职岗参与住培工作	有住院医师开展培训教学活动	3分	有专职教学岗师资进行教学查房、技能培训、出科考核等工作的写实性记录或证明材料(课表、签到表和培训记录等)(3分)		加分项目,没有不扣分

表 5-5　住院医师对轮转科室的评价

序号	项目	评价(1～5分)
1	在本科室的轮转时间和入训时发放的轮转表一致	
2	本科室有专人负责住院医师的教学管理及课程安排	
3	本科室提供了经典教材和理论学习资料的书目	
4	医疗组长查房时能结合患者讲授专业知识	
5	我在该科室完成了考核手册上规定的病种和数量	
6	我在该科室完成了考核手册上规定的基本临床操作种类和数量	
7	我在进行临床技能操作时有上级医生的示范和指导	
8	我所在的治疗组病历有专人修改和指导	
9	我每周能参加一次教学查房	
10	我每周能参加一次小讲课、读书报告、病案讨论或其他形式的学习活动	
11	本科室在我轮转结束后进行了严格规范的出科考核	
12	本科室给我提供了基本的工作场所和条件,我有衣柜	

序号	项目	评价(1～5分)
13	科室重视住院医师培训	
14	科室对住院医师提供人文关怀或关心	
15	科室教师带教认真负责	
16	我在本科室轮转达到了我预期的培训目标和期望	

（四）对医院和医学院教学能力的评价

上级主管部门对医院和培训基地进行评估。同时培训学员也可对培训基地教学管理进行综合评价。

1. 教学意识　教学在医院和医学院中的地位，如何在医院发展规划中得到体现；医院和医务人员承担教学任务的意愿。

2. 教学条件　医院综合实力，人员结构，教学设施、信息系统、医疗技术水平和科研水平；培训补助、住宿条件和党（团）组织。

3. 教学管理　教学管理机构和人员设置，教学规章制度，考核管理，质量控制标准，教学检查和评估，师资管理，教学改革研究工作。

4. 教学状态　学术文化氛围，医德医风教育；学术活动、教学查房、病案讨论、技能操作等工作量。

5. 教学效果　学生综合素质，学力水平，结业考试、医师资格和职称考试通过率，就业情况，用人单位反馈。

三、医院教学评价的方法

在选择医院教学评价的方法时，既要遵循教学评价的一般原则与规律，也要考虑到医院教学的特殊性。因此，要建立一套行之有效的医院教学评价体系，就必须充分考虑教学对象和教学场景的实际情况，结合多种评价方法。这里我们简要介绍一些典型的教学评价方法，供读者参考。

（一）针对学生学习质量的常用评价方法

1. 笔试　笔试评价是教学评价最经典的方法，这种方法简便易行，直到今天仍然有着举足轻重的作用。笔试评价法利用不同题型所代表的分值不同，以量化的形式评价学生对知识的记忆程度和应用能力。应该特别指出的是，笔试评价虽然有其可取之处，但是也存在难以避免的问题。在医院教学中，当然可以采用这种经典的方法，但是也要充分认识其规律从而合理使用。

笔试评价中，可以选用不同题型，如选择题、判断题、问答题等，这些题型有着各自的特点（表5-6）。选择题较为灵活，既可以考查记忆性知识，也可以用来考查应用能力，并且阅卷简单，所以在笔试评价中广为使用。但是，也要注意选择题往往具有一定的暗示效应，有时可能并不能考查学生的真实能力。判断题出题简单，阅卷方便，可以用来考查记忆性知识。但是，判断题在出题时容易出现逻辑漏洞，并且学生可能在并没有完全掌握知识点的情况下仍然给出正确的正误判断。开放式的问答题则可以避免判断题、选择题的一些弊端，但是问答题由于其答案的非标准化，阅卷难度大，客观性相对欠佳，在实际应用中受到了一定的限制。因此，在使用笔试评价时，要根据具体需要，合理使用题型，以尽可能提高评价的有效性和可靠性。

不论在笔试评价中选用了哪些题型，其最终的评价质量还是与试题的质量密切相关的。在充分认识不同题型优势的基础上，要通过笔试真正了解学生对知识点的掌握情况，尽可能提高笔试评价的准确性。为了实现这个目标，建立完善的试题质控体系是十分必要的。在明确了试题考查范围的基础上，应该增加试题本身的多样性，引导学生真正掌握知识，而不是只为了提高分数仅学习题库中的试题。在试卷准备的过程中，也要充分考虑每道试题的作用，提高知识点的覆盖度，并提升对应用能力的考查。

表 5-6　笔试常用题型的优缺点

题型	优点	缺点
选择题	知识点覆盖广 客观性强 阅卷方便	有暗示效应 命题要求高

题型	优点	缺点
判断题	方便考核记忆性知识点 出题容易 阅卷方便	易出现逻辑漏洞 不适用于考查应用能力
简答题	方便考核记忆性知识点 出题容易	不适用于考查应用能力 阅卷难度大
论述题	可同时考查记忆性知识与应用能力	出题难度大 阅卷难度大

2. 论文　医学知识更新速度很快，而最新知识的载体往往是专业论文。论文读写能力对医学专业人员事业发展有着十分重要的意义。在高校教学中，期末论文是很多课程的考核形式之一，毕业论文则是研究生教育的重要评价载体。当然，医院教学有其一定的特殊性，具有很强的实践性，但是论文仍然可以适用于医院教学评价。医院教学中的不少内容实质上都还是存在争议的，在这种情况下，论文可以作为深入学习探讨相关问题的有效手段之一。不同类型的论文可以考查学生不同的能力，如综述的写作可以评价学生快速学习某一领域背景知识的能力，个案的写作可以评价学生对临床病案深入探讨的能力。

在采用论文这一方式进行医院教学评价时，需要充分考虑学生本身是否具备相应的能力，以评估这一方法是否具有可行性。需要明确的是，论文本身绝不是医院教学的最终目的，而应该是一种促进学习的手段。在对学生的论文进行评阅时，也应该客观地评价事先设定的需要评价的相应能力，并充分理解不同学生在写作能力上客观存在的差距。为避免主观感情色彩可能造成的偏倚，必要时可以采用独立审阅人的方式，对论文进行评议，以获得更加客观的结果。对于具有较高学术价值的论文，应该鼓励学生进一步修改、投稿、发表，但是不应该影响教学评价结果本身。

3. 量表　医学是一门实践性很强的学科，医院教学的重点也往往倾向于指导临床实践。基于这一现实，医院教学评价的一个重要作用就是评估教学后学生的实践能力。因此，医院教学评价就需要对学生的表现进行评价。然而，对学生表现的评价是综合而主观的，需要制订一定的标准使之客观化。量表是一类可以将主观抽象的概念定量化的工具，在医院教学评价中起到了不可或缺的作用。表 5-7 展示了评价住院医师临床能力常用的迷你临床能力评估（mini-clinical evaluation exercise，Mini-CEX）量表，在实践教学中得到了广泛的应用。

表 5-7　迷你临床能力评估（Mini-CEX）量表

评分项目	不适用	1分	2分	3分	4分	5分	6分	7分	8分	9分
医疗面谈										
体格检查										
沟通技能										
临床判断										
人文关怀										
组织效能										
整体表现										

　　医院教学常常需要使用量表对学生进行评价，而量表的质量也会直接影响到对学生评价的质量。作为一种评估工具，需要注意量表的效度、信度与可行性。对于量表的效度，需要注意量表能否正确评价，要做到这一点，就需要对量表有一个整体的把握，并且对量表的组成部分反复推敲，确保量表结果能够公正合理地反映学生的表现。对于量表的信度，要做到对于同一个学生，从量表得出的评价结果具有可重复性，而不会受到评价者的影响，这样才能确保评价结果的稳定性与可靠性。对于量表的可行性，要确保评价者、被评价者及管理部门都能接受这一评价方法，也要在成本和收益之间取得平衡。

　　在医院教学中，对学生进行评价的场景众多，应根据实际需要制订合适的量表。在某些情况下，特别是针对某项技能的专项培训时，评价内容只侧重于学生技能的掌握程度，此时的量表可以只评价相关技能。但大多数情况下，由于医学是实践性极强的学科，因此医院教学对学生的评价也是综合立体的，此时制订的量表应覆盖可能影响医学实践的各个方面。例如，实践教学后对一名住院医师进行评价，除了要考查其专业知识与技能的情况，如问诊、查体、鉴别诊断、治疗方案等，还应该考查医德医风、沟通能力、工作态度等专业外的综合能力。这就需要在量表设计时充分考虑到需要评估的各方面能力，并合理地分配各部分权重，同时满足量表的效度、信度与可行性。例如，Mini-CEX 量表由于覆盖了临床实践中所涉及的多个维度，并且简单易行，可操作性强，可以较好地评估学生的临床综合能力，因此在临床实践教学中得到了广泛的应用。

无论是笔试、论文还是量表，都只能评价学生在特定时间点的特定表现。而医院教学是一个长期的过程，因此医院教学评价也是一项长期的工作。要认识到仅凭一次考核就对学生的能力做出定论，是相当不公平的，也有违教学的初衷。但是，也不能完全否认终结性评价的意义和作用。实际上，终结性评价与形成性评价相结合，已经成为近年来教学评价的趋势。

为了对医院教学进行更加全面、系统、深入的评价，建立学习档案是一个可行的选择。学习档案可以包括与教学相关的一系列笔试、论文、量表结果等，也可以包括学生在临床实践中遇到的各种典型案例、技能操作等，还可以包括学生定期的总结与反思等。通过定期分析学习档案，可以动态地、立体地评价学生相关的知识掌握度和能力水平，也可以发现教学过程中存在的问题并及时反馈。学习档案的目的是更好地进行医院教学评价，从而提升医院教学质量。要特别注意避免为了建立学习档案而给学生带来过重的文书工作压力，因此学习档案的形式可以相对灵活，应遵行简便高效的原则。这就需要在设计时充分考虑实际情况，只纳入最重要、最相关的那部分内容。有条件的单位也可以采用电子档案，以提高效率。学习档案建立后，应该真正地发挥其作用。教师应该通过定期反馈的机制，让学生了解在医学教学中的收获与不足，从而更好地进行下一阶段的学习。

（二）针对教师教学质量的常用评价方法

1. 学生评价　医院教学的直接参与双方为教师和学生，学生对教师的教学质量有着最为直接的感受和体会。学生对医院教学进行评价，属于教学活动直接参与者的内部评价，可以直接获取医院教学过程中教师表现的相关情况，并在一定程度上反映教学活动是否达到了预期效果。在医院教学评价中，学生评价应该是多维度的，需要从教师态度、教学内容、教学方法、教学能力、教学效果、教学纪律等多方面给予全面综合的评价。由于医院教学有一定的特殊性，在学生评价过程中也需要考虑教师的教学是否对临床实践具有指导意义。为了达到最佳的评价效果，在教学活动结束后应及时进行学生评价，以便及时准确地获取相关评价结果。

需要特别指出的是，由于医院教学的特性，针对教师教学活动的评价不能完全依赖于学生评价。学生评价常常会存在因为评价不及时，无法准确地给教师的教学活动进行评价。特别是在医院教学中，教学活动常常穿插于临床实践，有着明显的碎片化特征，这就给学生评价带来了客观的难度。随着信息技术的发展，基于互联网信息系统的即时评价可能会在一定程度上缓解这一问题。另外，部分学生可能对评价的意义认识不清，因此给出的评价并不准确，不能反映出真实情况。因此，为了更加准确地对医院教学进行评价，就需要结合其他方式。

2. 同行评价　医院教学的内容往往具有相当强的专业性，单纯的学生评价可能存在一定的局限性，临床教师之间的同行评价在一定程度上可以弥补这一缺陷。为使同行评价的结果具有较强的客观性，首先要求由未参加授课的、具有相应学科背景的临床教师参与同行评价。同时，同行评议应该是多方面的，涵盖医院教学的各个方面，包括教师态度、教学内容、教学方法、教学能力、教学效果、教学纪律等，通过客观、合理、简便的医院教学同行评价标准对医院教学进行评价。同行评价也应该贯穿医院教学的全程，以及时评估医院教学质量，不断改进医院教学效果。

医院教学由于存在特殊性，因此医院教学的同行评价也需要根据教学的实际情况开展。医院课堂教学的同行评价与其他学科的教学同行评价较为类似，通常的同行评价理论和标准较为适用，但是也要注意突出医院课堂教学实践性的评价。相比之下，医院教学的实践教学和模拟教学由于和通常的课堂教学活动差别较大，这就要求医院主管教学的部门根据实际情况，专门制定相应的标准，对不同类型的教学活动分别进行同行评价。另外，由于医院教学是贯穿于繁重的临床工作中的，同行评价的具体形式可以灵活处理，现场听课虽然能取得较为准确的评价结果，但是如果时间上难以协调，也可以考虑对需要评价的课程以录像的方式进行同行评价。

3. 督导评价 由于医院教学的内容专业性强，相近年资临床教师的同行评价有时仍可能存在局限性，此时具有丰富临床教学经验的专家对教师进行督导评价就显得十分必要。医院教学的督导专家往往工作繁忙，因此就决定了督导评价的频率可能不会很高，提高每一次督导评价的效果就十分重要。为提高督导评价的质量，首先要制定明确的督导专家标准，只有具有丰富临床经验和教学能力的专家才有资格进行督导评价。督导评价也需要制定相应的标准，应覆盖教师态度、教学内容、教学方法、教学能力、教学效果、教学纪律等方面，全面地对教师教学活动进行评价。为使得督导评价取得较好的效果，应特别注意需及时反馈。由于督导专家经验丰富，往往能够准确发现教学过程中存在的不足并给出相应的意见和建议，教师可以从督导专家的评价中发现教学活动存在的问题，并及时改进，对提高医院教学质量意义重大。

总之，在医院教学评价中，无论是对学生学习质量的评价，还是对教师教学质量的评价，都需要充分考虑医院教学的实际情况，选择合适的评价方法。医院教学评价方法的选取适当与否，将直接影响教学评价的质量，最终影响医院教学质量。因此，应该高度重视医院教学评价方法的学习与运用。

第二节 课堂教学的评价

课堂教学是医院教学的重要方式之一。虽然在医院学习的实习生、住培学员或进修医师，之前都已接受过系统性的理论学习，但是课堂教学在医院教学中仍然有着不可或缺的地位，它可以在短时间内系统讲授与临床相关的知识与技能，提高临床思维与实践能力。对于医院课堂教学，教学质量永远是核心问题，而课堂教学质量的好坏很大程度上取决于合理完善的课堂教学评价机制。因而，建立健全医院课堂教学评价体系至关重要。要有效地进行课堂教学评价，就要充分认识到课堂教学中教与学的紧密联系，既要对教师的"教"进行评价，也要对学生的"学"进行评价，两者实际上是一个密不可分的整体。只有充分评估了"学"的情况，才能更好地改进"教"；也只有不断评估"教"的情况，才能保证"学"的质量。忽略了任何一方面，都不可能实现有效的课堂教学评价。因此，在进行课堂教学评价时，要同时建立"教""学"两方面的有效评价机制。

（一）课堂教学评价原则

医院教学里的课堂教学，符合课堂教学的一般规律，但也要特别注意其特殊的一面。医院教学的师资往往同时承担了繁重的临床工作，医院教学的受众往往也参与临床实践，这就使得医院教学中的课堂教学时间显得尤为宝贵，内容往往也以专题讲座或小讲课形式呈现，并且与临床实践紧密相关。这就要求在进行课堂教学评价时，既要考虑到课堂教学的普遍规律，也要充分考虑医院课堂教学的特殊性。因此，医院课堂教学的评价，应该遵循以下几个原则。

1. 有效性　无论方式方法如何创新改进，有效性永远都是医院课堂教学评价的基础。要充分考虑到医院课堂教学中，对学生进行评价的作用就是能够真正体现学生真实的知识掌握度和能力水平，对教师进行评价的作用就是评估教师能否有效地向学生传授理论知识和实践技能。医院课堂教学评价体系应该进行科学的顶层设计，选择合适的评价工具，使之具有良好的信度和效度。

2. 简便性　医院课堂教学是在医院工作环境下的教学，要充分考虑和体谅教师与学生所承担的繁重临床工作。医院课堂教学的最终目的是服务临床实践工作，而绝不是给临床工作带来任何困扰。因此，在建立医院课堂教学评价体系时，应充分考虑和理解这一点，所建立的评价体系必须简便可行。无论是对学生进行评价还是对教师进行评价，都应该尽量避免大量的、重复的、低效率的文书工作。随着信息科技的不断发展，应该充分利用现代信息技术，如网络题库、网络问卷、网络学习档案等方式，来提高教学评价的效率，使得课堂教学评价体系更加简便。

3. 实践性 医院教学是服务于临床实践的教学活动，医院的课堂教学也不例外。因此，医院课堂教学评价也应充分体现实践性，加大对实践能力的考查与评价，理论联系实践，理论服务实践。需要注意临床实践能力其实是一种综合能力，与理论功底、技能水平、职业素养、沟通能力等很多方面相关，医院课堂教学评价也应该尽可能反映多维度的评估结果。另外也要避免医院课堂教学评价体系本身过于理论化、理想化，脱离临床实践的问题。对学生进行评价时，可以选择临床病例分析题、病案报告等形式，模拟临床实践场景，考查学生的实践能力。对教师进行评价时，应充分评估教师的授课内容是否紧密贴合临床实践，在量表分值权重上适当倾斜。

（二）课堂教学评价体系

为了更好地进行医院课堂教学评价，建立一套完善可行的医院课堂教学评价体系是十分必要的。评价体系应该充分考虑到医院课堂教学的实际，包括教学师资、教学对象、教学目的、教学资源等方面。要实现有效的医院课堂教学评价，既要对学生的学习活动进行评价，也要对教师的教学活动进行评价，二者缺一不可。医院课堂教学评价体系也不是一成不变的。在运用医院课堂教学评价体系的同时，要做好反馈工作，根据实际情况不断完善调整。医院课堂教学评价体系也不可能只采用单一的评价方法，而应根据具体情况结合多种方法进行评价，这样才能提高医院课堂教学评价的准确性。

首先是针对学生学习质量的评价。单纯采用笔试的形式并不能准确评价学生的学习效果，但是也不能否认笔试的价值。根据评价对象的不同，可以选择以笔试为主，也可以选择笔试加综述、笔试加病案报告等多种形式进行评估。医院课堂教学往往围绕某个临床问题开展，因此在学生有一定的知识储备并且学有余力的情况下，可以针对临床问题，要求学生撰写相关的综述，通过评价综述完成的情况来评价学习质量。此外，也可以要求学生准备相关的病案报告进行汇报，小组病案汇报除了可以考查学生的专业知识外，还可以评估学生的沟通能力、领导能力等，具有良好的多维度评价作用。对学生学习质量的评价应贯穿课堂教学的全过程，不应全部集中于出科前，并应将单次的评价结果汇总，记录到学生的学习档案中，这样可以对学生的学习质量进行动态立体全程的评价。

针对教师教学质量的评价，也应贯穿课程全过程。应在每位教师授课任务结束后，即时组织学生综合评价教师态度、教学内容、教学方法、教学能力、教学效果、教学纪律等各个方面。在充分利用移动互联网技术的情况下，即时评价并不会占用太多的时间。通过即时评价，教师可以了解自身教学过程中可能存在的问题和不足，并及时改善教学质量。除此之外，还应该及时组织同行评价，每位授课教师每年至少应该接受一次同行评价，以及时发现教学中可能出现的问题。同行评价可以审阅课件、随堂听课或录制视频等方式进行，评价应覆盖教师态度、教学内容、教学方法、教学能力、教学效果、教学纪律等方面。在有条件的情况下，每个科室的小讲课每年还应至少接受一次专家督导评价，以发现教学活动中存在的问题，并及时反馈给授课教师。督导评价对提升医院课堂教学质量和教师自身教学能力都有重要的意义。医院课堂教学教师教学质量评价量表可参考表5-8。

表5-8 医院课堂教学教师教学质量评价量表

评价项目	评价细目	满分分值	细目得分	项目得分
教学态度 （20分）	认真备课,精神饱满	5		
	为人师表,尊重学生	5		
	严格要求学生	5		
	和学生互动良好,耐心答疑	5		

续表

评价项目	评价细目	满分分值	细目得分	项目得分
教学内容 （30分）	针对学生的特点,内容安排合理	10		
	贴近临床实际,实践性强	10		
	结构设计合理,逻辑清晰,概念准确,阐述严谨	5		
	关注学科前沿动态	5		
教学方法 （15分）	教学形式灵活多样,课堂生动活泼	5		
	教学环节组织得当	5		
	课件清晰有条理	5		
教学能力 （15分）	普通话标准,语言表达流利,富有感染力	5		
	熟悉教授内容	5		
	重难点归纳清晰	5		
教学效果 （15分）	学生能理解掌握教学内容	5		
	教学有吸引力	5		
	教学节奏适中	5		
教学纪律 （5分）	按时上下课,手机调至震动或静音,不接打电话	5		

（三）不同对象的课堂教学评价

目前我国医院教学对象可分为实习生、住培学员（包括专业学位研究生）和进修医师三类，这三类学生的教学目标不同，其课堂教学评价的侧重点也不尽相同（表 5-9）。

表 5-9 不同层次教学对象的医院课堂教学学习质量评价

学生类别	评价要点	推荐评价方式
实习生	基本理论知识、临床思维	笔试为主
住培学员	常见临床知识技能、综合实践能力	笔试与病案汇报结合
进修医师	专科知识技能、专科实践能力	笔试与病案汇报／综述结合

　　实习生尚处于医学院理论学习向医院实践学习的过渡阶段，并且在每个科室轮转时间较短。这一阶段的医院课堂教学往往着重于引导实习生将之前所学的理论知识与临床实际问题相结合，初步培养临床思维。对学生进行评价时，除了评估是否掌握相关的知识点外，应重点评价学生是否建立了临床思维。可以选择以笔试为主，题型多采用病例分析题，题目数量不宜过多，有条件的情况下可采用网络题库的方式提高效率。对教师进行评价时，除了常规评价内容外，应重点评价教师在教学中是否重视培养实习生的临床思维。

　　住培学员处于医院实践学习的关键时期，这一阶段的医院课堂教学除了进一步巩固对常见临床知识和技能的掌握外，还着重帮助其解决临床实践中遇到的实际问题，提高实践能力。因此，对这类学生，应重点评价对常见临床知识技能掌握程度及综合实践能力，可以选择以笔试和病案汇报相结合的方式进行评价。对教师进行评价时，除了常规评价内容外，应重点评价教师在教学中是否重视常见临床知识技能及是否注意培养学生的综合实践能力。

　　进修医师已经具备了一定的临床经验，他们对某一专科有着特定的学习目标。这一阶段的医院课堂教学往往就某一专科问题进行深入讲授，以帮助进修医师进一步提高对专科问题的理解和实践能力。因此，对这类学生，应重点评价对专科知识技能掌握程度及实践能力，可以选择以笔试和病案汇报相结合或笔试和综述相结合的方式进行评价。对教师进行评价时，除了常规评价内容外，应重点评价教师在教学中是否重视专科知识技能及是否注意培养学生的专科实践能力。

　　为了有效进行医院课堂教学评价，必须建立一套完善可行的医院课堂教学评价体系，同时评价学生学习质量和教师教学质量。在进行医院课堂教学评价时，要根据不同的教学对象，选择合适的评价方法，以提高评价质量，取得更准确的评价结果，更好地服务于医院课堂教学。

第三节 实践教学的评价

一、实践教学的评价和质量控制原则

（一）理论结合实践原则

实践教学一定是在理论授课或技能模拟训练结束之后再进行的。学员先对相关疾病的知识有了理论的掌握，对相关技能有了模拟的操作，然后再到临床进行见习、实习和规范化培训，避免"走马观花"或"一问三不知"的情况出现。

根据理论课程大纲和规范化培训大纲的培训标准及要求设置相应的实践教学大纲并准备教案。医学生平时接受的主要是书本的知识，对临床实践没有足够的感性认识。由知识转化为能力有一个逐步内化的过程。课堂上的知识信息量往往较大，不可能在实践教学中全部体现，而应该在相互呼应的前提下予以精炼，选择具有典型临床表现和体征的病例、以直观的方式予以呈现，加速学员对知识的内化吸收。除了知识的直接呈现外，实践教学尤其锻炼学员通过问诊、查体和辅助检查主动获取信息的能力，以及与患者和家属沟通的能力。所以实践教学既包含了理论知识的输入和巩固，又包含了实践技能的输出。

（二）患者依从性原则

实践教学的特殊性在于涉及医患沟通，患者及家属是否具有良好的依从性决定了床旁教学能否顺利进行。尤其在临床见习、实习和规范化培训第1年，这三个阶段的学员初涉临床，专业能力尚浅，自我职业认同敏感，与患者和家属沟通能力生涩，急需建立自信。所以带教老师选择教学病例时应该充分考虑其体力、情绪、病情严重程度、病情变化和依从性。预先说服每位患者，取得其配合，并准备富余的示教病例以保证床旁教学的顺利开展。如果医疗组内有高年资住院医师，也可让其负责与患方进行初次沟通，以锻炼医患沟通能力和自信。住院医师沟通无论是否顺利，上级医师均应再次进行确认，以确保教学查房的顺利进行。对于已同意的患

者，可于医疗查房时简单告知患者第 2 天会有教学查房；而不同意的患者，若确实有教学价值，可由上级医师再次沟通，住院医师学习并总结沟通技巧。

（三）多维度原则

临床实践教学贯穿于医学教育的三个阶段，是培养"全球医学教育最基本要求"和"住院医师六大核心能力"所要求的合格医学毕业生和住院医师的重要教学形式，也是很多非教学医院的主要教学形式。实践教学涉及对学员医学知识、职业素养、交流与沟通技能、临床技能、信息管理能力、群体健康和医疗卫生系统、批判性思维等多个维度的能力培养和评价。

（四）互动原则

教学查房是开展"启发式"教学方式最好的体现。在教学查房中，老师的任务是注意调动不同层次学员的积极性，根据学员的知识水平设置不同的问题，按照由低到高、由易到难的梯度逐级提问，互相补充和提示。理想的教学查房氛围是让学员主动投入进来，而这往往需要通过老师的启发和提问来调动。老师的任务是去调控而非接管互动的环节，应该多观察学员的表现而非滔滔不绝地讲解。

教师在日常临床工作中的反馈，即对下级医生的形成性评价非常重要。反馈可以让学员得到鼓励，认识不足，促进反思，指导改进并最终提高综合能力。同时学员也可以给予教师反馈，促进教师提高教学意识、改进教学方法、提升教学效果，达到教学相长的目的。

（五）分层原则

实践教学的对象包括本科生、研究生、住院医师、进修医师、主治医师和其他各级医师。其培养要求具有相似性，但又不同，最关键是基础水平存在较大差异，所以教学应遵循分层原则，根据不同的教学对象，制订相应的教学目标，各种教学方法的使用也应有所侧重。

二、实践教学的质量控制方法

（一）提高依从性

患方良好的依从性是实践教学的基础，包括患者本人和患者家属的依从性。患方不愿意配合教学的主要原因有以下几点：①被反复查问，感到厌烦；②担心学生查体生疏导致不适；③担心隐私暴露；④对病情改善无益，不愿浪费时间；⑤认为没有义务配合教学，不想被"练手"。

针对以上问题可以采用下述技巧来增加患者的依从性：①仔细筛选带教病例，避免病情较重、沟通不畅的患者。②排课时尽量分散带教时间，同一病房带教老师建立沟通群，避免同一时段同一病例反复示教。若某位患者的体征非常有教学意义，可集中多个见习小组一起带教。③教学本来就是医院日常工作的一部分，所以应该用自信、自然且轻松的语气和肢体语言与患方沟通，不要害怕被拒绝。④先与依从性好的患者进行沟通，这样后面与其他患者沟通时可以说："明天我们选择了10位患者进行教学查房，包括隔壁的33床、41床、48床等，您是某老师特别关心的患者，也将作为明天上午教学查房的病例，到时我们将对您的病情再次进行全面细致的分析，现在提前告知您。"⑤教学相长，教学的同时往往老师也会有所收获。可以告知患者："明天的教学查房将会再次梳理你的病情，并进行讨论分析，除了让其他医生了解您的病情，也会让主管医师更熟悉您的各方面情况，记忆更加深刻！"⑥提前让教学对象预习本次教学查房或技能教学的相关知识点和操作步骤，教学开始前，再次告知教学对象要注意保护患者隐私，体现良好的执业形象。⑦技能教学，如换药、穿刺、拔管等，示教时一定要控制教学人数，最多不超过4人，同时请家属回避。若是指导实习生或住院医师进行有创操作，在穿刺不成功时应尽快接手继续操作。⑧控制教学查房的节奏和时间，同时也要持续观察患者和家属的表现，并保持交流。

（二）预习和总结

课堂教学以输入知识为主，而实践教学重点关注学生的实际临床表现，以输出能力和巩固知识为主。对于见习生，相应章节的大课和见习课间隔时间可能较长，而实习生和住院医师对相关知识的掌握程度更存在较大差异。所以无论是教学查房还是临床技能教学，均应要求学生进行预习或复习，以确保他们在需要输出能力的时候不会一片空白，否则启发式教学会无法进行。

课后应安排学生进行知识点的总结提炼，还可让住院医师进一步检索文献，了解相关研究进展，开展读书报告等。

（三）反馈法

学生在临床实践中将自身的知识和技能进行应用，教师对其过程和结果的反馈十分重要，学生可以从反馈中建立正确的自我评价，获得自信并认识不足，收获临床经验和激发学习动力。教师可以通过反馈营造良好的临床学习和工作氛围，提升整个团队的工作效率。

反馈可分为正面反馈和负面反馈。学生做出正确的操作和判断时，可以给予表扬和肯定等正面反馈，以提升学生的自信和自尊，同时再给予进一步优化的建设性建议，以营造不断改进的学习氛围。教师应对学生的失误和不足进行负面反馈，但要注意避免在患者和家属面前直接批评或指责，以免影响患方对该学生的信任和尊重，打击学生的自尊心和积极性。负面反馈一定要紧接具体的改进措施，学生才能从中学习和提高，避免再次出现类似的错误。尤其注意无论是正面还是负面反馈，其对象都不应该是"个人"，而应该是"行为"，对事而不对人。

反馈还可分为即刻反馈和阶段反馈。即刻反馈穿插于日常工作中，可以是工作群里的一句话，也可以是查房间隙 3～5 分钟的简短讨论。阶段性反馈可以定于轮转开始后 2 周至数个月，于相对安静且私密的环境下一对一地进行。反馈的主要内容为这一阶段学生的表现，包括优点和缺点，引导学生进行自我反思，而更关键的是与学生一起讨论下一步如何改进和提高，克服缺点，保持优点，最终让学生养成不断反思、不断进步的习惯。

三、实践教学的质量控制案例

下面以教学查房为例说明实践教学的质量控制与评估。

李老师将于下周二上午对临床医学五年制的医学生进行临床见习带教。见习的主题是颅内高压。

（一）准备工作

李老师在留校任教时已通过了师资培训并获得了高等学校教师资格证，也通过了科室组织的青年医师试讲。在开学时也参加了"神经科学模块Ⅱ"的集体备课会，具备了一定的教学经验。

李老师再次确认教学或培训大纲中要求学生掌握的所有知识点。阅读教材，并结合生理学、病理生理学等基础医学知识，进行详细的备课，提前书写教案。

提前联系见习小组长，确认小组所有成员已经完成颅内高压的理论课程学习。

向见习小组长发送颅内高压的相关学习资料，安排所有组员进行预习。

提前一天进行示教病例筛选。对病情过重、病情恶化、依从性差的病例予以排除或仅做幻灯片示教。筛选了8位备选的床旁示教病例，其中4位作为备选病例。事先与示教患者和家属进行沟通，获得患方同意。教学查房当日晨再次确认示教病例无病情变化。

医学院教学督导考虑李老师年资较浅，教学经验不足，准备旁听本次教学查房，但未事先通知李老师。

医学院或医院教学管理部门通过短信和企业微信分别于教学任务1周前和1天前通知李老师，避免教师因为临床或科研工作繁忙而遗忘。

（二）实施教学

见习小组长确认组员准时在病房指定地点等候带教老师。李老师也按时到场。教学督导老师到场旁听。

李老师核实了所有学生均已到场签到，将自己的手机设置为震动或静音，并指导学生同样执行。

李老师带领学生按照教学查房要求进行站位，引导学生进行自我介绍后开始问诊。

学生在询问患者头痛症状时没有询问头痛的加重、缓解因素。李老师没有直接指出，而是询问学生"关于头痛的症状还有其他需要追问的吗"。

学生进行查体时没有拉上床帘保护患者隐私。李老师暂停了查体，指导学生拉上床帘。

李老师仔细观察学生的查体手法，并及时纠正了学生的错误，示范正确的手法。

第一位患者查房结束后，李老师组织小组成员讨论分析了该学生问诊查体的优点和不足，提出了建设性的意见和改进措施，既给予鼓励，又进行了鞭策。然后对颅内高压的重点知识进行了梳理。从生理学和病理生理学开始阐述颅内高压机制。此处属于教学难点，李老师一边讲解，一边观察学生的反应，提出问题，测试学生的理解程度，添加适当的比喻，帮助学生理解此难点。

第二位和第三位患者因为外出检查，而未能进行示教。由于提前预备了其他病例，教学查房得以正常开展。

由于对时间把控不足，教学进度滞后，只进行了三位患者的教学查房，所以李老师后期主要采用讲授法，对重要知识点没有采用启发式的提问。教学督导老师进行了记录。

最后李老师按时结束见习，督促学生课后复习相关知识点。

（三）教学结束后的评价工作

组员于教学结束后立即填写教学反馈评估表。教务部将于期中和期末统计科室和个人的教评数据，及时反馈给科室教学主任和教师本人，同时作为年终评优和考核的量化指标。

教学督导老师填写教学查房评分表，同时就李老师的教学查房情况进行了反馈，指出了不足和改进意见，李老师表示在今后的带教中将更加注意教学方法的灵活应用。

李老师书写教学记录和教学心得，以准备教学检查，同时可以提高自身教学水平。

（四）案例补充

若本案例教学对象为住院医师，李老师的教学方法将做如下调整。

李老师要求住院医师必须在 10 分钟内完成患者的重点问诊和重点查体，然后床旁汇报患者病史及重要的阳性和阴性体征，初步诊断，鉴别诊断及原因，下一步诊疗方案。

整个过程主要以启发式提问为主，引导住院医师建立和完善临床思维。例如，为了强调颅内高压患者体位和头位的重要性，可以提问："除了用脱水剂外，目前还有什么办法可以立即降低患者的颅内压？我指的是此时此刻，在患者床旁就能实施的手段。"同样，为了强调颅内高压对患者心率、血压和呼吸的影响，可以提问："这位患者的心电监护数据有什么特点？是什么原因导致了这些表现？"

同时针对该疾病类型，李老师也提出了多种不同的临床表现和预后情况，引导住院医师思考诊断和治疗方案有何不同。

最后，李老师提出了几个颅内高压目前临床上有争议的问题，并介绍了相关研究进展和可能的科研思路，指导住院医师课后查阅相关文献，进一步学习研究。

第四节　模拟教学的评价

目前，医疗技术相关的模拟设备飞速发展，包括模拟模具、虚拟模拟设备、VR 模拟系统等。其中，模拟模具在医院教学体系中可能更为普遍，虚拟模拟设备、VR 模拟系统等模拟器材或系统主要用于大型教学医院的教学活动中。同时，模拟模具、虚拟模拟设备、VR 模拟系统主要针对专项技术的训练或场景式教学。对于模拟教学的评价需要立足于模拟教学的目的。由于模拟教学旨在提高学员专项操作技术水平，多在临床实践操作前用于对技术流程、操作技巧进行模拟训练，以期减少临床实践时的操作不当或错误。因此，模拟教学评价需要以教学质量的评价为核心内容。在评价教学质量的同时，适当增加对教学设置、教师实践指导、教学形式等内容的评价。模拟教学的评价人员包括受训学员、同行、专职或兼职教学评价人员。

模拟教学的评价方法可以通过技术评估量表评估学员技术掌握情况以评价模拟教学质量。翔实记录培训前、培训中、培训后的技术评估量表，归档后建立学员档案，通过纵向和横向对比评价学员的学习能力和技术掌握程度，以此作为模拟教学质量的直接反馈。此外，还可以加入学员评价、专职/兼职评价人员评价，建立模拟教学评价量表，对模拟教学的形式、内容、授课教师、模拟设备选取或设置等维度进行全方位的评价，以补充教学质量评价以外的评价指标。

（一）模拟教学前评价

模拟教学前评价包括对模拟设备、模拟项目设置、课程教学大纲、学员水平进行评价。学员水平的评价采用量表形式，让学员在培训前直接进行实践操作，记录学员的整体表现，为模拟教学质量的评价留下基线数据。课程教学大纲需要详细描述教学的主要内容、教学安排、训练时间、考核形式等内容，课程需要体现循序渐进、逐步提高的培训思路。比如，腹腔镜技术模拟教学可以对腹腔镜操作技术进行分解，设置为空间感训练、腹腔镜器械操作训练、图形裁剪训练、缝合打结训练等。这些将作为课程设置是否合理、教学内容安排是否得当的主要评价内容。

（二）模拟教学中评价

模拟教学需分阶段对教学安排和质量进行评价。其评价需根据培训专项技术的特点对技术进行细分，通过模拟设备逐级进行训练，逐步记录学员对模拟教学内容的掌握情况，以反映模拟教学的质量。同时，通过受训学员对每一步技术模拟训练的参与感受进行主观评价，以评价模拟教学的安排是否得当。

（三）模拟教学后评价

模拟教学后评价包括模拟操作技术的最终考核、学员对课程的评价、教师对学员的评价、督导人员/评价人员对课程设置和安排的整体评价。其中，针对学员的操作技术考核可以与培训前的操作考核记录进行纵向比较，以确定学员的学习质量。

（四）教学评价后反馈

根据模拟教学前、中、后评价的结果将形成一个评估的整体结果，其中既包含过程评价，又融合结果评价。根据评估的最终结果能够全面观察受训学员模拟训练强化技术水平的提升情况，同时也可以获取学员、教师、督导与考核人员对模拟教学课程的认知与认可情况。教学评价后反馈的完成最终实现了医院教学评估体系的闭环结构。

（五）模拟教学实例分析

模拟教学可用于医院教学不同层次的学员中。学员角色的不同决定了医院教学内容的差异。实习生的医院教学重点在构建临床诊疗思路，强化自主学习能力，加强理论向实践的转化，掌握基本操作技能。"三基三严"的教学项目是实习生必须掌握的内容，而专科的专项技术则以熟悉为主。因此，模拟教学的内容也往往集中在"三基三严"项目中，如胸腔穿刺、腹腔穿刺、骨髓穿刺、心肺听诊等。专科住院医师或进修医师教学的主要目的在于促进其掌握或提升专科技能，往往以进阶式学习为主，这些教学内容则以专项技术的训练为主，如腹腔镜胆囊切除术、腹腔镜肾切除术、机器人辅助腹腔镜前列腺癌切除术、胃镜或经内镜逆行胆胰管成像（ERCP）模拟操作训练等。下面将通过实习生、专科住院医师或进修医师的模拟教学实例从不同层次、不同维度进行阐述，并展示模拟教学的评估。

（六）实习生的模拟教学实例：腹腔穿刺模拟教学实例

1. 课程设置评价 腹腔穿刺是"三基三严"基本操作，也是实习生轮转消化内科或普通外科需常规掌握的基本技术。实习生腹腔穿刺模拟教学是专项临床技能培训课程，课程评价主要评价教学大纲、教学形式和教学目的，整体评价教学大纲和教学形式是否能够满足教学目的。评价人员为同行、专职/兼职评价人员。

教学目的：掌握腹腔穿刺的指征、技术要点及结果判读。

教学形式：视频讲解并演示腹腔穿刺的指征与操作要点。

教学内容：理论包括两方面。①腹腔穿刺的适应证与禁忌证；②腹腔穿刺的结果判读。实践训练则是训练腹腔穿刺的步骤与操作要点。

考核形式：模拟器考核系统直接评价＋教师/学员根据现场表现或记录视频中的具体表现采用评价量表进行评估。

训练安排：每名实习生理论学习20分钟，反复训练累积时长不低于120分钟。考核时间由学员自行申请或统一安排。

根据框中所述的内容概要可对教学目的、教学形式、教学内容、考核形式和具体安排进行评价。

2. 学员受训前、中、后能力评价 教师讲解腹腔穿刺的理论与操作要点前，通过摸底的方式评价实习生对腹腔穿刺适应证和禁忌证的掌握情况、操作技术的基本要领。同时，利用腹腔穿刺考核评价表（表5-10）评价实习生学习前的水平。然后在学习过程中记录实习生训练时长与掌握的程度，最后所有学员均进行操作考核和理论考核。

表 5-10 腹腔穿刺术考核评价表

项目	操作内容与评分要点	分值
操作前准备	患者准备	10 分
	①信息核对（患者的姓名、住院号、床号）(2 分) ②沟通与文书准备：说明穿刺的目的、交代意外风险 (2 分)，签署穿刺同意书 (2 分) ③检测基本生命体征（测血压、心率及氧饱和度）(2 分)，检查腹部体征 (2 分)	

续表

项目	操作内容与评分要点	分值
操作前准备	操作者准备	6分
	①正确戴口罩(2分)和帽子(2分) ②洗手(2分)	
	物品准备	6分
	腹腔穿刺包(1分),手套(1分),治疗盘(碘伏、棉签、胶布、2%利多卡因注射液)(2分),需作培养者则准备无菌培养管(1分),检查各物品的消毒状态及有效日期(1分)	
操作过程	患者体位的选择	4分
	①根据病情和需要可取坐位、半卧位、平卧位,原则是尽量让患者舒适以使其耐受较长的操作时间(2分) ②对疑为腹腔内出血或腹水量少者行诊断性穿刺,取侧卧位为宜(1分) ③如放腹水,背部先垫好腹带(1分)	
	穿刺部位的选择	8分
	①脐与髂前上棘连线中、外1/3交界点(2分) ②脐与耻骨联合中线的中点上方1cm,偏左或右1～1.5cm处(2分) ③脐水平线与腋前线或腋中线中点(2分) ④少量积液或包裹性积液常在超声引导下定位穿刺(2分)	
	穿刺过程	48分
	①常规消毒皮肤(用碘伏棉签以穿刺点为中心,自内向外进行皮肤消毒,共2次,范围≥15cm)(4分)。戴无菌手套(戴手套时间得当、步骤正确,2分) ②打开腹腔穿刺包(查看有效期,1分;打开包的顺序,1分;打开包后看消毒标签,1分),铺洞巾消毒(取洞巾和铺洞巾的手法正确,2分),铺设时"一次到位"(1分) ③自皮肤至壁腹膜用2%利多卡因注射液作局部麻醉(与助手核对药物,2分;注射皮丘,应注意进针角度和针头斜面位置是否正确,2分;麻醉时垂直进针、边推注边回抽,2分) ④检查穿刺针是否通畅,橡皮管是否漏气,用止血钳夹闭橡皮管(3分) ⑤左手示指与中指固定穿刺部位的皮肤(1分),右手持针座接有胶乳管的8号或9号针头,经麻醉处垂直刺入皮肤后(1分),以45°斜刺入腹肌(2分),再与腹壁呈角度刺入腹腔(2分),待针锋抵抗感消失/有腹水液回流后,调整并固定穿刺针进行抽液/放液(2分) ⑥助手戴无菌手套后用消毒血管钳固定针头(2分) ⑦诊断性穿刺,可直接用20ml或50ml注射器及7号针头。大量放液时,可用8号或9号针头,并于针座接一橡皮管,以输液夹调整速度,将腹水引入容器中记录量并送实验室检查(3分)(有口述者加分)	

续表

项目	操作内容与评分要点	分值
操作过程	⑧注射器卸离橡皮管时,应将管子夹闭,以防空气进入(有口述者加分)(2分) ⑨抽液毕拔出穿刺针(缓慢拔针,1分),碘伏消毒穿刺部位(1分),并盖纱布稍用力压迫片刻(1分),胶布固定(1分)。大量放液后,需束以多头腹带(2分) ⑩术后测量腹围、血压、脉搏,检查腹部体征(2分) ⑪整理用物(2分),术后严密观察并做好记录(2分)	
总体评价	操作熟练,无菌观念	6分
	①操作熟练、稳重,操作顺序有条理、不慌乱(2分),无菌意识强(2分) ②能一次穿刺成功(有液体抽出)(2分)	
	爱伤观念、仪表、态度	8分
	①操作中应注意密切观察患者的反应,如有头晕、出冷汗、胸闷、心悸等表现;并注意观察患者的呼吸、脉搏、面色等,如有异常应立刻停止操作,并予以相应处理(操作时有口述加分)(4分) ②操作时态度认真严谨(2分),沟通时有礼貌(2分)	
	物品复原整理	4分
	①时间把握得当,时间控制在4分钟内(2分) ②物品复原整理得当(2分)	

3. 受训学员评价 受训学员主要利用评价量表主观评价模拟训练课程,包括以下几个维度:

1. 对此门课程的总体满意度? 满意 不满意
2. 此门课程的训练时间安排是否合理? 合理 不合理
3. 此门课程的阶段式培训是否符合临床实践需要? 符合 不符合
4. 此门课程的考核指标设置是否得当? 得当 不得当
5. 此门课程的授课教师是否讲解清楚技术操作要点? 是 否
6. 此门课程能否帮助你迅速掌握腹腔穿刺术? 能 不能
7. 模拟设备是否贴近临床实际情况? 是 否

（七）专科住院医师或进修医师的模拟教学实例：Uro-Mentor 输尿管软镜技术模拟教学实例

1. 课程设置评价 课程设置评价主要评价教学大纲、教学形式和教学目的，整体评价教学大纲和教学形式是否能够满足教学目的。评价人员为同行、专职 / 兼职评价人员。

> **教学目的：** 帮助受训学员掌握输尿管软镜技术。
>
> **教学形式：** 讲解并演示 Uro-Mentor 模拟器的使用。
>
> **教学内容：** 根据输尿管软镜技术特点，将其分为四个阶段。①入门游戏：投篮训练；②进阶训练：窥查输尿管、肾盂及肾盏；③实战操作：输尿管软镜肾盂结石钬激光碎石；④随机病案操作训练。
>
> **考核形式：** 模拟器考核系统直接评价＋授课教师评价。
>
> **训练安排：** 每名学员每次训练 30 分钟，每一阶段模拟器评价得分达 90 分以后方能进入下一阶段训练，待完成所有训练内容后方能申请最终考核。

如框中所描述的教学大纲内容，可以发现教学目的、教学形式、教学内容、考核形式和具体安排均有明确的设置。课程开设前需要对上述内容进行整体的评价，以期决定是否开设，或者是否需要调整。

2. 学员受训前、中、后能力评价 教师介绍并演示模拟操作以后直接对学员进行实践操作考核，明确训练前的基本水平。考核方式与最终的考核指标和内容一致。课程开始后，教师分阶段采用评价量表评估学员操作技术，模拟器评价系统评估操作参数，二者按权重进行分配（表 5-11）。

表 5-11 输尿管软镜技术模拟训练评价表

	考核模块	考核比重 /%
教师评价学员指标 （60%）	输尿管软镜的操作技巧	20
	钬激光的使用	5
	碎石的操作技巧	25
	套取残石的操作技巧	10
模拟器考核指标 （40%）	安全参数	5
	操作时间	10
	诊断	5
	内镜及相关辅助设备操作	10
	碎石、套石操作	10

3. 受训学员评价 受训学员主要利用评价量表主观评价模拟训练课程，包括以下几个维度：

1. 对于此门课程的总体满意度？ 满意 不满意
2. 此门课程的训练时间安排是否合理？ 合理 不合理
3. 此门课程的阶段式培训是否符合临床实践需要？ 符合 不符合
4. 此门课程的考核指标设置是否得当？ 得当 不得当
5. 此门课程的授课教师是否讲解清楚技术操作要点？ 是 否
6. 此门课程能否帮助你迅速掌握输尿管软镜技术？ 能 不能

通过上述维度的评价，能够更直观了解学员主观上是否认可此门课程，以及对此门课程不满意的维度。这对于课程的优化尤为重要。

思 考 与 练 习

1. 以下不是对教师教学质量评价的常用方法的是

A. 学生评价

B. 领导评价

C. 同行评价

D. 督导评价

答案：B

2. 提高实践教学质量的有效方法是（多选）

A. 要求学生做好预习和复习工作

B. 通过提前沟通、合理安排教学实践等先提高患者依从性

C. 教学活动后给予学生正面反馈

D. 教学活动后给予学生负面反馈

答案：ABCD

第六章
医院教学的教与学

　　临床医学是一门实践性极强的学科，除了在校的理论学习，更多的是在医疗机构的临床实践中进行学习，也就是所谓的"医院教学"。由于患者及医院环境的特殊性，教学单位需要在保证患者医疗安全的同时，根据学生的层次和患者的不同情况有针对性地开展教学。在医院教学中，施教者需掌握教学的特点、教学过程的特殊性，注重教学中人文素质的养成和升华，这就要求带教老师具有一定的知识素养和专业素养，注重学生的特点，培养和激发学生的学习动机，促进学习的有效迁移，以及培养与训练学生的特殊能力。同时，应重视师生之间的契合度，形成共同参与、共同提升的互动的教学氛围，从而提高学生在教学中的获得感、临床思维能力、沟通能力，进而塑造与提升其职业精神。

第一节　概述

　　由于患者及医院环境的复杂性，医院教学也是充满挑战性的，因此带教老师应具备很强的适应能力，熟悉教学内容，在保证患者医疗的同时，根据患者的不同情况进行教学。

一、医院教学的特点

（一）环境的特殊性

　　在医院教学过程中，常会涉及患者的隐私问题，包括病史资料和身体器官两方面。随着社会的发展，人们对自身隐私权的保护意识也在不断加强。同时，教学过程中也存在教学环境不确定性、患者相关不可控因素较多等问题，均会影响教学计划的实施，进而影响临床工作和教学工作。

案例导入

做妇科检查时侵犯患者的隐私权

某患者在男友陪同下，到医院做妇科检查，在医生的安排下，患者按要求做好准备，其主治医师带多名身穿白大褂的男女实习生围在床前，患者非常紧张，感到不适，要求医生让他们出去，医生安慰说没关系，他们都是实习生，让患者躺好，一边接触患者的身体，一边向实习生介绍各部位名称、症状等，检查讲解时间为 5 ~ 6 分钟。患者认为该名医生侵犯了自己的人格尊严和隐私权，遂将医生及其所在医院告上法庭。

在教学过程中，面对患者隐私部位的暴露，应先征求患者的同意，进行有效的医患沟通，从而取得患者的配合。如果没有提前征求患者的同意，会引起患者的不适，此过程侵犯了患者的隐私权，也会对患者的心理造成一定的伤害。

想一想

在教学过程中，面对患者隐私部位的暴露，医护人员该如何处理？如处理不当，会对患者造成怎样的后果？

上述案例中，虽然带教老师组织实习生观摩体格检查，是出于医学发展和培养医务人员的需要，但是未经患者同意，侵犯了患者的隐私权和知情权。

在临床教学过程中，对于很多承担着教学任务的医院来说，需关注教学任务与患者隐私保护两者之间的关系，充分尊重患者的知情权和隐私权，悉心疏导患者，在完成正常医疗和教学工作中最大限度地减少患者心理上的不适。

1. 私密性 特点：医院教学中多涉及患者隐私保护。

（1）注重患者病史资料及隐私的保护：在询问病史时，应注意场合，以免患者的病情被他人听到；患者病历资料需妥善保管，避免泄露。我国《民法通则》第一章第五条规定："公民、法人的合法的民事权益受法律保护，任何组织和个人不得侵犯。"1988 年卫生部发布了《医务人员医德规范及实施办法》，规定医务人员必须对病人保守医密，实行保护性医疗，不泄露病人隐私与秘密。因此，在临床教学过程中，带教老师应加强法律知识的学习，特别是卫生法知识的学习，自觉地维护患者的隐私权。

（2）注重患者身体器官隐私的保护：临床带教若涉及患者身体器官隐私部位的教学和观摩，必须先取得患者的知情同意，尤其是需裸露身体器官等时，避免引发不必要的纠纷。在进行体格检查和医疗仪器检查时，注意遮挡患者的身体，可采用屏风遮挡、病房床位间用活动帘隔离等措施来保护患者的隐私，保障教学环境的私密性，涉及异性患者特殊部位检查时，不能单人进行。严格按照医疗规范，做到一患一诊，女性隐私部位检查原则上不超过 3 个人，男性医务人员做妇科检查时必须有女性医务人员在场；男性患者尽量由男性医务人员检查，避免异性操作引起的不适感。

训练方式

有效的教学行为： 带教老师以身作则，教学行为规范，通过小组讨论、PBL 教学、角色化教学、情景教学法等有效的教学方法，培养医学生的团队合作精神、服务技巧，并着重培养医学生在实习、住培期间及今后的工作中养成良好的行为规范。

采用"解释—征询—获得配合"的教学观摩程序： 若医学生要教学观摩、临床操作时，需征询患者的知情同意，向患者解释医院教学的必要性，经患者同意后才能进行必要的诊疗检查，这是医院教学中的重要环节。尤其当教学内容涉及患者隐私时，如暴露性检查、私密部位操作等，带教老师应重点强调对患者隐私保护的重要性。

营造良好的教学环境： 在进行体格检查、诊疗操作、手术或抢救患者等时，医务人员在操作和交流时要注意保护患者的隐私。

有效的医患沟通： 通过有效的医患沟通，指导医学生注重患者的隐私权、知情权及其他权利，使医学生从支配者向服务者转变，促进医患关系和谐。

征求患者的意见，从而取得配合： 医院向患者提出教学要求时，对于是否接受，患者或家属享有充分的选择权，避免不尊重患者的行为发生。若患者拒绝，带教老师可以选择病例相似的其他患者并征求其同意后再作为临床案例分享。

2. 不确定性

（1）医院环境的复杂性

1）交叉感染概率增加：医院是患者高度聚集的场所，特别是大型综合医院，每天人流量上万次以上，疾病类型多种多样，且空气流通较差，细菌、病毒含量比院外高，若患者免疫力低下或免疫缺陷，院内感染的概率更大。

2）人员流动的复杂性：服务对象的不可选择性和医院24小时开放等特殊原因造成了医院环境的复杂性。

3）医疗不良事件发生概率增加：患者在就诊过程中，由于医院环境的密闭性或地面湿滑，以及患者本身的基础疾病影响，可能会发生跌倒或晕厥等医疗不良事件。

（2）教学环境的可变性：临床带教环境常为开放性环境，带教人员很难一次性讲完一个知识点，讲授过程中不断被干扰的情况时常发生，加之临床工作量较大，带教老师须在保障临床工作的同时又完成带教工作。这一过程中，与患者相关的不可控因素较多，可能会影响临床和教学工作，也给医院教学带来了潜在风险。

3. 与设施设备的相关性　医院医疗设备仪器居多，精密昂贵，医疗工作 24 小时不停运转，遇突发情况如抢救患者时需使用各种相关仪器。因此，医院会设立专人进行全院仪器设备的维修保养工作，定期巡回检查，做到维修及时、快速，认真做好鉴定报废工作，并按规定办理报废手续，以便设备能正常运行，从而保障患者的生命安全。同时，带教老师还需对医学生进行医疗急救设备使用的培训，如负压吸痰器、氧气筒、除颤仪、呼吸机等设备，掌握急救设备的使用方法，让学生进行实操练习。

（二）教学对象的特殊性

临床教学是医院教学的一种特殊形式，其教学对象也存在一定的特殊性。部分公立医院除临床医疗工作外，还承担着高等医学院校教学、住院医师规范化培训、继续教育、人才培养等任务，这部分工作具有人员复杂、专业多样、考核要求高等特点。其教育对象按学生特长分类，可分为管理型、科研型、业务型（表 6-1）。按学生层次分类可分为实习生、住培学员、进修医师（表 6-2）。

表 6-1　医院教学对象按学生特长分类

学生类型	特点	教学管理方法
管理型	**1. 群体特殊性** (1)学生具有管理方面的特长,擅长物资、耗材、人员管理等 (2)缺乏管理知识的系统培训 (3)学生实际参与管理较少 **2. 教学现状特殊性** (1)个别医院重视技术型人才培养,轻视管理型人才培养 (2)缺乏正规培训课程及管理师资力量 **3. 心理特殊性** 一定程度忽视了临床技能的学习	1. 医院及科室重视对管理教学方面的投入 2. 医院及科室制订规范管理课程 3. 提高学生对管理的积极性及创新性 4. 导师负责制

学生类型	特点	教学管理方法
科研型	**1. 群体特殊性** (1)学生对科研方面的知识有浓厚的兴趣,具有良好的科研思路和技能 (2)学生掌握的知识参差不齐,学术视野不够深远 **2. 教学现状特殊性** 个别医院供科研教学的设备不够先进,学术氛围不够 **3. 心理特殊性** 学习上钻研精神较缺乏,存在一定的功利心,导致研究效果难以达到预期目的	1. 优化学生科研整体思想素质 2. 加强学生写作能力的培训 3. 医院加强与国内、国际知名院校的科技合作与技术交流 4. 医院加强科研群体的培养力度 5. 结合医院和所在科室,共同制订培养计划 6. 导师负责制
业务型	**1. 群体特殊性** (1)专业技能强,工作熟练度和工作效率高 (2)对知识的探究缺乏积极性 (3)缺乏创新意识 **2. 教学现状特殊性** 医院及科室重业务、轻创新能力发展 **3. 心理特殊性** 由于临床任务繁重,长期惯性思维工作,缺乏创造的激情	1. 强化创新能力和综合素质的培养,满足专业知识发展的需求 2. 增强其人文素养和业务素质,规范化操作 3. 导师负责制

表6-2　医院教学对象按学生层次分类

学生类型	特点	教学管理方法
实习生:对所学理论知识进行巩固并付诸实践,是独立工作能力培养的一个过渡阶段	**1. 群体特殊性** 无执业资格和无社会及工作经验 **2. 教学现状特殊性** (1)临床实操机会少 (2)部分实习生对临床实习工作认识不正确 **3. 心理特殊性** 某些实习生存在一些不良心理因素,如缺乏人际交往的良好适应性、心理和生理承受力差等	1. 医院及学校应重视实习教学,加大对实习教学的投入,加强培训教育管理力度 2. 医院及科室进一步加强思想政治教育工作 3. 加强师资队伍建设 4. 规范科室带教管理 5. 进行岗前培训 6. 积极进行心理相关的培训和心理疏导

续表

学生类型	特点	教学管理方法
住培学员：住培学员是毕业后医学教育的重要阶段的主力军,是衔接学校教育与临床工作的重要过渡阶段	**1. 群体特殊性** 在绝大多数医院承担着一线工作,低年资住培学员不具备单独管理患者的资格 **2. 教学现状特殊性** (1)上级医生及相关部门对住培学员监管力度不够 (2)住培学员缺乏理论知识及临床经验;职业防护意识淡薄 **3. 心理特殊性** (1)角色转变加上培训和考核,较易出现紧张和焦虑情绪 (2)由于专业知识缺乏常常会出现信心不足、职业自卑感和失落感,甚至导致一些差错发生	1. 进行系统性、规范性和有计划性的理论培训 2. 增强其人文素养和业务素质 3. 完善科室及医院规范化培训制度 4. 医院继续探究如何提高医患沟通能力,强化人文课程体系建设、改革传统教学方法
进修医师：进修教育是医学继续教育的重要内容,以提高理论水平和临床操作技能为目标	**1. 群体特殊性** 进修医师医疗水平参差不齐,存在两极分化,并且职业价值观也良莠不齐 **2. 教学现状特殊性** (1)医院实现一体化教学难:一体化教学是指制订教学计划与大纲,构建职业能力整体培养目标体系,通过各个教学环节的落实来保证整体目标的实现。进修医师的基础学历、学习意愿和目的、临床实际工作经验、所在单位的规模所对应教育知识结构等不一致,导致一体化教学难 (2)进修医师使医院的新技术、新理念得以传承,促进了医学知识的交融互通 **3. 心理特殊性** (1)短时间内难以融入新环境 (2)入院时间短,医学人文教育易被忽视	1. 多部门协同管理 2. 综合考虑不同进修医师的知识背景和诊疗能力,制订制度化、规范化、个性化的培训方案与教学方法

（三）风险识别的重要性

医疗安全是医院的生命线，风险意识教育是医学生必备的素质之一。风险是指人类无法把握或不能确定事件的发生而导致损失的可能性。它具有客观性、永恒性和危害性。通俗地讲，风险就是发生不幸事件的概率。换句话说，风险是指一个事件产生我们所不希望的结果的可能性。风险识别就是在风险事故发生之前，人们能够运用各种方法对尚未发生的、潜在的及存在的各种风险进行系统归类，总结出目前所面对的风险及分析风险事故发生的潜在原因。它的目的在于防患于未然。只有充分识别风险，才能有效地控制风险。

案例导入

风险防范的重要性

患者谭某，男，7 岁，因游玩途中不慎从滑梯上摔倒致右上颌中切牙折断，牙髓已暴露。家属立即陪同前往口腔医院就诊，于 17：00 到达医院。此时医生已下班，实习生正准备离开，家属央求实习生为其诊治，实习生见状简单为患者进行查看，请患者明日再来治疗。第 2 天就诊时，医生发现患者牙髓大部分已经坏死，只能行根管诱导成形术。家属以贻误治疗时机向医院投诉该实习生。

首先，实习生不能单独接诊患者，应在带教老师的指导下进行诊疗。其次，实习生由于专业知识缺乏，临床经验不足，不清楚疾病的诊疗方案，延误了患者最佳的治疗时机。因此，建议实习生若遇到类似情况，可向患者及家属解释自己暂不具备单独执业的资格，同时建议患者及家属到医院急诊科进行诊疗。

想一想

本案例中，实习生的主要问题是什么？出现这些问题的根源在哪里？

在上述案例中，首先实习生不应在未告知带教老师的情况下私自接诊患者。其次，实习生由于自身专业知识不足，贻误了患者诊疗的最佳时机。同时，由于实习生缺乏风险防范意识，而带教老师及医院管理部门同样缺乏风险管理意识，未做好实习生风险识别指导，故而导致了差错的发生。由此可见，在临床实践中学会识别风险，做到"防患于未然"十分重要。

1. 重视风险识别教育　目前大部分医学院校在医学教育阶段，只注重医学生专业理论的传授，忽视了风险识别教育。高校教师由于缺乏临床工作经验，无法对医学生进行有效的风险意识教育。而承担医院教学工作的一线医务工作者，由于教学意识薄弱、课时有限、临床医疗工作繁重等，更多的是对医学生进行临床专业知识和专业技能的传授，较少涉及临床医疗工作中风险识别的教育。大部分医学生虽然对医疗工作有一定的了解，但是对医疗工作中特有的高风险还没有深入地认识。在临床诊疗过程中，不能及时、有效、正确地识别存在的风险，这种认识上的缺失将会在实际医疗工作中埋下隐患。

因此，在医院教学过程中让医学生学会及时、有效、正确地识别风险十分重要。准确的风险识别，能有效规避医疗风险，将医疗风险消灭在萌芽中；能减少医疗纠纷的发生，有利于医护患关系和谐发展；能降低医疗差错的发生率，保障患者的医疗安全，以最小成本实现最大医疗安全保障。医学生只有在全面了解各种风险的基础上，才能预测风险可能造成的危害，从而选择处理风险的有效手段。

2. 风险的主要来源

（1）来自患者的风险

1）患者就医行为所致的风险：在医院教学过程中，患者不信任医学生，采取不合作的态度。医学生为患者诊治，患者对医疗质量感到担忧，希望能得到更好的服务，如果事与愿违，患者内心就难以平衡和接受。

2）患者心理因素所致的风险：慢性病患者由于住院时间长，治疗效果不理想，疾病反复或加重，难免产生不良情绪。在医院教学过程中，医学生参与患者诊疗时，患者可能与医学生发生冲突，导致医疗纠纷。

（2）来自医学生的风险

1）医学生医疗行为所致风险：在医院教学过程中，医学生可能由于临床实践少、经验缺乏、责任心不强、工作繁重、遭遇挫折等原因在为患者诊疗过程中出现失误。

2）医学生对疾病认识不足所致风险：疾病的发生发展具有复杂、多变、不可预见等特点。同时由于个体差异，医学生在诊疗过程中可能出现漏诊和失误，给医疗安全埋下隐患。

（3）来自医疗器械、药品、血液等的风险：在诊疗过程中，医学生需要凭借现代化的医疗器械、仪器设备、药品和其他辅助物品完成临床诊疗，使用这些器械、设备、物品等也会存在一定的风险。例如：医学生不清楚医疗器械使用流程，操作不当；医学生不清楚用药时机或用药剂量，造成伤害；医学生进行侵入性操作时，未做好标准防护，发生职业暴露。

（4）现有医疗技术的局限性：目前医学虽然有了很大的发展，但是由于人体的特异性和复杂性，难以完全预测。由于现有医疗技术的制约，可能出现不可抗拒或不可预见的因素。

3. 风险防控的主要方法　风险防控是医务人员在识别医疗风险后采取的应对措施，风险防控的主要方法如下。

（1）风险教育是防范风险的基础：医院教学风险存在于临床教学工作的各个环节，要减少风险，应对风险实行主动管理。岗前统一对医学生进行风险防控培训，提高医学生识别风险的能力，对容易造成风险的工作环节提高警惕。

（2）提高医疗技术水平和职业道德修养：医学生的专业技术水平和职业道德修养对预防风险的发生有着极其重要的影响。定期组织医学生进行专业理论知识学习、操作技术展示、应急预案演练和职业道德修养提升的培训有助于保障医疗安全。

（3）建立健全风险管理机制：加强制度建设和风险监控，构建良好的医护患关系，建立应急处理预案及防范预案，能降低医疗差错的发生率，构建和谐的医疗关系，保障患者的医疗安全。

1）科学、完善、合理的规章制度是防范风险的良好基础，严格落实规章制度是防范差错事故的保证。

2）加强风险监控。在医院教学工作中，做好质量环节管理控制，从根本上减少风险事件的发生。建立风险控制组织，将风险管理与质量控制紧密结合，若发现问题，及时呈报和追踪。

3）加强医护患沟通，建立良好的医护患关系有利于化解风险。某些医疗纠纷实际上仅因患者单方面不满意而引起，医学生在诊疗活动中没有任何疏忽和失误。因此，认真听取患者的诉求，进行及时有效的沟通可化解潜在的风险。

4）熟悉国家医疗法律法规的变化。医院及科室组织医学生学习国家医疗法律法规，使医学生依据国家的法律法规约束管理自己的医疗行为。

5）及时应对风险。建立防范预案，制订应急处理预案，包括公共突发事件应急处理预案和院内意外事件应急处理预案，定期组织医学生进行学习、观摩和演练，帮助医学生树立医疗风险意识，避免医疗不良事件的发生。

4. 医疗不良事件

（1）医疗不良事件的分类：根据事件的严重程度将医疗不良事件分为警训事件、不良后果事件、未造成后果事件和临界错误事件。

1）Ⅰ级事件（警训事件）：非预期的死亡，或是非疾病自然进展过程中造成永久性功能丧失。

2）Ⅱ级事件（不良后果事件）：在疾病医疗过程中因诊疗活动而非疾病本身造成的患者机体与功能损害。

3）Ⅲ级事件（未造成后果事件）：虽然发生错误事实，但未给患者机体与功能造成任何损害，或有轻微后果而不需任何处理可完全康复。

4）Ⅳ级事件（临界错误事件）：由于及时发现错误，未形成事实。

（2）医疗不良事件预警：在医疗不良事件分级基础上，根据事件等级实施风险预警，可简单分为四个等级，即Ⅰ级事件为高风险预警、Ⅱ级事件为中等风险预警、Ⅲ级事件为低风险预警、Ⅳ级事件为提醒预警。

通过建立预警组织架构，设立预警管理员，发现不良事件及时逐级上报，实施早期干预，将低风险预警、提醒预警事件化解于萌芽状态，中风险预警、高风险预警在专业人员及时指导下事态得到有效控制。

（3）医疗不良事件上报：实行网络在线直报，尚不具备网络直报条件的医疗机构应通过电话、传真等形式向有关卫生行政部门报告，各级各类医疗机构不得瞒报、漏报、谎报、缓报。

训练方式

风险意识训练主要是培养医学生风险识别的能力。根据临床实际情况，组织医学生采用以问题为导向、角色扮演或情景再现的方式进行案例分享。在此过程中，应善于引导学生发现问题、找出原因、总结对策等，从而培养医学生风险识别意识和思维。

（四）技能训练推荐

1. 技能训练一：模拟男学生为女性患者导尿的场景（图6-1）

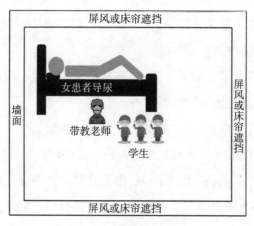

图6-1　模拟导尿场景

（1）训练目的：通过设置特定的模拟场景，以同理心与患者沟通，换位思考，保护患者的隐私，培养医学生的角色意识与职业素养。

（2）训练方法

主持人	医疗组长或教学组长
参与者	医务人员
方法	1. 设置特定的场景，进行情景教学，让学生参与其中。 2. 如果患者是昏迷状态，应对家属做好解释告知工作，并按流程进行每一步操作；如果患者意识清醒，那么男学生应先做好女性患者情绪上的工作，再进行操作。 3. 通过经验教学的方式进行有效教学：由于性别的特殊性，男性医务人员为女性患者进行导尿操作时，会安排患者的家属在一旁，并需要经过患者的同意，同时男学生对女性患者进行导尿，必须有带教老师或女性医生在场。 4. 情境模拟后，医疗组长或教学组长进行提问与讨论，紧密围绕患者私密性，分组进行讨论，发表自己的见解。 5. 医疗组长或教学组长根据学生的汇报进行点评和总结。

2. 技能训练二：医患沟通风险的案例分享

（1）训练目的：培养医学生风险识别能力。

（2）训练方法

主持人	医疗组长或教学组长
参与者	医务人员
方法	1. 医疗组长提前布置任务，告知学生相关的课前准备，收集临床医患沟通风险的相关案例。 2. 由学生逐一汇报案例并分析原因。 3. 医疗组长或教学组长组织学生分析和讨论各案例的共同点，即医疗风险发生的原因。 4. 医疗组长或教学组长根据学生的汇报进行点评和总结。

二、医院教学过程的特殊性

（一）动态教育

1. 认知变化 专业认知是学生培养专业情感及形成稳定专业思想的基础，是学生对所学专业的感性认识，包括对本专业所修课程、内容特点、培养目标、就业方向及今后将从事的职业现状、未来发展前景有较为清晰的整体认识。专业认知既是医学生形成积极专业情感的基础，也是学习活动积极化的必要条件。对于未来将从事"救死扶伤"这一职业的医学生而言，对自身专业的认知程度及专业情感稳定程度，直接关系到学生的学业水平及职业能力，并将对整个医疗卫生行业发展产生影响。

（1）教学初期认知：由于选择医学类专业的原因不同，学生的专业认知水平也存在差异，出于个人兴趣或希望在专业领域有所发展而选择报考医学类专业的学生，其对专业信息具有主动探寻意识，专业认知水平亦高于其他学生，学习主动性也更高；但大部分学生对专业的课程设置、师资力量、专业现状等仍然缺乏深层次了解，整体关注度仍然很低。住培学员是医学专业毕业生进入临床工作的必经历程，他们在进入住培初期阶段，学习形式介于工作与实习之间，部分住培学员不能很好地正视自己的角色位置，对未来也充满迷茫。而进修医师大多为了提升原单位的业务技术水平和自我能力而选择进修，面临陌生的工作环境、新岗位和新角色必须做出适应性改变，进修学习过程中会见识或学习到许多新理念、新技术、新业务，因此，进修医师在教学初期阶段是积极的、充满兴趣的。

（2）教学中期认知：随着专业学习的深入和临床教师的教育和启发，医学生对专业定位、专业性质、学科特点、教学计划安排、课程设置、培养目标、就业前景及未来发展趋势等方面的认识和了解不断增加，对专业的社会现状及就业形势的关注程度有所增强。教学中期住培学员已经适应了边学习边工作的节奏，通过对临床专业技能的学习，积累了部分工作经验，有了更多的知识储备，为医学生转变为医生打下了坚实的基础，更能从容应对以后的工作。住培学员大都有单独执业资格，对个别案例有单独接待处理记录的权利，通过带教老师及时的指导，从而建立了良好的医患、护患关系，提高了住培学员的职业自信。进修医师在教学中期对医院的管理模式、对专业知识的学习均有所进步，对突发情况应急处理流程、预案及医患、护患沟通等都有了新的认知，学习态度由初期的被动变为主动，从单一的只想取得证书变成真正意义上的全方位自我提升。

（3）教学后期认知：医学生对于专业知识已有完整的框架和脉络，对专业性质及所承担角色有了更为深刻地理解，充分了解到专业特点，认识到自己的社会作用和自我价值，在专业认同的基础上将专业发展与自我发展融为一体，相互促进、共同发展。住培学员在教学后期已经对临床上常见的病例及工作流程了然于心，工作起来也感觉较前、中期更加得心应手，处理各种突发应急状况的能力、与患者的沟通能力也大幅度提升，做好病例记录、分析汇报，得到带教老师、患者的尊重和认可，收获职业成就感。与住培初期的心理心态对比有了较大的变化，自身的能力得到提升，服务质量改善，有利于促进医疗护理安全，保障患者安全。进修医师在教学后期，对临床专业技能已得心应手，对工作环境已经非常熟悉。

2. 环境变化 教育环境是极为复杂的，它包含了教师、学习者和行政工作人员之间的社会关系及物理环境和资源。医院教育环境的变化主要包括物理环境、文化环境及社会环境的变化。

（1）物理环境：是指医学生、住培学员、进修医师学习和培训的地方。医学生从学校相对固定的理论授课教室到医院教学环境中，建筑设施、临床诊疗教学现场内的机器设备、温度、湿度、光线和色彩等均会发生变化，物理环境的变化对教育教学的潜在影响是广泛的，且没有具体量化标准。

（2）文化环境：是指学校与医院的文化差异，由学校的理论知识学习转变为临床实践学习，文化环境包括正式特定场合的公开授课、医院教学场地的即兴讲解及临床医务人员潜在的无意识透露出来的信息，如临床医务人员的人生观、价值观等，以上均会对医学生造成一定的影响。人际关系也由学校简单的师生和同学关系转变为医院教学环境下医护 - 患者 - 患

者家属 - 医学生 - 医院行政工作人员的多维度关系，且涉及患者在医疗教学行为中的参与配合度、隐私的保护、权益和利益的维护、伦理道德、法律法规、医院、诊所性质（如公立或私立，综合或专科，营利或非营利）等内容，涉及的文化内涵也不相同。

（3）社会环境：医学生的文化差异及价值观、宗教信仰、经济条件、社会资源、家庭成长环境、个性特征、个人偏好、学习经历不同，所持理念也不同，因此即使在相同的环境下，产生的认知和感受也不同，进而造成的影响也不相同。如住培学员到社区居民家中进行健康访视时，社区居民的家庭住房相对于医院环境更加私密，且患者和医务人员的角色在居家和医院内的主客体不同，加之患者的价值观、宗教信仰、经济条件、共同居住者数量和关系不同，以及房屋面积、装修风格等患者私人信息暴露均不同，对比在医院的治疗环境下带给住培学员的视听觉、思想冲击力等方面产生的认知和感受均会不一样。

3. 主观能动性 主观能动性是指人们认识世界和改造世界中有目的、有计划、积极主动的有意识的活动能力。临床医学是一门实践性极强的应用学科，临床经验的积累和知识掌握，必须依靠医学生自身在临床实践中获得。

（1）教学初期主观能动性变化：从学校到医院教学的过程中，临床工作面对的主体是实施医疗服务的患者，其次才是临床教学，从而在教学过程中增加了医护 - 患者 - 医学生三者的互动，大多数学生有主体性角色退后的意识，学习以观摩为主，跟随临床带教老师进行基本的医疗活动，缺乏主动思考积极性，行为也很被动。

（2）教学中期主观能动性变化：在医院教学中期，医学生的角色适应度提升，对临床操作更加熟练，能够将理论与实际相结合，与患者沟通技能提升，患者对其接洽度提高，医学生更加适应当前医疗行动中患者的主体位置，在治疗中遇到问题积极查阅文献资料、询问老师或与其他医学生讨论，其主观能动性在潜移默化中有所提升，掌握各方面知识的积极性呈上升趋势。

（3）教学后期主观能动性变化：医学生在医院教学的后期，临床实践学习接近尾声，各方面能力得到提升，已具备一定临床实践能力和临床思维，在临床实践能力提升的同时心智也更加成熟，自身的心态也发生了巨大的变化，职业认同感和职业价值感均上一个台阶，具有思辨精神，思想上也更具包容性，能够充分发挥主观能动性，灵活地将医学理论知识应用于实践，推动医学事业的发展。

（二）临床思维训练

临床思维是指以患者为中心，运用医学科学、人文社会科学、自然科学和行为科学的知识，与患者进行充分的沟通和交流，进行病史采集、体格检查和必要的实验室检查，并结合其他相关信息，根据患者的症状等进行批判性的分析、类比、综合、鉴别诊断和判断，形成诊断、治疗、康复和预防的个性化方案，并予以执行和修正的思维过程和思维活动。

医学教学目的在于将学生培养成为能够独立从事临床工作的医务人员。临床思维训练就是培养医学生理论联系临床工作实际，根据患者具体情况做出正确的决策的能力，只有掌握了科学的临床思维方法才能适应变化万千的临床工作，成为一名合格的医务人员。临床思维不是本身所具备的，而是在临床实践中不断积累而来的，临床思维的培养及形成是一个漫长的过程。

案例导入

阑尾炎与异位妊娠两种急腹症的鉴别诊断

邢某，女，21岁，未婚，以"胃区隐痛不适伴恶心2天，右下腹持续疼痛，进行性加重1天"入院。既往有慢性阑尾炎病史7年。查体：体温37.3℃，脉搏86次/min，呼吸16次/min，血压105/75mmHg，心肺正常，腹平坦，下腹部均有压痛、反跳痛及肌紧张，尤以右下腹麦氏点为剧，无移动性浊音，肠鸣音弱。血常规：血红蛋白 105g/L，白细胞计数 10×10^9/L。诊断：慢性阑尾炎（急性发作）。治疗：立即行急诊手术，予以阑尾切除术，完善相关术前准备。术中见腹腔积血，量约 200ml，阑尾未见异常。探查见右侧输卵管峡部妊娠破裂，行右侧输卵管部分切除术。术后病理诊断：右输卵管妊娠破裂。术后 8 天痊愈出院。

因患者既往有"慢性阑尾炎"病史 7 年，以及右下腹麦氏点疼痛，而粗略地诊断为慢性阑尾炎（急性发作），该患者为 21 岁的未婚女性，因未婚而忽略了询问其月经史及是否有性生活等，而异位妊娠是外科急腹症，需要早期诊断和紧急处理，一旦延误诊断或治疗不当，将严重危及患者的生命。

想一想

患者为何会被误诊为阑尾炎且在手术过程中才被发现？若是病情延误又会造成怎样的后果呢？

1. **现象与本源** 现象是事物的外部联系和表面特征，临床医师最先接触的和最易察觉的都是疾病的一些表象，也就是所谓的症状。本源即事物的本质，是构成事物诸要素的内在联系。在医院教学过程中，通过具体的临床案例，采用查体、与患者沟通交流等方式可以十分直观地了解疾病的症状，其症状是表面的、外显的，而疾病本质深藏于内部，只有靠理性思维才能把握。因此，在医院教学中应注意培养医学生的临床思维，构建疾病鉴别诊断的思维导图。上述案例中提到的外科急腹症，需要早期诊断和紧急处理，而建立正确诊断依赖于详细地询问病史、细心的体格检查、相关的检验资料及必要的影像学检查来综合分析。在案例中，因该患者为 21 岁的未婚女性，因未婚而忽略了询问其月经史及是否有性生活等，对于育龄期女性，月经史对于急性腹痛的鉴别诊断有重要的意义。因此，在医院教学中应注意临床思维的训练与培养，在认识疾病的过程中，不应把思维的目标局限在对疾病表象的认识上，而应通过现象深入到本质，这样才能不断提高自己的临床思维能力。

2. 主要矛盾与次要矛盾 临床医学的认识对象是活生生的、具有社会性的患病的人。当前医学发展日新月异，各种检查技术推陈出新、层出不穷，很大程度上提高了临床诊断水平。在临床思维训练中，医学生在临床实践时与固有理论知识的差异性成为了主要矛盾。因此，在临床实践中，针对具体的案例和患病的个人，依靠已学的专业理论及相关知识，运用正确的思维方法进行科学的分析，不仅能有效地为临床实践服务，而且能提高理性认识，积累丰富的经验。同时，临床思维能力又来自临床实践，医生的理论知识需要及时更新，需要在不断实践中总结经验、规律。

3. 共性与个性 疾病有共同的特征和规律，临床思维就是医生把已知的一般规律运用到个体中，但由于个体的差异，它在每一个患者身上的表现都会有所不同，因此在研究具体患者时，切不可完全照搬书本理论，犯教条主义的错误。疾病的共性寓于患者千差万别的个性表现中，强调临床思维的个体性，但不能否认共性规律的指导作用，而应强调从每一个患者的实际出发来认识一般规律的特殊表现，通过个体患者的研究来验证、应用，以至丰富、发展一般性的理论。

训练方式

临床思维训练主要是培养医学生根据所掌握的医学知识，结合患者的临床表现、辅助检查等信息对患者所患疾病及其治疗方案作出科学判断。可以组织学生进行案例分享、疑难病例讨论，在此过程中，应善于引导学生收集病例资料、总结病例特征、鉴别诊断等，从而培养医学生的诊断思维和治疗思维。

（三）技能训练推荐

技能训练：异位妊娠误诊为阑尾炎的案例分享

（1）训练目的：培养学生的鉴别诊断能力，构建临床思维。

（2）训练方法：通过异位妊娠误诊为阑尾炎的相关案例，探究疾病误诊的根本原因，帮助医学生建立临床思维，构建临床思维导图。

主持人	医疗组长或教学组长
参与者	医务人员
方法	1. 医疗组长提前布置任务，告知学生相关的课前准备，收集异位妊娠误诊为阑尾炎的相关案例。 2. 由学生逐一汇报案例并分析原因。 3. 医疗组长或教学组长组织学生分析和讨论各案例的共同点，即异位妊娠误诊为阑尾炎的常见原因，构建思维导图。 4. 医疗组长或教学组长根据学生的汇报进行点评和总结。

三、医院教学中医学人文素质的养成与升华

（一）医学教学人文素养的发展和起源

随着传统生物医学模式向现代生物 - 心理 - 社会医学模式的转变，医学人文教学在医疗服务中显得更加重要，社会对医疗工作者的人文素养提出了更高的要求。医学生是未来的医务工作者，是未来医学的希望，医学生人文素质的高低与国家医疗卫生事业的健康发展密不可分。现代医学教育的内涵规范了医学发展，对医学生的知识结构和整体职业素质提出了更高的要求，医学生应成为具有医学专业素质与人文素质的综合型人才。

古往今来，医学与人文息息相关。人文素养教育，作为一种教育活动，是相对于科学素养教育而言的。其内涵归纳为：人文素质教育是人文知识、艺术修养、价值观念、道德情操、文字能力等综合而成的一个人相对稳定的内在品质，外化为一个人的职业行为和职业态度，从而为受教育者在政治思想方向的选择和人生价值取向上打下文化和审美的基础。

西方医学教育的形成萌芽于古希腊时期，古希腊人以"七艺"为基

础，学习医学知识。在公元前 6 世纪末，医学教育开始转向前辈经验与经典著作相结合的教学模式。"西方医学之父"希波克拉底，也被誉为"医学人文教育先驱"，他所创作的《希波克拉底誓言》，现仍作为后世医德准则的基础。在 11 世纪欧洲开始兴办大学，同时许多大学创立了考试、学位和课程等制度，对后世的医学教育发展起到了推进作用。随着 14 世纪末的欧洲文艺复兴运动，医学走上快速发展的轨道，医学教育及医学人文教育在形式及内容上发生了重大的变革。然而从 20 世纪初到 70 年代早期，医学与人文的联系却变得日趋疏远。以 20 世纪 60 年代的美国为例，大部分医生只关注医学专业学习，而忽略了对患者的关怀，往往是在"看病"而不是在"治人"，这让患者对医生产生反感和对立情绪。为了缓解医患关系，美国宾州州立大学和南伊利诺大学成为最早开设医学人文系的高校，同时也开始强制要求在住院医师的临床培训中，增加对医学人文方面的考核，医学人文教育直到 20 世纪 70 年代末期才在欧美各国蓬勃发展起来。

我国的医学人文素养教育始于远古，兴于隋唐，振兴于新中国成立后。隋唐时期的孙思邈是中国乃至世界伟大的医学家，是我国医德思想的创始人。他所著的《大医精诚》被誉为是"东方的希波克拉底誓言"。书中提到：医者应当"见彼苦恼，若己有"之"仁心"，"普救含灵之苦"，"医乃仁术"到现在仍作为我国医学教育的基本行医原则。在 1840 年鸦片战争爆发，中国的医学教育管理权落在西方教会和外国人手上，中国的医学教育和医学人文教育没有新进展和突破。直到新中国成立以后，我国的医学人文素养教育才真正开始蓬勃发展。到 20 世纪 80 年代初，一些高等医学院开始恢复人文素养课程。随着医学教育的快速发展，许多高等院校建立医学人文系、研究所或研究中心，促进了医学人文素质教育的发展。

经过多年的改革和发展，我国的人文素质教育取得一定的突破。2003 年"非典"肆虐全国时，白衣天使们毫不退缩，用实际行动践行医学人文精神，诠释了医者仁心的使命与担当。2008 年 5 月 12 日，一场罕见的特大地震突如其来，白衣天使面对地震临危不惧、舍己救人，同死神展开激烈的争夺战，他们在灾难中表现出的医学精神，成为医学生学习的精神标本。2013 年 H7N9 型禽流感肆虐时期，除了冲锋在前、不辞辛劳守护病患的医护人员，更有默默无闻、锲而不舍进行科技攻关的医学科研人员，他们夜以继日地研究产出了累累硕果，有效支撑起禽流感的防控和救治工作。2019 年 12 月，突如其来的新型冠状病毒肺炎疫情波及全国，在这场没有硝烟的战斗中，一线医护人员奔赴战"疫"最前线，在抗击新型冠状病毒肺炎疫情中，广大医护人员的专业知识、职业素养、使命担当，铸就了保护人民群众生命安全和身体健康的重要屏障，彰显出敬佑生命、救死扶伤、甘于奉献、大爱无疆的崇高精神品质。

随着现代医学的快速发展与进步，医学人文素质教育存在弱化现象。面对日益突出的医患矛盾、频频发生的医疗事故纠纷、患者对医务工作者道德质疑等现象，使医学人文素养教育备受关注。在目前的大环境下，需要不断反思，并加强医学生的人文素养教育，让医学生成为高素质的综合型医学人才。

（二）教师的职业升华

在医院教学中，带教老师更应该具备高尚的医德医风，同时重视对教学对象进行思想道德的训练和培养。医务工作者服务的对象是患者，肩负着救治生命、维护健康的责任，始终注重知识技能的培养与价值引领的统一，从而达到提高教学对象职业操守及道德水准的目的。

案例导入

不耐烦的实习生

一位临床实习生李某，除夕夜在心电图室值班。凌晨 3 点，内分泌科的一位患者报告心脏不舒服，带教老师知道后，电话通知李某速到内分泌科为该患者做心电图检查，以了解病况。李某赶到内分泌科，为患者进行心电图检查，发现并无异常。对此，李某非常不高兴，当患者家属要求看心电图报告单时，李某竟然说："给你看，你看得懂呀，大半夜的，把人家叫起来，烦不烦？"随后，还冲到值班室找值班医生，埋怨老师乱下医嘱。值班医生认为李某的行为不对，随后在全体实习生中对李某进行了严肃的批评教育。

作为一名实习生，首先对自己的定位要准确，明确自身的角色。其次，应听从带教老师的安排，尤其是有危重患者入院或协助管理的患者病情发生变化时，应随叫随到。最后，要尊重带教老师，虚心向老师请教。实习过程是医学生向医生角色转化，走向社会，走向工作岗位的重要过渡时期，是医术与医德结合的逻辑起点。因此，在这一时期，进行必要的课程思政教育，对医学人才的成长必将有驱动、定向、引导、矫正等作用，能促进和激励医学人才的成长，影响其医德人格的形成。

> **想一想**
>
> 美好的医德伦理要转化为自觉医德行为，绝不是一蹴而就、一朝一夕就能养成的，那么如何提高医德医风，使得医学生成为一名合格的医学毕业生呢？

1. **课程思政**　课程思政是指以构建全员、全程、全课程育人格局的形式，使各类课程与思想政治理论课同向同行，形成协同效应，把"立德树人"作为教育根本任务的一种综合教育理念。通过对临床教学课程中内容的结合，在临床教学中有计划有目的地设计教学内容，注重带教对象知识、技能的培养与价值引领的统一，有利于提高带教对象的职业操守及道德水准。

因其涉及个人隐私、伦理道德、职业素质等，医学临床课程的内容和教学方式具有鲜明的特点，因此在临床专业课程教学过程中，需要将"德医交融"模式融入思政教育中，充分将临床课程所蕴含的思政教育元素渗透给教学对象，有利于提高教学质量，培养出德术双馨的医疗卫生人才。

（1）实施"课程思政"的重要性：医学高等教育的宗旨是以培养精湛医技为核心，以立德树人为根本，使医德交融。医学是多学科的临床课程，需要各学科协同发展，同时充分发挥思想政治在教育中的作用，做到教学对象在专业知识上的学习和思政教育两不误。

（2）实施"课程思政"的举措：医学教育需要在"课程思政"理念下，将其教育贯穿于临床教学的全过程。首先，提高带教老师"课程思政"的教学能力，带教老师是教学对象的引路人，带教老师的育人意识和育人能力决定了教学中实施"课程思政"的效果。其次，以"课程思政"理念为基础，修订课程标准，在原有的素质目标中融合德育元素，凝练教学目标并完善教学方案。最后，在临床教学中，通过临床案例和事例的分析，让学生充分了解人文精神内涵，从而提高教学对象学习的兴趣，加强教学对象对专业的自信心、认同感和职业素养，提升"课程思政"的实效性和说服力。实习生在刚进入临床工作时，带教老师会主动讲解科室环境、出入院的健康宣教、疾病的相关知识、注意事项及术后维护等，实习生不仅可以学到专业知识，还可以锻炼自身的沟通能力等，加强人文精神和人文知识教育，强化人文精神建立，增强社会责任感。

（3）合理设计"课程思政"教学案例：案例设计要注重患者个人隐私，结合临床精选适宜的教学对象进行讲授。实现以"课程思政"为教学目标，深入发掘专业课程中的德育元素和思政教育的资源，将其在临床教学中巧妙地融合，使医学生在学习专业课的途中受到思想政治教育的潜移默化。如：医院对住培学员实施了岗前培训工作。培训第1周，住培学员接受了成人徒手心肺复苏、吸氧技术等7项急救技能及基础护理操作技能的实操培训，同时进行现场考核。培训第2周，各职能部门分别从职业道德教育、安全管理、核心制度、相关医疗法律法规、风险防控、医患沟通、信息管理、护理文书、专科诊疗常规等方面对学员进行了理论培训。通过岗前培训，住培学员既培养了职业素养，又提升了业务技能，为其进入临床实践打下了良好基础。

（4）情景呈现教学：探索"思政教育"融入专业教学的路径。以角色扮演、录像、图片、生活场景为主，规定扮演者的心理学和社交角色及其涉及的场景与话题，结合社会趣味、有新意的现象，引起强烈的认知冲突，使教学对象感受专业知识与思政交融。在临床讲授的过程中，有目的地针对课程特点并结合教学要求，将案例教学法与情景呈现临床教学法相结合，探索思政教育融入本专业教学的思路。选取的教学案例应具有真实性、典型性、新颖性及针对性的特点。

2. 现场处置能力 在临床教学中，经常会发生预想不到的意外，处理不当会直接影响教学效果。带教老师须具备随机应变的处置能力，能够及时推测教学对象的心理活动，采取相应的措施，能动地改变教学计划。

（1）广博的知识：应变处置的教学能力需要具备灵活的思维能力、准确的判断力和敏锐的观察力，这些能力都是基于具备广博的知识才得以实现。带教老师在不断提升自身职业素养时，还需要掌握扎实的专业知识，不断学习，研究最新的知识及前沿性成果，才能在面对突发情况时，准确判断、果断决策、迅速妥善处理，这就要求教学对象必须具有创新精神和创新能力，在日常的学习和研究过程中要勇于发现和提出问题，并善于创造性地分析和解决问题。研究生是未来医疗卫生事业的中坚力量和开拓者，他们肩负着振兴祖国医学事业的重任，因此，带教老师在研究生培养过程中，会考虑到研究生自身的研究方向，将自己掌握的最新理论知识归纳总结传授于研究生。

（2）丰富的经验：实践证明，应变处置的教学能力与带教老师的教学经验有着密切的关系。如实习生在进行临床操作时，临床技能多欠缺，带教老师需要用自己丰富的临床经验来指导实习生，帮助实习生快速掌握临床专业技能。

（3）调控能力：带教老师的调控能力表现在两个方面。一是调控教学对象的思维活动，激发教学对象主动学习获取知识的兴趣；二是调整带教老师临床讲课的方式、速度、步骤和环节，在确保信息无误的基础上保证信息传递渠道的畅通无阻。进修医师多来自基层医院，工作时间、文化程度、临床实际工作经验等参差不齐，普遍存在临床知识理论薄弱、实际操作不规范等问题。为了保证他们学习效果，带教老师除了在临床各个环节对进修医师言传身教外，授课时还需要通过灵活多变的语言、丰富有趣的内容、张弛有度的节奏调控现场，集中进修医师的注意力，引发进修医师的思考，通过提问式的形式，使进修医师深刻记住正确规范的操作方法。

（4）培养冷静的自制力：当出现意外事件时，带教老师应保持冷静理智，通过对事件性质的分析，迅速决定处理的办法，将学生的注意力和思维活动快速引导至正常的教学上。如患者在拔牙后，出现晕厥反应，刚进入临床的住培学员可能会手足无措，带教老师应保持沉着冷静，带领学员先停止操作，让患者平躺，取头低足高位，解开衣领和腰带，开窗通风，评估和开放呼吸道，确保患者呼吸道通畅，注意保暖和安静。对于症状较重的患者，要进行意识评估，若已处于昏迷状态，则针刺人中、内关穴或让患者吸入酒精、芳香胺等气体刺激呼吸。事后告知学员晕厥反应的处置流程。

3. 职业温度 培养有"温度"的医务工作者，将医学人文引入教育的全程尤为必要。树立人文关怀与职业教育并重的理念，提高师生的职业人文素质，重视对人文氛围的创建，关注教学对象的身心发展，树立正确的人生观、价值观。建议从以下四个方面着手，加强教学对象的人文教育。

（1）树立人义教育与职业教育并重的教育理念：医学院是以培养和造就高素质的医学技术应用型人才为宗旨，育"人"是职业教育培养的第一目标，确立人文教育与医学技术教育并重的教育理念，首先应树立以"育人为中心"的教育观，以把人教育成"人"为首要教育任务，以把人教育成"人"为根本目的。因此仅仅用专业知识育人是远远不够的，香港科技大学校长吴家玮曾说："21世纪的人才应该是在自己的专业领域内，迈向国际前沿；对别人的专业有着较为广泛的理解；在文化素质方面，对文艺、思想、体育等要有广泛地参与。"由此可见，具有人文素质和文化底蕴的"技术人文主义者"是当今职业教育领域的迫切需求。

在临床中，带教老师会充分发挥临床经验，选择关注度高的人文教学实例，在给教学对象进行教学查房和实践教学过程中，结合具体病例开展人文教学，让教学对象切身体验医学人文在临床医疗中的作用，培养教学对象以患者为中心、理解患者的身心特点、充分保护患者隐私的理念。在临床实践操作技能培训和考核中，专门设置了人文关怀分值，注重考核教学对象的人文关怀意识和技能。如进行静脉输液操作示范时，带教老师会精神饱满地进入病室或输液室，态度和蔼，面带笑容，多用"请""谢谢"等礼貌用语，不以床号直呼患者，而是使用合适的、亲切的称谓，如"大爷""阿姨"等；然后阐明此次输液治疗的意义、目的及注意事项，取得患者信任，给患者安置舒适体位，选择合适的穿刺部位，选择适宜的针头型号，穿刺时注意保护血管，扎止血带不可过松或过紧，不拍打血管使其充盈，尽可能减少患者的不适；在进针前告诉患者会有点痛，请不要紧张，尽量做到无痛穿刺；穿刺成功后，带教老师会根据患者的年龄、病情、药物性质调节滴速，及时严密观察穿刺部位，让患者心理上得到满足感和安全感，同时告诉患者注意事项，帮助患者盖好衣被保暖，注意保护患者的隐私，感谢患者的配合。

（2）培养和提高带教老师人文素质的双重教育手段：道德修养和人文素质是每一个带教老师自身应具备的基本条件，在教学过程中应体现出带教老师良好的自我修养，提高教学质量。宁波鄞州人民医院护士刘丽兰因积极参与急救车祸昏迷老人，被评为"宁波救人好姑娘"。刘丽兰表示，正是学校老师的谆谆教诲和医学前辈的言传身教，才使得她在突发事件面前毫不犹豫地选择施救，而在校期间严格的技能训练和操作考核才让她更有底气。

（3）在医学教学过程中渗透医学人文教育：将人文精神、艺术和美渗透在医学知识中，医学知识的应用也渗透着人文关怀。为了使医学活动的每一个细节更具职业温度，带教老师在传授专业知识的同时，应将人文教育融入常规的医院临床教学中，和教学对象一起共同求真、向善、尚美。如在临床教学过程中，带教老师在早晨交接班后，会带着实习生、住培学员、进修医师查房，对患者进行亲切的问候；护理过程中，用体贴关心的语气，耐心的操作，让患者对护理工作产生认同感；对手术或疼痛的患者，会给予亲切真挚的安慰，尽可能减轻患者的痛苦；对患者的提问耐心倾听；对情绪低落的患者，给予适当疏导和鼓励，激发患者与疾病斗争的勇气和信心。

（4）培养健全人格的医学生：人格是指人的性格、气质、能力等特征的总和，也是个人的道德、思想、灵魂、行为、态度及社会责任等的具体的统一。医学的职业属性是为患者提供医学服务的，当一个患者被病痛折磨，通常会有很多负面情绪，如愤怒、抱怨、指责等，如果医务工作者缺乏健全人格，患者的负面情绪很容易影响到医务工作者，长此以往，医务工作者会处在负能量中，不仅对患者的治疗有不利影响，还会影响到医务工作者自身的身心健康。当今大多数医学生面临的压力较大，如学业压力、社会压力、就业压力、家庭压力等，很容易发生心理扭曲，因此，需要将他们培养成为对生命充满敬畏和关怀的具有崇高医德的合格医务工作者。

（三）医学生的社会责任感

医学生的社会责任感是指医学生对自己、对患者、对国家和对社会所应承担的责任的感知及自觉履行其责任的情感态度，并且自愿承担过失后果的内心体验。顾名思义，医学生的社会责任感主体是人，而伦理的核心是尊重人的生命、尊重人的人格、尊重人的权利，两者之间是紧密相连的。同时医学伦理学中的道德理论、人道主义论、结果论与非结果论皆为医学生社会责任感的教育提供了良好的理论框架。

职业认同感是指公民个体对于自己所从事职业的肯定性评价。职业认知是指医学生对医生职业的性质、意义等的认识及了解的程度；职业情感是指医学生对医生职业情感投入及职业给个体带来的情感体验；职业行为是指医学生在医疗实践行为中的行为倾向。医学生作为医学领域的后备人才，是未来卫生事业的接班人，他们的职业认同感将会直接影响其对医学领域知识学习的态度和主动性，以及我国未来医学事业的发展。在校医学生的职业认同感处于可塑造阶段，在职业认知过程中，只有对其即将从事的职业具有高度认同感，才能在专业学习中投入兴趣，牢固专业思想。

案例导入

一名医学生的特殊支援

蓝蓝是一名本硕博八年制临床学科在读医学生，因为受新型冠状病毒肺炎疫情的影响待在家中不能返校，这期间家乡的防疫工作站医务人员紧缺，蓝蓝与家里人商量想去防疫工作站当志愿者，自己正好又是医学生，能更好地做好防疫工作，她说"我是一名党员，也是一名医学生，虽不能像前辈们那样支援武汉，奋战在一线，但是我有责任在需要我的地方奉献自己的力量。"

作为一名在读的医学生，医学知识和技能储备不足及责任意识培养欠缺，面对汹涌而来的疫情产生畏惧、胆怯的情绪实属正常，但作为未来的医务工作者，我们更需要坚定的勇气和责任感，义无反顾地去支援防疫工作。

想一想

如果你是蓝蓝，你愿意在疫情期间去防疫工作站当志愿者，还是因为畏惧、胆怯而待在家里？

1. 融入职业角色，提高职业认知　责任是指个体分内应做的事，未做好分内的工作应承担不利后果或强制性义务。当代医学生正处于飞速变迁的时代，各种多元化观念的产生及碰撞，其责任意识感也发生了变化，部分医学生的责任意识感逐渐弱化。医疗工作所承担的责任意义非凡，作为医学生，将来要成为独当一面的医务工作者，更要懂得"敬畏生命"，只有具有为人类健康事业献身的高度责任意识，才能够体会到医生拯救生命时的使命感和责任感。

增强医学生的责任意识，不仅需要具备专业知识和技能，更需要具备良好的道德素质和优秀的品质。提高医学生的道德人文素质，需要优秀的人文社科类教师队伍的引导，还需要提高医学基础课和专业课教师的道德和人文素质。通过理论与实践的双重教育，无缝衔接地激励医学生去履行社会责任。如通过学校组织举行"名医汇"演讲；举行"医学生誓言"宣誓仪式活动。营造具有医学文化特色的氛围，促使医学生充分认识医学学科的伟大性质，对未来的职业有一定的了解和认识。

通过生命价值的教育来培养医学生的责任感和使命感。引导医学生充分肯定生命的价值和意义，强化其职业认同感和角色认同感，潜移默化地提高医学生的责任意识及医学人文情怀，坚定其从医的信念，为未来从事具有高度社会道德责任的医疗工作奠定基础。

2. 培养服务意识，深化职业情感　走出校门的医学生想要完成从医学生到临床医师的转变，不但要求具备扎实的专业知识，还需要拥有足够多的临床实践技能。想要积累丰富的临床经验，除了专业知识的学习，还需要日积月累地反复练习临床技能，在见习和实习阶段，也是医学生临床技能提高最快的一段时间，需要向老师虚心求教，认真对待每一次临床实践的机会，积累经验。积极参与到广泛、普遍的社会实践活动中去，通过知行合一的实践活动，得到体验社会和历练自我的机会，从而在此过程中体会自我对于国家、社会和人民群众的作用与责任，树立正确的人生价值观，进一步锻炼与提升服务意识。

案例导入

发生在火车站的的感人故事

2018 年 7 月 19 日，某地火车站一位 81 岁老人突然倒地不起，听到求助广播后，正在等车的一位医学生毫不犹豫地冲到老人身边。通过评估，她发现老人已无呼吸，呈尿失禁状态，遂立即放下行李跪在地上为老人进行心肺复苏，最终老人慢慢恢复意识，她不放心，一直守在老人身边等待急救车的到来，直到老人被送往医院。没有赶上回家火车的她，婉拒了家属的酬谢："这是我应该做的。"她的事迹很快在网络上走红，得到央视新闻的点赞。

少年强则国强，她的事迹鼓舞人心，让人感动。她用她的专业知识、勇敢的行为成功挽救了一个人的生命，她也许只是医学生群体中小小的一员，但却是更多医学生的榜样。

想一想

听完这则故事，想象一下，假如我们在火车上或在其他公共场合遇到晕厥的患者，是否也能像她一样在力所能及的情况下积极勇敢地为患者做心肺复苏，兑现医者仁心的初衷呢？

案例导入

院外行医该不该？

2019 年 6 月 28 日晚，一位医生乘坐航班飞往某市参加一个学术会议。当他正休息时，突然机舱内响起急寻医生的广播。身为一名医生，他下意识从座位上弹起，并按广播提示来到现场，看见一位年轻的女性蜷缩在座椅下，面色发绀，呼吸困难，一脸恐慌，嘴里不断重复着"心慌难受"。他迅速让机长找来听诊器及血压计，然后安排患者平躺、吸氧，边检查边询问她的病情。他诊断这位乘客可能为低血糖，给她服用一杯糖水，约半小时后渐渐稳定下来。见患者好转后，乘务长对他表示感谢，并拿来许多表格让他及患者填写。然后非常有礼貌地请他出示证件，证明医生身份，这时他尴尬地发现并没有把医师执业证带在身上。乘务长反复提示他再找，为避免发生医患纠纷，这个证明很重要，最后他终于从手机相册中找到了证据。

医生在院外救人，体现了医务人员的医德之心、敬业之心、仁爱之心。他在事后接受采访时表示："救死扶伤是医生的天职，但救人后却被要求证明医生身份，难免会伤医务人员的心。"

想一想

作为一名医学生，尚未取得行医执业资格，遇见院外出现的突发情况，是毫无顾虑地救助患者，还是等待救护车来救治呢？

3. **构筑职业生涯，稳固职业行为**　在众多的医学生中，非自愿学医的群体占较重的比例，这些医学生对医疗行业不甚了解或不感兴趣甚至抵触，缺乏对医疗行业的了解、职业的定位及自身需求的认知，最终导致职业行动力减弱。

住院医师规范化培训是职业培训最严格的部分，规范化培训的初衷正是为了实现医生均质化，而有的医学生则单纯认为规范化培训不过是加长了义务劳动，对临床诊治技能经验收获非常小。对此，医学生应自我调节工作心态，正确认识自己所选择的专业，建构合理的知识结构、锻炼职业技能、培养职业素质等一系列能动过程，是医学生从事医学行业应对纷繁复杂的医疗局势和强化职业行为的根本。认真对待工作中遇到的每一位患者，解决工作中所遇到的问题，认真学习专业知识，积累更多的工作经验，提升自己的专业能力、工作能力，争取在规范化培训专业上取得优异的成绩。在学好医学相关专业知识的同时，通过谈论教学案例、加强实践教学、观察临床教学教师的示范等多种途径，深入地将社会责任感教育与医学知识学习、能力培养三者有效地结合起来，使医学生成为具有扎实的医学理论知识、较强的实践技能和良好的社会责任感的医疗卫生人才。

4. **职业前景和社会需求**　因医疗环境的特殊性、医疗工作的特异性、培养医学人才成长的漫长性及医学生自我认知和职业定位的模糊性，决定了医学生职业规划的重要性。当今社会医学人才存在着巨大的供需矛盾，存在巨大的医学专业人才缺口。随着社会的发展和进步，人们对身体健康的需求日益增长，社会对医学专业人才的需求量也不断增加。

（四）技能训练推荐

技能训练：医德医风自我评价

（1）训练目的：加强医德医风建设，提高医学生的职业操守及道德水准的自我认知。

（2）训练方法

主持人	医疗组长或教学组长
参与者	医务人员
方法	1. 自我评价：根据医德考评的内容和标准进行自我评价。 2. 科室评价：在医务人员自我评价的基础上，以科室为单位，由科主任根据每个人日常的医德行为进行评价。各科主任及负责人由院考核小组直接考评。 3. 单位评价：由医疗机构的医德考评组织实施，根据自我评价和科室评价的结果，将日常检查、问卷调查、患者反应、投诉举报、表扬奖励反映出来的具体情况作为重要的参考依据，对每个医务人员进行评价，做出医德考评结论并填写综合评语。 主要考察内容包括：①救死扶伤，全心全意为人民服务；②尊重患者的权利，为患者保守医疗秘密；③文明礼貌，优质服务，构建和谐医患关系；④遵纪守法，廉洁行医；⑤因病施治，规范医疗服务行为；⑥顾全大局，团结协作，和谐共事；⑦严谨求实，努力提高专业技术水平。

思考与练习

1. 医院开展本科与专科临床教学的主要目标是

A. 培养医师从事医疗工作的基本技能

B. 培养医师从事医疗工作的基本知识

C. 培养医师从事医疗工作的基础理论

D. 以上均有

答案：D

2. 毕业实习临床思维能力考核包括

A. 诊断、诊断依据及鉴别诊断

B. 临床工作的品格素养

C. 出院医嘱及预后预防

D. 诊治方案

答案：B

3. 下列不属于进修医师教学形式的是

A. 举行专科进修班

B. 开办短训班

C. 自学

D. 专项技术进修

答案：C

4. 属于继续医学教育的内容是

A. 新理论，新知识

B. 经验体会

C. 新技术，新疗法

D. 以上均是

答案：D

5. 毕业后医学教育与医院直接有关的类型有

A. 住院医师规范化培训 + 临床医学专业学位研究生

B. 临床医学研究生 + 临床医学专业学位研究生

C.住院医师规范化培训 + 医学科学研究生

D.住院医师规范化培训 + 临床医学研究生 + 临床医学专业学位研究生

答案：D

第二节 医院教学中教师的职业特点

医院教学中的教师，具备和普通教师不同的特质，他们必须具备良好的专业素养、知识素养、慎独精神及一定的教学资源利用与开发能力。这就要求教师既是临床工作的专家，又具备良好的人文素养、爱伤精神，同时具备终身学习的理念，对教学方法、教学资源进行不断的改进、提高，在提升自己的同时促进教学效果的提升，亦是学生成长中的良师益友。

案例导入

如何对待有抗拒心理的学生？

张同学是一个男生，一直因为自己的性别而对妇产科学的教学内容比较抗拒，经常在妇产科学的理论与实践课程中，利用多种借口拒绝参与。

想一想

班主任李老师知道这件事以后，在教学中应如何帮助学生，体现出教师的职业特点？

张同学的班主任李老师带教经验丰富，她并没有就张同学在妇产科学习中的逃课行为而对其进行严厉批评，而是与他进行了交流，进一步了解张同学的内心世界，并针对他的情况，采取了一系列措施：①鼓励他与同学交流，如让他负责所在学习小组的学生实践课程管理与配合工作；②寻找容易沟通、同理心较强的女性患者，鼓励张同学与其沟通，增强张同学的沟通信心；③利用各种机会表扬他，缩短师生间的距离。经过一段时间，张同学对自己越来越有信心，从而在各方面都有明显的进步。在本案例中，李老师表现出了医院教学中教师应具备的特点，即专业素养和知识素养。

一、专业素养

专业素养就是指从事社会职业活动所必备的专门知识、技能。而教师的专业素养是指从事教育教学工作所必须具备的特质。

（一）专业文化素养

教师是科学文化知识的传播者，是学生思想道德素质和创新精神与实践能力的培养者。教师的文化素养不仅影响着教师的言谈举止与思想情操，同样影响着教师自身严谨治学、认真执教的教学精神与品质，而教师在教学过程中的言谈举止、思想道德、教学精神的表现也在潜移默化地影响着学生。在《教育部关于全面提高高等职业教育教学质量的若干意见》中指出，高等职业院校要坚持育人为本，德育为先，把立德树人作为根本任务，在教学过程中做到坚持"以人为本"原则，既要教书又要育人。在医院教学中，带教老师应具备扎实的专业基础知识、广博的文化修养及丰富的教育理论知识。

（二）人文素养

医学不仅是一门科学，更是一门人文学科，医学与人文总是紧密连接、不可割离。对于患者的帮助与救治不仅是简单的治疗与护理，更多体现的是人文关怀。在帮助与救治患者时离不开精尖的医学科技、精湛的医疗技术与渊博的知识储备，也同样无法离开人性的光辉及医务工作者对于生命的敬畏之情。因此，教师要通过言传身教，教会学生做有温度的医务工作者。

（三）心理素质

教师拥有健康的心理对保证教学质量，促进学生的身心健康发展都具有十分积极的意义。良好的心理素质不仅有助于临床教师自己积极有效地工作，而且还直接影响着学生人格的健康发展。在教学活动过程中，当学生在某一问题或某一概念的理解上，与教师存在差异或不同时，教师应理解并接纳这种差异或不同，求同存异，平等地对待学生，鼓励学生说出自己的理解与看法。同样的，教师在教学活动中需要观察学生情感、态度与需要。根据学生的外部表现，敏锐地察觉出学生对教学内容的理解水平与需要水平，判断学生的内心活动、情绪状态及对知识的理解状态。

（四）专业态度

专业态度是指教师对于教育事业的从事态度，是构成教师专业素养的重要组成部分，主要包含教师道德规范、专业发展理想、专业自我等几个方面。"学高为师，身正为范"，道德规范是构成优秀教师的重要因素，是为人师表的前提，因而加强教师职业道德建设势在必行。教师需要认识到自己教学工作的重要性及自身的价值。在工作中，教师应以饱满的热情，端正的工作态度，高度的责任心、无私的奉献精神进行教学。

二、知识素养

教师的主要任务不仅是传授给学生专业基础知识与基本技能，还要做到言传身教，传授知识的同时培养学生的人格品质，帮助学生全面发展，因此，具备一定的知识素养是教师做好本职工作的一个重要条件。

（一）专业知识

由于医学是集科学性和技术性为一体的综合性应用学科，其职业的服务对象为人，加之专业的特殊性质，对于教师就要求必须具有全面扎实的专业知识和规范的操作技能，能够指导学生进行各项操作，使学生在课堂学到的理论知识能够在临床实践中得到强化与升华，实现知识向能力的转化。并且及时了解专业的现状与最新的研究成果和发展动态，积极参加新理论、新技术、新方法的学习，强化与扩充自己的专业知识，不断拓宽自身的专业知识层次结构，并及时将这些知识应用到教学工作中，以便更好地适应医院教学的需要，提高医学人才培养的质量。

（二）科学文化知识

教师在进行教学活动时，并不是局限地将课本知识传授给学生，而是在授业的同时，注重学生的能力培养，培养学生的综合素质和创新能力，这就需要教师有一定的科学文化知识的储备，其中不仅包括教育学和心理学知识、学生身心发展知识、教与学知识和教育评价知识等（这是从事教师职业行为的重要保障），而且还包括人文类知识、社会类知识、科技类知识与工具类知识等。这样才能加强学科、科学与人文之间的联系、渗透与融合，达到对学生传授知识技能、启迪创新思维、培养临床思维等方面的目的。

案例导入

授人以"鱼"不如授人以"渔"

在一次现场心肺复苏的知识与实践教学过程中，张老师讲解了心肺复苏的流程和方法后，王同学提出质疑："老师，为什么是先进行胸外按压再进行人工呼吸？"张老师并没有因为受到学生的质疑而生气，也没有急于回答学生的问题，而是请王同学下课后先查阅资料，再了解如何通过现场急救既积极恢复患者生命体征又能减少患者复苏后脑死亡的发生率。

想一想

本案例中张老师在受到学生质疑时，为什么不直接回答学生的问题，而是让学生去寻找、去思索？

上述案例中，张老师对课程内容中涉及的知识掌握牢固并及时更新，所以不怕学生的质疑和循证。最新版的急救方法对于脑缺血抢救更为理想，让学生查阅资料验证这点可以加深学生的记忆，同时培养学生善于思考循证的学习方法。

（三）专业能力

1. 临床能力 临床教师不仅需要具备丰富的医学相关基础知识，全面掌握学科的知识体系与专科知识，基本理论、原理与技能、熟练的操作技能，还要不断关注本专业学科的发展动向、实时更新医学知识储备、了解新技术及人文社会方面的知识，使教师的知识水平与知识结构更加丰富饱满。只有这样才能在临床教学过程中做到运用自如，通过指导和帮助学生对具体工作的感性认识上升为理性认识，并通过实践，使理论知识得以巩固。在临床教学工作中，临床教师自身应该具备较好的评判性思维和临床决策能力，这样才能将自己所掌握的知识传授给学生，帮助学生培养临床思维能力与决策能力，使学生尽快适应和胜任临床工作。

2. 教学能力 教学能力是教师指导学生进行学习活动，顺利进行教学活动，达成教学目标，完成教学任务的能力。教学能力是保障实习教学质量的根本，临床教师不仅应具备根据教学大纲制订周密详尽的计划并予以实施的能力，以及较强的人际沟通能力，还应具备教学查房实施、疑难病例讨论实施技巧、课堂教学技巧等技能，以及熟练掌握如 PBL 教学法、案例教学法、情境模拟等可以提高教学效果的方法。教师在教学中通过运用各种教学辅助工具和灵活多样的教学方法，采用合理高效的教学模式，科学组织临床讲课、教学查房及操作示范，将知识、技能高效地传授予学生。

3. 科研能力 教师在进行教学活动，完成教学任务的同时，也应进行教学研究。作为一名教师，只有在完成教学任务的基础上潜心研究，才能达到"以教带研，以研促教"的目的，起到"教学相长"的效果。在工作之余，教师可以通过参加各种科研专题培训班、系列学术讲座等，使教师开阔视野、增长见识，培养其科研意识和科研能力。教师可以在平时的临床工作与教学中，将临床工作与教学实施过程中所发现的问题、难点、热点作为科研课题和方向，通过文献检索、学术交流等方法了解相关信息与动态，使用科学、严谨的科研方法去分析、解决问题，不仅促进了专业的发展，也促进了教师本人的成长，同步提升教师的教学能力与科研能力。所以，教师不仅要精于教学，也要勤于科研，从而使教学和科研双丰收，以达到提升教师科研意识和能力适应医学教学迅猛发展培养创新医学人才的目的。

案例导入

"教"书与"读"书

李老师从事临床工作 20 余年，具有丰富的临床经验，同时也是科室内的临床带教老师。在对实习生进行理论授课时，李老师总是将课本上的内容原封不动地读给学生听。学生普遍反映知识内容晦涩难懂，导致学生对于枯燥的理论知识没有很好地理解掌握。因此，多年来学生对于李老师的教学评价处于较低的水平。

想一想

为什么临床经验丰富的李老师教学评价却较低，李老师在授课时该如何体现出"教"？

随时社会的发展，现代教学方法也层出不穷，对于以讲课本的"填鸭式"理论课教学，已经无法满足学生对于知识的渴求。李老师可以利用文献检索的手段，搜索目前有哪些现代教学方法，针对课程的内容实际，选用合适的教学方法，在改革现有教学方法的同时，可以有助于增强学生对于教学活动的参与度，提升学生的学习兴趣，从而提升教学质量。当然，除了文献检索的方式外，还可以通过观摩其他老师的讲课、参加师资培训等方式来提升自身的教学能力。

（四）技能训练推荐

技能训练：教学文献的检索，以使用中国知网（CNKI）数据库检索PBL教学方法的教学文献为例

（1）训练目的：训练教学文献的检索能力。

（2）训练方法

主持人	医疗组长或教学组长
参与者	医务人员
方法	1. 在多功能教学机房，医疗组长或教学组长利用电脑演示的方式，进行教学文献的检索示范，讲解搜索数据库的搜索功能组成与基本检索方法。 (1)登录中国知网（CNKI）数据库：http://www.cnki.net。 (2)在顶部快速搜索处右侧点击"高级搜索"，进入高级搜索页面。 (3)进入"高级搜索"页面后，将第一条检索栏的搜索类别改为"关键字"。 (4)在搜索栏中输入搜索关键字"PBL"，点击"检索"按钮。 (5)进入检索结果页面，进行文献查阅。 2. 医疗组长或教学组长停止演示，安排教学文献检索任务，各位医务人员进行30分钟的教学文献检索训练，检索过程中出现问题及时与医疗组长或教学组长进行沟通。 3. 检索训练结束后，医疗组长或教学组长查看各位医务人员所检索的教学文献是否符合要求，并讲解训练过程中存在的共性问题。 4. 由医疗组长或教学组长进行训练总结，归纳本次训练不足，并在下次培训中予以改进。

知识拓展

常见的中文文献数据库

数据库名称	网址
中国知网（CNKI）	http://www.cnki.net/
万方数据	http://www.wanfangdata.com.cn/
维普网	http://www.cqvip.com/
龙源期刊网	http://www.qikan.com
超星数字图书馆	http://book.chaoxing.com

常见的英文文献数据库

数据库名称	网址
PubMed	http://www.ncbi.nlm.nih.gov/
EBSCO	http://search.ebscohost.com/
OVID	http://www.ovid.com/
Wiley Online Library	http://onlinelibrary.wiley.com
ScienceDirect	http://www.sciencedirect.com

三、慎独精神

（一）慎独精神的概念

"慎独"一词，出自儒家著作《礼记·中庸》："道也者，不可须臾离也；可离，非道也。是故君子戒慎乎其所不睹，恐惧乎其所不闻。莫见乎隐，莫显乎微，故君子慎其独也。"其意思大致是：道，是不可分离的，而分离开来的东西，就不是道了。所以，君子在别人看不见的时候，在别人听不到的时候，也要谨慎自己的言行。因此，慎独告诉我们，即便在身边没有其他人，独自一人的时候，也要做到表里如一、恪守本分、严于律己，做到时时刻刻严格要求自己，自觉遵守道德准则，不做任何不道德的事。慎独，是一个人自律的最高境界。

（二）慎独精神的重要性

在医院教学中，教师需要具备慎独精神，同时重视在教学中对学生进行相应的训练和培养。医务工作者服务的对象是患者，肩负着救治生命、维护健康的责任。在工作中是否能做到严格按照操作规范与操作流程进行，其过程与治疗、护理效果，疾病的转归与结局等密切相关，如果医务工作者在工作中不能严格做到慎独，不能在四下无人监督的情景之下做到工作的同质化，则有可能对医疗工作质量造成不良的影响，甚至有可能对患者的生命安全造成威胁。因而对于医务工作者而言，慎独精神极其重要。

"沉重"的压脉带

某患者因肺气肿入院治疗，入院后护士 A 为患者进行静脉穿刺拟行静脉输液治疗，完成穿刺后护士 A 因急于下班，见四下无人便没有按照输液操作常规，匆匆收拾用物即离开病房，却忘记松开患者手臂上的压脉带，之后便将患者交接给护士 B。输液过程中患者多次诉输液侧手臂疼痛，护士 B 认为是药物刺激，便没有进行原因排查，只是嘱患者减慢滴速，继续观察。6 小时后完成输液治疗，护士 C 为患者拔除输液器及针头时发现患者上臂仍扎着压脉带，护士 C 立即松绑压脉带，此时患者手臂已高度肿胀且手背发紫，随后患者手臂情况急剧恶化，为防止患者病情继续恶化，决定行截肢手术。

想一想

本案例中，护士 A 和护士 B 的主要问题是什么？出现这些问题的根源在哪里？

在上述案例中，护士 A 因为缺乏慎独精神，急于下班，在无人监督的情况下，未严格执行操作规范，静脉穿刺后，忘记松开压脉带就结束操作离开病房，留下了隐患。护士 B 在接到患者诉求后，未排查原因，仅按自己的经验解决问题，使护士 A 留下的隐患进一步扩大，进而出现差错事故，给患者带来极大的痛苦和不可挽回的损失。

案例导入

"治"病还是"致"病

某省卫生健康委员会向社会公开发布一则消息，A市三甲医院新生儿科发生一起由埃可病毒11型肠道病毒引起的医院感染事件，已导致29例新生儿感染，其中5例患有新生儿肺炎等基础疾病的患儿死亡。据调查，该事件是一起由于医院管理工作松懈，医院感染防控规章制度不健全、不落实，新生儿科医院感染监测缺失，未按规定报告医院感染等问题造成的严重医疗事故。

想一想

本案例中，在哪些环节显示出慎独精神的重要性？

新生儿由于机体发育不全，自身免疫系统尚未健全，在疾病治疗过程中特别要注意院感防控措施的执行，如果医务人员没有慎独精神，在任何一个环节未按规范操作，如尿布消毒不全、器械处置不规范、喂养用具消毒不全等，都可导致医院感染的发生，造成严重的医疗事故。

以上两个案例都告诉我们一个道理：医务人员任何情况下，都应严格自律，具有高度的自觉性、一贯性、坚定性，忠于患者的健康利益，不做有损于患者的事，所作所为经得起任何考验，这就是作为医务工作者应具备的慎独精神。这不仅是教师所必须具备的精神，同样也是教师在教学过程中需向学生要言传身教的精神。

（三）技能训练推荐

1. 技能训练一：卫生学洗手中慎独精神的培养

（1）训练目的：自觉做好手卫生，防止交叉感染的发生。

（2）训练方法

主持人	医疗组长或教学组长
参与者	医务人员
方法	1. 医疗组长或教学组长示范"七步洗手法",讲解操作要点。 2. 医疗组长或教学组长离开现场。离开前指定一位医务人员做组长,并告知组长 10 分钟内让组员按"七步洗手法"要求进行规范洗手。 3. 10 分钟后医疗组长或教学组长返回现场,对洗手后人员的手掌、指缝、手指关节取样、编号、培养。 4. 告知细菌培养结果,评定洗手效果。

2. 技能训练二:在独立医疗操作过程中慎独精神的培养

(1)训练目的:严格执行操作流程,防止医疗不良事件的发生。

(2)训练方法

主持人	医疗组长或教学组长
参与者	医务人员
方法	1. 医疗组长或教学组长选取典型的医疗操作进行示范,如伤口换药,并根据操作要点进行讲解。 2. 医疗组长或教学组长离开现场。医务人员在实践操作实验室中对操作模型进行模拟换药。 3. 医疗组长或教学组长在后台对医务人员的操作进行监控,观察医务人员的独立操作流程。 4. 医疗组长或教学组长返回现场,并告知医务人员在刚才独立操作过程中的规范点、不规范点及待改进点,评定操作效果。

四、教学资源的利用与开发

(一)教学资源利用与开发的意义

由于医院教学内容的特殊性,即较为抽象、复杂,需要特别重视各学科、各系统之间的联系和协调,因此教学过程中无法仅仅通过单纯的理论知识的讲解来完成教学,为了提升教学效果与教学效率,常会利用一些教学资源作为辅助工具。在传统的医院教学活动中,常使用教学挂图、教学模具与模型、电子音像制品等教学资源。但这些教学资源不仅受空间与时间的双重限制，且功能也仅局限于对知识的理解与记忆，而对于学生的实践与应用却没有很好的促进作用。实际上，医院教学常是理论与实践相结合，因此对于医院教学资源的开发不能仅立足于学生对于知识的理解与记忆，应在此基础之上，贯穿理论与实践相结合的思想，从丰富人文社会知识、加强应用于实践、提升临床思维能力的培养等方面入手。

为了适应现今信息技术与通信技术的迅猛发展，在《教育信息化十年发展规划（2011—2020 年）》中提出信息技术要与教育教学深度融合。而在当今国民教育日新月异的发展进程中，越来越多的新式教学资源类型出现在大众视野中，其中以慕课（MOOC）、网络教学资源库（NTRL）等为代表的信息技术教学资源，同样也有以生理驱动型综合模拟系统（PDS）、计算机虚拟仿真技术（CVST）、穿刺类教学模型等为代表的模拟与仿真教学资源。因此在实际的教学过程中应通过利用一种或多种有效的教学资源进行多方面、多维度的阐述与实践，充分调动学生的学习兴趣与学习动机，引导其发现教学内容之间的内在联系，使得教学内容更加连贯、丰富与立体，有利于提升教学质量、高效地达成教学目标，从而顺利地完成教学活动。

（二）医院教学中教学资源的利用

1. 传统教学资源 传统教学资源是指为了能顺利、有效开展教学活动，帮助学生对知识的理解与记忆所运用的教材、教学案例、课件、媒体素材、图片、文献资料等资源的总称。具有丰富教学内容、抽象内容具象化、激发学生兴趣等特点。

2. 网络信息教学资源

（1）慕课：全称为"大规模开放网络课程"（massive open online courses，MOOC），是一种针对大众的免费在线教学方式，也是近年来开放教育领域出现的一种新的课程模式，具有规模大、开放性、网络性、个性化、交互性五个基本特征。在慕课平台中包含了丰富的、系统化的教学资源，并且其中融合了大量视频、图片、动画等多种现代多媒体教学资料，有助于学生很好地理解与记忆课程内容。与传统教学资源相比，慕课不仅拥有较完整的课程结构，不受人数、时间、地点的限制，而且具有优质教学资源共享、网络个性化学习、培养学生自主学习习惯等优点，很好地帮助学生随时随地根据自己所感兴趣的教学内容选择对应的教学资源进行学习，不仅摆脱了传统教学对于时间、空间的双重限制，而且满足了学生的个性化学习需求，有效地提升了学生的学习积极性与主动性。

知识拓展

常见的中文慕课资源网站

慕课网站名称	网址
人卫慕课	http://www.pmphmooc.com/
中国大学 MOOC（慕课）	https://www.icourse163.org/
北大慕课	http://mooc.pku.edu.cn/mooc/
慕课中国	https://www.mooc.cn/
华文慕课	http://www.chinesemooc.org/

常见的英文慕课资源网站

慕课网站名称	网址
Open Universities Australia	https://www.open.edu.au/
Coursera	https://www.coursera.org/
NovoEd	https://www.novoed.com/
Future Learn	https://www.futurelearn.com/

（2）网络教学资源库（network teaching resources library，NTRL）：是指将可以在网络环境下顺利运行的，为顺利开展教学活动而制作的数字化教学资源进行收集、分类与整理，将各类网络学习资源进行高效的存储管理的一类网络资源库（表6-3）。资源库中包含大量网络教学资源，如案

例、课程课件、试题库、论文集及课程视频等。随着网络教育的逐步拓展，网络教学资源越来越丰富，在《国家中长期教育改革和发展规划纲要（2010—2020年）》中指出要"加快教育信息化进程"，因此建设网络教学资源库成为高等院校教育信息化发展的必然趋势。网络教学资源库具有教学资源多样、使用自主便捷、师生实时交互、教学内容个性化、教学资源共享等特征，从而提高了教学资源对象的利用率，促进教学资源更好地为实际教学系统服务。

表6-3 部分网络教学资源类型、特点与示例

网络教学资源类型	特点	资源示例
医学多媒体资源	图文并茂、声像俱佳，大大增强了学生对抽象事物与过程的理解与感受	美国国家医学图书馆的可视人体教育资源、哈佛大学的网络大脑解剖图谱
医学CAI资源	交互性教学，内容与形式的多样化。具有模拟、可通信等特点	Marshall大学的交互患者系统，电脑模拟患者
基于文本形式的医学教学资源	通过其他互联网服务方式获得，主要提供有关的课程教学信息	Virginia大学医学教育资源
网络病例讨论教学平台	具有参与面广、灵活、快速等特点，为临床医学的教学提供了新的教学途径	腾讯会议、微信、钉钉
线上教学平台	实时、便捷、快速，实现了没有时间与空间限制的教学活动	超星学习通、雨课堂、腾讯课堂

注：CAI. 计算机辅助教学。

3. 模拟仿真教学资源

（1）生理驱动型综合模拟系统（physiology driven simulator，PDS）：国内外医学界专家学者一直认为，基于生理驱动型模拟系统是现代医学模拟实训工作的"黄金标准"，它是一种集合心血管系统、呼吸系统、神经系统、泌尿生殖系统等，通过使用声、光、电等各种技术模拟患者患病后机体的生理、病理变化特征，并且可以通过与之相连接的监护仪器显示模拟人目前的

各项生理数据，实时模拟患者身体状况，达到还原真实患者的就诊状况与临床环境，学生通过患者目前所处的病情状况及时进行治疗、护理决策，针对性地实施医疗操作与药物治疗，再根据治疗与护理后的情况变化给予进一步的治疗与护理决策，最后达到缓解病情或治愈疾病的目标。在教学过程中应用生理驱动型综合模拟系统，可以提供给学生全新的实践体验，激发学生对学习的兴趣，达到让学生主动学习的目的。通过对真实临床环境的模拟，使学生临床思维得到有效锻炼，很好地培养了学生的临床判断与决策能力。

（2）穿刺类教学模型（puncture teaching model, PTM）：是目前医学类院校也是普通三级医院能够配置到的，最常用的模拟类教学资源，其中较常见的有肌内注射模型、皮下注射模型、外周静脉穿刺模型与中心静脉穿刺注射躯干模型。以中心静脉穿刺注射躯干模型为例，模型由锁骨、肋骨、肋间隙、脐、耻骨联合、髂前上棘、胸锁乳头肌、腹股沟韧带等人体解剖位置组成，且模型的解剖位置与真实人体的解剖位置一致，学生可以通过对模型的实时触摸结合既往学习的解剖学知识，寻找判断正确的穿刺部位进行穿刺。此外，模型表面还安装有不同的信号采集点，通过操作者实际操作部位的正确与否实时发出提示音，从而达到正确进行操作实践的目的。

（3）计算机虚拟仿真技术（computer virtual simulation technology, CVST）：是采用多媒体技术、人工智能技术、传感器技术、高度并行的实时计算机技术等为代表的计算机技术为核心的现代高科技，建立集合视觉、听觉与触觉的模拟，使操作者仿佛身临其境的虚拟环境。目前此技术在解剖学、外科学、护理学等学科的应用较为广泛。例如在解剖学的教学应用上，利用虚拟仿真人体解剖图的数字化解剖图谱，学生在虚拟的环境中可以自由地选择、观察、移动虚拟对象，并且虚拟的组织器官还能及时给予学习者感官上的反馈，这样就更容易理解和掌握解剖结构，使学生对抽象的解剖学知识有更具象的理解，加深对解剖相关知识点的融会贯通。

运用计算机虚拟仿真技术教学资源，一方面避免了传统教学中对于时间与空间的限制；另一方面不仅一定程度上将抽象的教学内容具象化，加深了学生对抽象知识内容的理解，而且充分调动了学生在学习过程中利用先进的科学技术探究未知的学习兴趣。

（三）医院教学中教学资源的开发

1. 教学资源的开发设计　进行医院教学资源开发时，应首先明确教学资源开发的目的及所要达到的目标，分析教学资料对应的目标人群的兴趣类型、学习需求等特征，通过对现存的教学资源、教学信息、文献资料进行收集、整理与分析后，坚持以问题为导向、以需求为中心，融入多种教学手段进行教学资源的开发设计，可以起到促使学生主动参与学习活动的作用。

2. 团队组建与培训　根据教学资源开发的人员能力需要，如软件代码的编写能力、理论与临床教学能力、视频的制作与处理能力等，合理选择教学资源开发成员并组建开发团队，根据开发设计内容制订计划与执行标准并进行培训，达到开发各个环节的同质化。

3. 教学资源的开发平台　选择开发平台前，应首先从现有开发平台类型、适用范围、开发制作的可操作性、使用的便易程度等方面进行全面评估，选择适用范围广、前端开发者操作简单、后端操作者使用便利、平台兼容性强等方面综合较突出的教学资源开发平台作为技术平台依托，借助平台强大的运行功能，完成教学资源的开发。

4. 教学资源的开发制作　在教学资源的开发制作过程中，可以根据教学资源开发的不同板块类型，匹配对应的素材进行制作，因为所对应的板块类型不同，其所需的知识呈现载体也不同。应选择有助于激发学生学习兴趣、帮助学生理解记忆、培养学生临床思维与实践能力等方面的素材。教学资源开发制作完成后应对其进行调试，通过调试的应用结果获取反馈信息，发现其中存在的问题并及时调整或修改。

5. 教学资源的开发评价　当已开发的教学资源经过评价后，才能检验出其真实的有效性，因而在教学资源的开发过程中，评价阶段是最为关键的一步。教学资源开发完成后，应组建教学资源开发评价小组，评价小组应由学科领域的教学专家、所依托平台的开发制作人员、教学资源使用教师代表、教学资源使用学生代表等成员组成。从教学资源的实施性与操作性、教学资源内容的完整性与连贯性、素材选择的合理性与科学性、是否达成开发目标等方面进行综合评价，从而保证获取教学资源的全面评价。对所开发的教学资源存在问题的内容不断修正并完善，从而保证教学资源的质量，以达到开发教学资源提升教学效果、提高学生能力、充分发挥学生主动性与能动性的目的。

（四）技能训练推荐

技能训练：慕课资源的使用

（1）训练目的：训练慕课资源的使用方法。

（2）训练方法

主持人	医疗组长或教学组长
参与者	医务人员
方法	1. 在多功能教学机房,医疗组长或教学组长利用演示的方式,进行慕课资源的使用示范,讲解慕课资源网站的各部分组成,以及慕课资源的查询、观看等。 2. 医疗组长或教学组长停止演示。各位医务人员进行 30 分钟的慕课资源使用训练,并记录存在的问题。 3. 训练结束后医疗组长或教学组长收集各位医务人员使用慕课过程中所存在的问题,并予以针对性解答与示范。 4. 由医疗组长或教学组长进行训练总结,归纳本次训练不足,并在下次培训中予以改进。

思 考 与 练 习

1. **以下不属于医院教学中教师的专业能力的是**

　　A. 临床能力

　　B. 科研能力

　　C. 教学能力

　　D. 演讲能力

　　答案：D

2. 在医院教学资源的开发过程中，以下最关键的步骤是

A. 团队组建与培训

B. 教学资源的开发平台

C. 教学资源的开发制作

D. 教学资源的开发评价

答案：D

3. 以下不属于模拟仿真教学资源的是

A. 生理驱动型综合模拟系统

B. 网络教学资源库

C. 穿刺类教学模型

D. 计算机虚拟仿真技术

答案：B

4. "慎独"精神告诉我们，在平常的医疗工作中，应保持什么样的精神

A. 诚实、守信

B. 严格、自律

C. 平等、公正

D. 文明、和谐

答案：B

第三节　医院教学中教学对象的特点

教学必须以学生心理发展水平和特点为依据，才能达到好的教学效果。医院教学对象层次多样，大致可分为实习生、住培学员、进修医师三类，不同层次学生心理需求与学习动机不同。在医院教学过程中，学生是学习的主体，但这并不表示带教老师不占主导地位，带教老师在教学过程中，应了解学生的心理需求及学习动机，根据学生的特点，制订相应的带教方案，以取得较好的教学效果。

一、心理发展与学习理论

医院教学应了解学生的心理特点，参考教学的准备性原则及建构主义学习理论，能取得更好的教学效果（表6-4）。

表6-4　心理发展与学习理论

心理发展与学习理论	内容
最近发展区	20世纪30年代，苏联心理学家维果茨基在论述教学与发展的关系时，提出一个重要的概念——最近发展区，他定义为"实际的发展水平与潜在的发展水平之间的差距。前者由独立解决问题的能力而定；后者则是指在成人的指导下或是与更有能力的同伴合作时，能够解决问题的能力"。他认为，最近发展区的教学为学生提供了发展的可能性，教与学的相互作用刺激了发展
教学的准备性原则	根据学生原有的准备状态进行新的教学。准备状态，是指学生在从事新的学习时，原有的知识水平和原有的心理发展水平对新的学习的适合性。适合性有两层含义：第一，学生的准备应保证他们在新的学习中可能成功；第二，学生的准备应保证他们学习时所消耗的时间和精力"经济而合理"
建构主义学习理论	学习是一个建构的过程，是学习者通过新旧经验互相作用来形成、丰富和调整自己的经验结构的过程

根据最近发展区的概念，在医院教学中，教学应走在学生现有水平的前面，通过带教老师的指导，带动学生发展。

按照教学的准备性原则，在医院教学中，应注意两个问题：学生现有的理论知识、专业技能水平；采用什么带教方式。

医院教学适合采用建构主义的教学方式，带教老师不是把新的知识、技术从外部强行塞进学生的大脑中，而是要引导学生从原有的知识水平出发，自觉生长出新的知识经验。医院教学更多的是引导，鼓励学生在现有知识基础上构建起新的知识体系。

建构主义学习理论适用于医院教学中各个层次的学生，无论是实习生还是住培学员、进修医师均有一定的理论知识或临床技能基础，在医院学习后将在原有知识、经验的基础上构建起新的知识、经验（表6-5）。

表6-5　各个层次学生特点及教学对策

学生	特点	教学对策
实习生	在校学习了大量理论知识但未实践或接触真实的患者，渴望将现有的理论知识运用到临床中	可从基础操作开始，给学生预留独立思考的空间，让其通过实践找出答案，不能采用灌输式的讲授方法
住培学员	经过前期在校理论学习及实习期的临床训练，已能掌握简单的操作，但对医院整体工作仍缺乏系统性的认识，岗位胜任能力不足，其目的是为提高岗位胜任力	在注重基础操作的同时重视培养学生的岗位胜任力，带教老师应鼓励学生，引导其做好患者管理，帮助学生形成良好的心理准备状态，切忌否定学生的能力
进修医师	已能完全胜任临床工作，部分学生甚至工作出色，其目的在于对新技术、新理论、新方法等的学习	学习有侧重点，根据学生的需求进行个性化教学，越是新技术、新知识等对其越有吸引力，带教过程中切忌从基础学起

二、学习动机的培养与激发

医院教学中，如何培养与激发教学对象的学习动机可以从以下几方面入手。

（一）采用新颖的教学方法

在医院教学中，带教老师要注意探索新的教学方法，激发学生的学习动机。目前医院教学工作中常见的教学方法有讲解、演示等，带教老师可根据知识点的特点，采用适当的教学方法，如情境模拟、组织查房、PBL、TBL等，新颖的教学方法适用于医院教学中各层次的学生。

（二）激发学习兴趣

以问题为导向的启发式教学

实习生李某，轮转到内分泌科病房，科室带教老师在入科第1天即为学生进行了学习需求评估。实习期间，带教老师安排其为糖尿病患者测量空腹血糖及餐后血糖，要求学生汇报测量结果时不能只报数值，需判断患者血糖值是否正常，高或低出正常范围多少。（通过这一操作，学生为了向老师正确汇报测量结果，必须复习有关糖尿病的理论知识，这样既增加了学生的学习兴趣，同时也使学生产生了掌握好理论知识的学习动机。）

想一想

为何要对实习生进行入科评估？这样做有哪些好处？教学老师是如何激发学生的学习兴趣的？

激发学生的学习动机首先要了解学生的兴趣，此处的兴趣指学生在医院学习中感兴趣的点，如科室、疾病、某一操作等。学生入科第一步即完成入科需求评估，方便带教老师了解学生的需求、兴趣，从而制订相应的带教计划，制订计划时注意可利用已有的知识储备形成新的学习兴趣，即在现有的知识水平基础上鼓励学生主动提升自我，进而掌握难度系数更高的知识或技能，可起到事半功倍的效果。

（三）及时反馈

"放手不放眼"的及时巧妙反馈

住培学员付某，为患者上臂伤口换药时，无菌棉球疑似碰到了患者手腕，学生不确定是否碰到，于是她并未将棉球丢弃，准备继续为患者消毒，带教老师以该换药包不顺手为由，巧妙地为她更换了无菌棉球。付某顺利完成换药后带教老师及时指出其无菌原则的问题，并希望其今后不要再出现类似错误，事后付某认真复习了无菌原则及换药的步骤。（带教老师的及时反馈终止了学生今后可能会再次发生的错误，并间接提高了其学习的积极性。）

想一想

该学员用疑似污染的棉球为患者消毒换药会造成怎样的后果？带教老师若不及时反馈会对住培学员的职业生涯有何影响？

及时反馈学生的学习效果，如学习和工作的态度是否端正、平时表现的好坏、考核成绩的高低及整体工作的评价等，能帮助学生了解自身情况，看到自己的进步和不足，从而提高学习的积极性。且带教老师要做到"放手不放眼"，发现学生的错误或隐患一定要及时反馈，避免事态进一步加重，及时反馈除了能有效激发学生的学习动机和学习积极性，也是保证教学安全的重要措施。

反馈要注意频率，无论带教老师的反馈多么有效，偶尔一次反馈可能不会起到较好的效果，频繁的反馈能对学生起到更好的促进作用。带教老师在对学生的行为进行反馈时要注意正确运用正面、负面反馈，即表扬、批评。知识技能方面的良好表现建议使用正面反馈（表扬），以此激励学生提升学习效果；规章制度方面的问题建议使用负面反馈（批评），及时制止、纠正学生的错误；职业素养方面的问题建议采用中性不带感情色彩的反馈（图 6-2）。

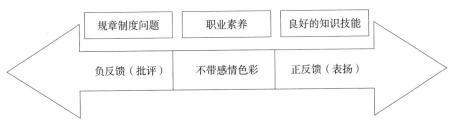

图 6-2　反馈机制

（四）正确运用奖励与惩罚

奖励与惩罚是强化学生学习成绩和学习态度的一种方式，包括肯定与否定。正确地运用奖惩可有效地激发学习动机。在医院教学中奖励与惩罚应考虑到学生的差异，除了精神上的奖励与惩罚，可以考虑绩效奖励与惩罚。奖励或惩罚的运用要注意时机恰当，例如在学生有良好表现时对其进行奖励，而不是奖励其参与或完成了某项学习；奖励不适用于新的任务，最好是常规的任务，因为临床工作具有连续性，偶然一项新的任务学生表现突出并不代表其长期工作突出；奖励要保证全员公平性。奖励与惩罚还要考虑到学生的类别，对于实习生，比较年少，通过批评教育效果更好；对于住培学员，因其刚离开校园，刚从事工作要满足自身生活需求，对收入的需求较高，适当的绩效奖励会让其增加学习积极性，同样惩罚也要注意适度原则，不要一下浇灭其对工作的长远期望，这样会适得其反；对于进修医师，对绩效无要求，但是对批评很敏感，带教老师与其谈话要注意师生之间的相互尊重，切忌当众严厉指责，等等。总之，正确的奖励与惩罚才能起到激励学生学习动机的作用。

三、学习迁移的有效促进

学习是一个连续不断的过程，任何学习都是学生在已经具有的知识、经验，掌握的操作技能，养成的学习态度基础上进行的。新的学习过程及结果又会对原有的知识、经验、掌握的技能甚至是学习态度等产生影响。但是迁移的发生并不总是积极的，它可以是积极的也可以是消极的，积极的影响通常被称为正迁移，在医院教学中正迁移表现为一种学习对另一种学习的积极影响，包括具备良好的学习态度、熟练掌握技能操作、能够顺利解决先前不能解决的问题等。消极的影响通常被称为负迁移，在医院教学中负迁移一般指一种学习对另一种学习产生的消极影响，包括学习态度逆向改变、技能操作更加不规范、不能掌握某项知识点、无法在原来基础上顺利完成先前能够解决的问题等。因此，在医院教学中要注意正向引导，有效促进学习迁移。在每一项教学活动中注意创造利于正迁移的条件和契机，避免和消除不利因素，把迁移融入日常教学中。可以从以下几个方面入手。

（一）加强知识联系

带教老师注意将零散的知识点联系起来，鼓励学生将一个知识点运用到其他疾病中去。例如，学生在临床任何一个科室都可能遇到药物剂量的换算，尤其是儿科较多见，带教老师在制订基础护理药物配置的教学计划时应先讲解药物的换算，在临床工作中遇到药物换算时学生便会觉得比较简单，经过实践操作再回顾理论知识，掌握会更加牢固，如此循环，便是学习迁移的正向促进。

（二）统一教学标准

医院教学不同于传统的课堂教学，临床带教老师并不是专职教师，他们以临床工作为主，同时参与教学，实习生、住培学员、进修医师在医院学习时间较长，因临床工作安排，会存在学生跟不同带教老师学习的情况，因此在教学中一定要保证统一的教学标准，避免不同老师讲得五花八门。教学标准的统一应细化到老师的提问，通过提问或简单的提示，引出学生现有的知识，在此基础上逐渐引导学生为掌握下一知识点而去学习。

（三）教学过程督查

医院教学过程中应注意督查教学质量，包括带教老师与学生，从学生入科前的准备、带教中的具体实施、出科后的总结，即医院教学前、中、后均应有督查，对于督查者而言，学生是流动的，但是带教老师是固定的，发现教学过程中的问题，及时整改，如此循环，以做到教学相长。

（四）培养迁移意识

案例导入

以需求为导向的教学，避免填鸭式教学

某实习生到胃肠外科实习，带教老师精心制作课件，对于胃肠外科的常见疾病、手术方式、护理常规等进行了为期 3 天的理论培训，内容十分丰富。但是实习生却说"讲这么多，我都记不住"，学生觉得老师讲解枯燥，又难以记忆。

想一想

为什么内容丰富的理论讲授实习生却觉得枯燥乏味呢？

医院教学中要注意教学对象的特点，创造相应的教学气氛，增加医院对学生的吸引力，在每次学习前帮助学生形成良好的心理准备状态，避免消极心态等产生负迁移。例如，实习生在医院学习过程中更多的是好奇，但没有实践基础，灌输式的讲授效果未必理想；管理危重患者对多数住培学员都比较困难，在这种情况下，带教老师应该鼓励学生，帮助学生形成良好的心理准备状态，切忌否定学生的能力，引导其做好患者的管理，从而促进学习迁移。又如，进修医师在医院学习中需求性强，越是新技术、

新知识对其越有吸引力，带教过程中切忌从基础学起，以免让其产生反感心理，如果有学生反馈："我在医院早就掌握这个了"，那带教老师就应注意调整带教方案，以其需求为导向带教，从而促进学习迁移。

（五）鼓励实践

在条件允许的情况下，尽量让学生在临床中去观察、实践，"实践出真知"，亲自动手实践的效果远比理论讲解好得多。如果条件不允许，可采用仿真模型，让学生尽可能地增加感性认识。总之，要让学生所学与真实的情景联系起来，将所学知识运用到实际情景中是医院教学的最终目的，真正做到"学以致用"，是学习迁移最直观的效果。

四、特殊能力的培养与训练

医院教学不同于在校教育阶段的课堂教学，课堂教学以教授学生理论知识为主，医院教学不仅教授学生理论知识，更多的是注意培养学生的实践能力，无论实习生、住培学员与进修医师，最终目的均为提高工作能力。但因不同类别的学生心理需求、学习动机不同，对其能力的培养也有区别。

（一）实习生

> **案例导入**
>
> ### 团队分组式教学
>
> 某科带教老师为培养实习生的团队急救协作能力，将 10 名实习生分成 2 组，每组 5 人。两组学员分别就心搏骤停的急救进行演练，自行模拟场景。最后带教老师会根据团队协作能力、操作的规范性、复苏的有效性等方面进行评判，最后为两个小组打分。小组的综合得分即为学员本堂课的得分。

想一想

为何带教老师要如此安排呢？这样的安排有什么好处呢？

对于所有医学生，实习是其走上工作岗位的必经之路，经过在校理论学习，已能掌握基础理论知识，但是临床工作不仅需要理论知识，同时还需要操作技能及团队协作能力。

操作技能的培养主要靠实践，在允许的情况下带教老师应尽量让学生实践，但注意"放手不放眼"，严把安全关。团队协作能力的培养应从入科开始，注意营造一个团队合作的氛围贯穿整个实习过程。以团队为整体对学生进行考核，学生自己组建团队分工合作，考核结果不针对个人，只针对团队整体，学生在分工合作的过程中老师可给予指导，避免出现任务分配不均，尽量保证人人参与，久而久之，学生会逐渐产生团队协作的精神。除此之外，可培养实习生的上升性思维，上升性思维是以实践所提供的个别性经验为起点，把个别经验上升为普遍性的认识。实习生初入临床，对临床工作充满好奇，在医院教学中带教老师应注意引导学生收集经验，每日所学不能学过就扔，注意培养其工作的连续性思维，通过不断的实践，将"好奇"变为"普通"。

（二）住培学员

案例导入

求解式的教学，培养思维能力

冬季，某外伤出血患者到急诊科就诊，学生李某立即为患者进行静脉穿刺，但无法找到患者手背静脉便以为患者已休克，此时求助带教老师，带教老师在评估患者情况后，引导学生评估患者及周围环境。学生评估后发现因衣服破损，患者手臂一直暴露在外，因为是冬季，血管收缩，立即为患者保暖后，顺利找到静脉并完成穿刺。

想一想

带教老师这样做有什么好处呢？

住培学员相比实习生有一定的临床经验，但单独承担临床工作还有一定困难。在医院教学中可注重培养其求解性思维能力，求解性思维是指围绕问题展开思维，依靠已有的知识去寻找与当前现状之间的中间环节，从而使问题获得解决。学生共有的一个特点是遇到问题找老师，在医院教学中该现象是好事，能够保证带教的安全性，但从培养其独立工作能力方面有一定的局限，学生遇到问题，老师就直接反馈，不利于学生独立成长。培养住培学员求解性思维能力，需要"懒"老师，不能学生遇到问题老师马上帮其解决，应充当"引导员"角色。住培学员毕业后独立承担临床工作的过渡期较短，因此在住培期间，应逐渐培养其求解性思维能力，提高岗位胜任力。

（三）进修医师

进修医师在医院学习更多的是为了满足需求，渴望在医院进修中学到新技术、新埋论、新方法或新知识等，学习有侧重点。在医院教学中可培养其决策性思维能力，决策性思维又称决断性思维，是以规范未来的实验过程或预测其效果为中心的思维。进修医师在医院结束学习后一般会将进修所学新技术或新方法等运用到本院临床工作中，医院所处地域、等级、医护人员学历、职称结构等各种因素有差异，能否照搬所学技术、方法有待探讨，所以在进修医师的教学中可培养其决策性思维能力，综合目前所学技术、评估医院情况，真正做到学以致用。

（四）技能训练推荐

1. 技能训练一：导尿后尿液未见流出的原因分析及解决办法

（1）训练目的：培养学生求解性思维能力，提高岗位胜任力。

（2）训练方法

主持人	医疗组长或教学组长
参与者	医务人员
方法	1. 医疗组长或教学组长选取临床常见问题：导尿后尿液未见流出。 2. 医疗组长或教学组长设计案例，由学员根据案例设置的相关条件进行分析和讨论，找到原因并提出解决方法。 3. 医疗组长或教学组长再进行总结和点评。

2. 技能训练二：青霉素过敏性休克的抢救

（1）训练目的：培养学生临床急救能力和团队协作。

（2）训练方法

主持人	医疗组长或教学组长
参与者	医务人员
方法	1. 课前知识准备：①青霉素过敏性休克的预防、症状、抢救措施；②青霉素皮试的配置和操作；③氧气吸入的操作；④建立静脉通道的操作。 2. 学员自行设计案例，将以上理论知识及操作技能融入其中。团队分工后对案例中的患者进行抢救。 3. 医疗组长或教学组长再进行总结和点评。

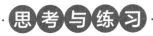

思考与练习

1. 以下属于医院教学中负迁移的表现是

A. 具备良好的学习态度

B. 熟练掌握技能操作

C. 能够顺利解决先前不能解决的问题

D. 学习态度逆向改变

答案：D

2. 建构主义学习理论认为

　　A. 教学是把知识经验从外部装到学生的大脑中

　　B. 教学是要引导学生从原有的经验出发，建构起新的经验

　　C. 教学是依赖强化和条件作用的学习

　　D. 教学依靠学生内在驱动完成

　　答案：B

3. 进修医师更适合培养其

　　A. 上升性思维能力

　　B. 求解性思维能力

　　C. 决策性思维能力

　　D. 临床思维能力

　　答案：C

4. 简述医院教学对象学习特点。

　　答：

　　实习生：在校学习了大量理论知识但未实践或接触真实的患者，渴望将现有的理论知识运用到临床中；住培学员：经过前期在校理论学习及实习期的临床训练，已能掌握简单的操作，但对医院整体工作仍缺乏系统性的认识，岗位胜任能力不足，其目的是为提高岗位胜任力；进修医师：已能完全胜任临床工作，部分学生甚至工作出色，其目的在于对新技术、新理论、新方法等的学习。

5. 简述医院教学中可激发学习动机的方法。

　　答：①采用新颖的教学方法；②激发学习兴趣；③及时反馈；④正确运用奖励与惩罚。

6. 在医院教学中运用奖惩应注意什么？

答：奖励或惩罚的运用要注意时机恰当，奖励不适用于新的任务，最好是常规的任务，奖励要保证全员公平性，奖励与惩罚还要考虑到学生的类别。

第四节　医院教学中的师生关系

教学质量是教与学双向活动的结果。在教学双向活动中，带教老师是教学的主导，教学对象是学习的主体。而要在医院教学实践中，真正做到发挥教学对象的主体作用，体现教学对象的主体地位，应建立良好的师生互动关系，创造良好的学习氛围，强化带教老师的教学意识，做到带教老师和教学对象共同参与、共同提高，让教学过程成为教师教、学生学的一种人际互动、教学相长的过程，从而提高教学质量，实现教学目标。

一、共同参与

（一）医院教学中师生关系的特殊性

良性的师生关系是实现医学人才培养目标的关键，在传统的医院教学中，师生关系是"以教为中心"的，通过课堂教学和小讲课，带教老师讲授准备好的教学内容，并结合教学对象在学习中的问题进行答疑，帮助教学对象理解基本理论与基本方法；在实践过程中通过模型、床旁和典型手术示教帮助教学对象实现理论与实践结合，达到教学目标。相比于传统教学方法（课堂教学、实验室教学和临床前针对典型病例的床旁教学），在医院环境中由于教学和诊疗活动都是以疾病和患者为中心，教学对象接收到的知识并不是体系化的、现成的知识，不能通过简单的翻阅教科书完成学习目标，而是需要碎片化地从问诊、体格检查和辅助检查获取疾病的信息，通过与患者面对面交流明确患者的心理特点和诉求，最终在带教老师的指导下通过团队协作解决临床实际问题。

在协作过程中，传统的师生关系需要重新定义，带教老师和教学对象的关系并不只是单向的、被动的教与学的关系，而是在团队协作的框架内更为复杂的由不同级别和类型的带教老师、不同层次的教学对象（包括实习医师、不同级别住院医师、进修医师）组成的以患者为中心的治疗小组，而在这个"治疗小组"中，各个角色知识结构、能力水平、经验水平和认知水平有较大的差异，但恰恰是因为这种差异性完成了团队协作的过程。因此，学生在医院环境中应该首先明确自身定位，明确自己在医疗活动中处在哪个环节，应该完成什么工作，完成该工作必须具备什么样的知识和技能，并通过与其他人的协作，互相学习，最终理解医疗活动的全过程的运行机制，从实践中融会贯通，获得并巩固所学知识，提高实践能力。

案例导入

医院教学中的师生关系对教学对象的挑战

某学生 A 学习刻苦，在大课学习之余也很重视利用图书馆和网络资源学习专业知识，以便更好地通过考试，在医学专业基础课和专业课大课的考试中也取得了非常好的成绩，在同学中间树立了"学霸"的人设。然而，到了临床实习阶段，随着专业学习的深入，A 同学觉得学习越来越吃力，临床遇到的患者似乎也并不像教科书上描述的那样典型，原本记得非常熟练的专业知识在临床工作需要使用时，感觉记不住也记不全，A 同学的挫败感不断增加，对自己既往的学习成效产生怀疑，也对自己是否适合医生这份职业产生怀疑。

> **想一想**
>
> 　　本案例中 A 同学在临床实习阶段学习吃力的原因是什么？A 同学的学习方法有什么问题？带教老师在教学过程中应该如何引导学生学习？

　　在案例中 A 同学虽然在临床实习前取得了较好的学业成绩，但是进入医院实习后却达不到预期的学习目标并感到困扰，分析原因是教学对象没有弄清楚自己在医院教学中的定位，没有主动适应新的角色。在医院教学过程中，每位教学对象具备的知识和能力基础是不同的，在教学和医疗中实际所扮演的角色和完成的工作也是不同的，因此所需要完成的教学目标也有必然的差异。教学对象为实习医师时，其工作主要是接诊患者，通过对患者进行问诊、检查形成第一手的病历资料并向上级医师汇报，在住院医师、进修医师的指导下，不断完善病历内容，医疗组长以病历资料为基础准确判断病情并采取相应的治疗。在这个过程中，住院医师、进修医师和医疗组长对患者的处理都能够帮助实习生学到疾病处置的相关知识，因此实际上的师生关系并不是只存在于实习医师与医疗组长间，实习医师在与患者接触获取的病历信息和了解的心理需求是医疗组长作出正确处置的前提，而住院医师和进修医师对实习医师的指导也是最终完成医疗行为的必要条件，客观上住院医师和进修医师也扮演了带教老师的角色。因此，在医院教学中的师生关系是既各司其职，又层层指导、互相成就的合作者关系。

（二）教学对象参与度的提高

　　在传统的医院教学模式中，非常强调带教老师在知识传授中的作用，带教老师结合不同层次教学对象的教学目标、对教学内容的接受度来确认开展教学的具体方式。比如在很多临床前的教学中，由于所讲授的知识都是按照器官系统来划分，教师只需要从发病机制（包括解剖特点、功能特点）、临床表现以及治疗原则讲清楚相应器官和系统的疾病就达到目的了，这样就造成在实体课堂带教老师讲授的内容可能和十几年前的"精品课程"录像一模一样，课程中用到的教学录像也可能是极具年代感的经典教学视频，有些说法或者用到的技术可能都已经过时。诚然，带教老师可以通过调整教学内容来尽量让所传授的知识与时俱进，通过临床小讲课来补充大课教学中的不足，然而这种"以教为中心"的教学方式一方面不利于教学对象临床思维的养成，另一方面由于教学方式过于单一，不利于激发教学对象内在的学习动力，教学参与度低，自然不太可能产生较好的学习效果。

诺贝尔奖获得者，认知科学领域奠基人赫伯特·西蒙（Herbert A. Simon）说："学习来自学生的所做所想，并且仅仅来自学生的所做所想，教师只有通过影响学生对学习所做的事情，才能促进学生的学习。"因此，教师在教学设计中应当更多地关心学生的学习动机、学习兴趣点，并将学生的学习成效作为评价教学效果的重要参考。

案例导入

教学对象的参与度决定了教与学的效果

某学生 A 是一名口腔医学实习医师，虽然学业成绩不错但一直以来属于被动学习者。在临床见习中，对于智齿冠周炎的冲洗治疗，见到带教老师 A 只用生理盐水完成冠周冲洗的过程，带教老师 B 不仅用生理盐水还用 3% 的过氧化氢溶液完成冠周冲洗，带教老师 C 用生理盐水和 1.5% 的过氧化氢溶液完成冠周冲洗，而带教老师 D 则用生理盐水和氯己定完成冠周冲洗。一直以来虽然觉得有疑问，但始终没有和带教老师讨论，有一天学生 A 急诊接待了一位冠周炎患者，在选择冲洗溶液时却无从下手了，这次他终于鼓起勇气请教了带教老师 E。

> **想一想**
>
> 　　本案例中 A 同学在临床学习中的主要问题是什么？带教老师 E 应该怎样帮助他完成教学目标？

　　在本案例中，教学对象作为实习医师具备了"观察者"的身份，但是由于自身被动学习的习惯，没有向带教老师报告，因此并不是一名称职的"报告者"，缺失了与带教老师讨论和提升的过程，学习效果大打折扣。这个案例提醒我们需要提高教学对象在学习过程中的参与度，理想状况下教学对象在第一次观察带教老师 A 做冠周冲洗时就应该主动了解冠周炎发病原因、治疗目标和具体手段，特别是本案例中冲洗到底应该用什么溶液，然而学生并没有主动地去探究，在第二次以及后面几次的观察中，发现 B、C、D 三位带教老师均与 A 不同，教学对象也发现了不同，疑问越来越多，但仍然没有主动提出疑问解决问题，直到需要自己直接面对患者时才向带教老师 E 提出了疑问；诚然，该教学对象在临床中发现问题的能力值得肯定，然而其在学习过程中由于参与度的不足客观上导致了问题只停留在"发现"阶段，并没有积极地"解决"，因此学习效果大打折扣。此外，各位带教老师在接诊患者的过程中没有主动了解教学对象的学习情况，也很大程度上影响了教学对象的学习效果。因此，在良性的师生关系中，教学对象和带教老师的参与度同等重要，不仅需要教学对象有主动学习的需求并准确地传达给带教老师，而且带教老师也必须主动观察和了解教学对象的客观学习情况，并加以有效地指导，这样才能达到理想的教学效果。

　　美国教育家、心理学家杜威（John Dewey）提出的"以学为中心"的教育理念近年来被广泛认可并应用于教学实践中，其主要特征就是要重视教学对象在教学中的主体作用，提高教学对象的自主学习能力，将我们培养的人才从"知识储备型"向"应用学习型"转变，并使教学对象具备终身学习的能力。在医学教育中，有大量需要记忆的内容，导致带教老师总想把知识更多、更密集地传递给教学对象，总怕知识没有讲全，因此很难改变传统的教学模式，很难开展"以学为中心"的教学改革。随着互联网和现代信息技术的发展，教学对象的学习模式，特别是对新兴学习模式更高的兴趣和接受度，让带教老师不得不重新思考并打破原有的教学模式，采用"以学为中心"的教学方法，利用多种手段激发学生的内在学习潜能，提高学习成效。

在近年来的医院教学理论课实践中，带教老师充分考虑到教学对象善于利用网络、手机等学习媒介学习，也对电子问卷、小视频、小游戏等学习手段更能接受等特点，在课堂教学中通过课前发布形式多样、片段化的学习内容，让教学对象提前预习，并通过课前的调查问卷明确教学对象在预习中存在的疑问和对知识点的学习需求，最终在课堂中以翻转课堂、情景表演、互动答疑等形式更有针对性地解决学习中遇到的问题，实现高水平的教学互动，有效提高课堂教学效果；通过构建更适合"以学为中心"的智慧教学环境，在课堂教学中大量应用手机 APP 抢答、问卷调查等提高教学参与率，在检验学习效果的同时巩固学习成效。

在医院的实践教学中，由于临床教学资源有限，针对不同类型的教学对象培养的目标和侧重点存在差异。例如对于一个需要拔阻生牙的患者，在临床教学的过程中不同类型的教学对象实际承担的工作是不同的，实习医师主要负责接诊患者，收集患者病史和检查资料后初步拟订方案向带教老师汇报，住院医师完成拔牙前的准备工作，包括签署同意书、麻醉和术前准备，最后由带教老师完成最终的拔牙操作。在这个过程中由于拔阻生牙属于有创操作，有一定的技术难度，不可能让教学对象直接进行手术操作，为了解决教学对象无法实操的问题，针对不同的教学环节，如接诊流程、麻醉、手术操作等结合教学对象喜欢玩游戏等特点，在实践教学中利用线上虚拟仿真实验教学项目和教学软件，将临床学习场景从线下转移到线上，在克服了临床学习时空限制的基础上，营造时时可学、处处可学的教学环境。通过教师提前设置，将每一步问诊、查体、操作以及知识点问答均设置对应的分数，激发学生不断练习、不断进步的学习动机；通过一线教学教师与企业／科研院所合作研发虚拟临床技能训练机（如虚拟牙科训练机、虚拟腹腔镜训练机）和实体教学模型帮助学生完成手术基本技能训练，与临床训练达到虚实结合、互相补充的目的。这些训练都需要教学对象在保证临床工作质量的前提下，利用不在临床的时间反复练习，才能取得理想的效果。

（三）教学对象临床思维能力的提高

在医院教学中我们发现，即使是完成了理论课、实验课和临床前的病例学习，已经具备基本理论和基本技能的实习医师，面对一个具体的、病情简单的患者时，在临床问诊、查体以及制订初步诊疗方案中均存在不足，很难融会贯通地把患者的主诉、检查结果和临床前学到的知识有机结合，考虑问题往往是单向的、片面的、简化的，浮于表面的，缺乏对病情的综合判断和处理能力。

案例导入

兼顾全局观并能解决实际问题的临床思维才是医院教学的目标

在口腔专科学习中，会学到"牙痛"可能是由于多种因素引起的，包括龋齿、牙髓根尖周病、牙龈炎、冠周炎；疼痛的性质可能是酸痛、冷热刺激痛、剧烈跳痛或胀痛，对于病因明确、病情简单的患者确定诊断与治疗方案并不困难。然而，有些患者可能同时伴随龋齿、牙周炎等多种疾病，如何在检查后根据疾病特点和轻重缓急制订出合适的治疗方案对大多数临床实习医师来说都较为困难。

患者，50 岁，右侧下颌区有一颗智齿，由于横向生长，从18 岁开始长期嵌塞食物，不好清洁，导致经常发作智齿冠周炎，相邻的牙齿也已经龋坏，1 天前患者突然出现右侧面部剧烈自发性疼痛，服用药物无法缓解，于口腔急诊科就诊，实习医师经过检查诊断为"48牙水平中位阻生、47牙急性牙髓炎"，实习医师分析得出，患者47牙的急性牙髓炎是由48牙引起的，所以应该先拔除48牙，但受到了带教老师的质疑。

想一想

本案例中实习医师在制订治疗方案上为什么会被带教老师质疑？

如何在医学人才的培养过程使教学对象能够对碎片化的临床信息加以整合，并能利用整合后的信息做出正确的诊断和治疗至关重要。在本案例中，实习医师认为患者的48牙是导致47牙龋坏并发展为急性牙髓炎的原因，客观上要完成47牙的治疗也需要拔除48牙，因此需要先拔除48牙。然而，从解决患者临床问题的角度来讲，患者的症状在本病例中表现为47牙的急性牙髓炎，只拔除48牙并不能缓解47牙的急性疼痛，而拔牙作为有创的操作会进一步加强局部的疼痛感。因此，带教老师提出的方案为：①47牙先开髓治疗解决患者的急性疼痛问题；②待疼痛缓解后拔除48牙，一方面去除病因，另一方面为后续完善47牙的治疗奠定基础；③完善47牙的根管及修复治疗，恢复其形态与功能。带教老师提出的方案既解决了患者迫切需要缓解的疼痛，通过制订的治疗方案也从病因、功能等方面全面解决了患者后续的问题。从这个案例可以看出，教学对象临床思维的培养就是要求教学对象不只能正确诊断，还要能抓住主要矛盾，具备分析问题、解决问题和独立思考的能力。

从实施手段上讲，在医院教学中已经引入了各种方法提高教学对象的临床思维能力，其中问题为基础的学习（PBL）应用较早也较为广泛，该方法是以学生为中心、以问题为基础、以教师为指导的教学模式，讨论的问题大多是开放性问题，要求教学对象积极参与，因此教学效果很大程度上受教学对象主观能动性的影响。然而对于临床综合思维和能力的培养，特别是对于已经完成临床前学习的实习医师和住院医师，由于不仅需要在学习中具备全局观，也需要将各个专科的内容融会贯通，综合应用案例为基础的学习（CBL）和团队为基础的学习（TBL）效果更好，通过对临床具体案例的分析，不同类型的教学对象之间以团队的形式分工协作，更能提高学习的积极性、趣味性和针对性，改善理论知识掌握度、提高临床综合思维能力。然而，在实际的教学过程中如果只是在临床见习和实习阶段用到上述方法，没有养成在遇到临床问题主动探索、主动学习的习惯，也常常不能达到预期效果。

在过去，医学生在院校教育阶段更关心的是教学对象对教学内容的掌握度，临床思维训练是放到接触具体患者后开始的，这就导致了两种不同学习模式的冲突，教学对象很难适应教学模式的转变，从而影响了临床思维训练的效果。目前各大医学院校已经对既往的医学教育模式有了深刻的反思，对教学对象临床思维的培养已经前置到从教学对象入校开始贯穿始终。通过对低年级的医学生开设通识课程，提高知识广度；开设医学导论课程，由名师大家领衔向医学生介绍学科最新进展，提升学习兴趣，鼓励学生主动获取专业知识、建立主动学习的习惯；鼓励学生选修交叉专业课程，提高学生整合各学科知识解决问题的能力；通过开设探究性学习和临床早期见习，使学生尽早接触临床。在理论和临床实验课程的学习中，通过指导学生绘制思维导图，训练学生知识整理能力，通过翻转课堂以小组辩论、角色扮演等形式提高学习的趣味性，提高思维训练效果。此外，基于不同教学对象能力和需求特点不一致的情况，通过配备工作在临床一线的一对一的本科生导师，对医学生的学业生涯、课程及专业开展全方位的指导。通过院校教育阶段的改革，帮助教学对象养成主动获取知识能力、分析能力、团队协作能力，为教学对象进入临床实习阶段进一步的临床思维训练奠定坚实的基础。

（四）教学对象沟通能力的提高

医学生在临床实践过程中面对的对象是人，学好基本理论、知识与技能是开展临床工作的基础，但与患者、家属、医护团队人员进行良好的沟通是保证临床工作的必要条件，尤其是在目前医患矛盾容易激化，医患沟通存在困难的前提下，如何对教学对象进行医患沟通教育提到了越来越高的位置。随着医学模式的转变，越来越多的人意识到单纯给教学对象提供医学科学教育已经不能满足需求，不利于我们培养具有深厚人文底蕴、良好医德医风和过硬核心胜任力的临床医务工作者。

在对医学生人文素质培养上，一直以来华西是有传统、有方法、有传承的，在百余年的发展中也取得了较好的效果。通过成立医学人文教研室，组织专家团队开展医学人文教育和医患沟通课程的研究，并编写出版医学人文教材，为医学人文教育提供智力和教法支持；在课堂教学和临床教学中除了添加医患沟通和医学人文内容以外，强调"课程思政"，鼓励教师以身为范，做好表率，以润物无声的方式潜移默化影响学生；利用华西丰富的博物馆资源，包括校史展览馆、人文历史博物馆、医学展览馆、中国口腔医学博物馆、口腔健康教育馆等向学生介绍华西百余年的办学办医历史，介绍名医大家事迹，培养学生职业自豪感，鼓励学生志存高远，树立主动服务患者、奉献社会的志愿；通过组织学生参加多种类型的志愿服务，包括医院导诊志愿服务、社区健康咨询志愿服务、助老助残志愿服务、姑息关怀志愿服务，帮助学生了解社会、认识生命、敬畏生命，培养学生同理心；在临床实践教学中，结合患者心理需求和病情诉求，努力做到说的每一句话都能回应患者关切，每一个操作均能用患者可接受的语言和娴熟的技能让患者事先知晓并主动配合，通过有效的沟通提升患者就医过程的主观体验。

> **训练方式**
>
> 　　提高教学对象临床思维能力和医患沟通能力，要求教学对象将所学知识融会贯通解决临床问题，并在工作中注重医学科学素质与人文素质的结合。可以选用学生分组病案讨论、情景剧展示，医患角色互换后体验式叙述等方式训练。

（五）技能训练推荐

1. 技能训练一：下牙槽神经阻滞麻醉首次注射失败后的医患沟通

（1）训练目的：帮助教学对象掌握医患沟通的基本方法。

（2）训练方法

主持人	医疗组长或教学组长
参与者	医务人员
方法	1. 医疗组长或教学组长示范下牙槽神经阻滞麻醉方法，讲解操作要点。 2. 医疗组长或教学组长离开现场。离开前确认医务人员分组，并以医患角色互换的方式演绎下牙槽神经阻滞麻醉首次注射失败后的医患沟通。 3. 医疗组长或教学组长返回现场，以问卷的形式分别评价"医患"双方对于医患沟通的有效性，重点评估作为"患方"沟通后是否还愿意让"医方"再次进行注射。 4. 分别从解剖因素、技术因素和心理因素综合分析评价沟通效果，根据评估结果再次强调沟通重点。 5. 根据评估结果选取前次沟通效果不佳的"医患"再次演绎。

2. 技能训练二：临床操作中防止医源性暴露思维训练

（1）训练目的：帮助教学对象学会分析危险因素并采取正确的措施避免医源性暴露。

（2）训练方法

主持人	医疗组长或教学组长
参与者	医务人员
方法	1. 医疗组长或教学组长讲解临床上常见医源性暴露的危险因素。 2. 医疗组长或教学组长离开现场。离开前确认医务人员分组,以组为单位分析并列举常见医源性暴露的因素和对应的预防方法,以表格记录。 3. 医疗组长或教学组长返回现场,各组医务人员交换表格,并针对对方的表格加以评价、修改和完善。 4. 医疗组长或教学组长将各组表格汇总,组织医护人员对表格内容进行讨论,制作流程图,最终对照目前临床使用的方法提出整改方案。

3. 技能训练三：临床操作中避免错误拔牙思维训练

（1）训练目的：帮助教学对象明确牙拔除术中可能出现医疗差错的步骤，规范临床核对牙位流程。

（2）训练方法

主持人	医疗组长或教学组长
参与者	医务人员
方法	1. 医疗组长或教学组长以正畸牙拔除为例(上下颌前磨牙,因形态相似错误拔牙风险高)介绍牙拔除术中牙位核对步骤。 2. 医疗组长或教学组长分4～5人一组讨论操作过程中哪些环节可能导致拔错牙以及如何避免。 3. 小组汇报牙拔除术中避免拔错牙的关键核查点是哪些。 4. 医疗组长或教学组长总结:避免错误拔牙的关键核查点:临床检查时、麻药注射时、检查麻醉效果时、局部消毒时、分离牙龈时、放置拔牙器械时、牙齿脱位后。 5. 医疗组长或教学组长组织讨论:在临床操作过程中除了前面提到的核对步骤以外,还有哪些方式有助于避免差错(需综合考虑成本、院感、技术的适用范围等)。

二、共同提高

（一）职业精神的塑造与提升

1. 内涵 职业精神（professional spirit）是与人们的职业活动紧密联

系的具有职业特征的精神与操守，是从事这种职业就该具有的精神、能力和自觉。作为医务工作者，肩负着中华民族伟大复兴和救死扶伤的双重社会使命，这使得职业精神的塑造与提升更为重要。

案例导入

最美逆行者

2020年初，我国各地陆续发生新型冠状病毒肺炎疫情，形势严峻。危难时刻，某三甲医院医务人员第一时间主动请缨、迎难而上，先后派出多支医疗队赶赴抗疫前线。他们放弃新春佳节与家人团聚的时光，在党和人民需要的时候，勇挑重担，快速投入抗疫一线。此次疫情防控中，该三甲医院医务人员舍小家为大家，冲锋在前的精神，正是医务工作者职业精神的完美诠释。他们在与时间赛跑，他们在与病毒斗争，他们逆行的身影，就是医务人员最好的模样！

想一想

本案例中，该三甲医院医务人员的职业精神体现在哪些方面？结合以下内容，做一次开放性探讨。

中国古代，对于医学职业精神的内涵就有诸多概述。西晋哲学家杨泉在《物理论》中提到："夫医者，非仁爱之士，不可托也；非聪明理达，不可任也；非廉洁淳良，不可信也。"唐代医学家孙思邈在《大医精诚》中提到："凡大医治病，必当安神定志，无欲无求，先发大慈恻隐之心，誓愿普救含灵之苦……如此可为苍生大医，反此则是含灵巨贼。"

西方现代医学关于医师职业精神（medical professionalism）的内涵最

早在《新世纪的医师职业精神——医师宣言》中提出，宣言由美国内科学基金、美国医师协会（ACP）基金和欧洲内科医学联盟共同发起和倡议，首次发表于 2002 年《美国内科医学年刊》和《柳叶刀》杂志。中国医师协会于 2005 年正式加入此宣言，其内容主要包括三项基本原则和十项职业责任。三项基本原则是：将患者利益放在首位的原则；患者自主的原则；社会公平原则。十项职业责任是：提高业务能力的责任；对患者诚实的责任；为患者保密的责任；与患者保持适当关系的责任；提高医疗质量的责任；促进享有医疗的责任；对有限的资源进行公平分配的责任；对科学知识负有责任；通过解决利益冲突而维护信任的责任；对职责负有责任。

2016 年，全国卫生与健康大会提出"努力全方位、全周期保障人民健康"，用"敬佑生命、救死扶伤、甘于奉献、大爱无疆"进一步高度概括了医务人员的职业精神。这也是对全国广大医务工作者职业精神的塑造和提升提出更全面、更具体的要求。

2. 职业精神影响因素　医护职业精神涵盖广泛，故而受诸多因素的影响，比如国家政策、医院管理水平、职业教育、个人素养及社会环境等。本节将着重对职业教育因素、个人素养因素、社会环境因素展开说明。

（1）职业教育因素：近年来，随着医学院校不断升级或并入综合性大学，人文学科的建设在一定程度上得到了改善，但我国医疗卫生院校"轻人文，重技术"的人才培养模式并不少见，从医学生人文教育的现状来看，医学学科的专科性导致了医学生知识面狭小，人文与社会科学知识的匮乏。而现下的教学培养理念仍然是教师为主体，课堂为中心，一定程度上造成了大批医疗卫生行业后备人才对于医患诊疗过程中人文关怀的忽视，即对医务职业精神只有片面的认识。同时，部分院校关于医务职业精神的教育脱离生活实际，脱离临床实际，使得职业精神的教育成为口号式的学习，而不能被真正内化并实际运用到将来的工作中。医院对于医务人员职业精神在职培训的重视程度往往有所欠缺，培训次数少，培训成效低，缺乏职业精神培育实效性的评价体系。医学教育首要必须重视的是知识传授，注重能力培养和提升全面素质，其次着重教学对象专业技能、交流沟通能力、学习能力以及人文素质的均衡发展。这些都对教育工作者提出了新的考验。

（2）个人素养因素：医疗卫生科技进步极大扩充了医疗手段，缩短了医疗周期，提升了诊疗效果，但是在某种程度上却弱化医患之间的交流，失去了中国传统医学"望、闻、问、切"过程中的人文关怀。这与医务人员个人对于职业精神的理解层次有关。同时医务人员的眼界高低也是对其工作能力的检验尺度。"不审天下之势，难应天下之务"，确定更高远的目标，具有更广阔的眼界，是新时期医务工作者必备的工作技能及职业精神。随着就医模式的悄然转变，医疗卫生体制改革形势不断发展变化，医务人员的职业精神内涵也在不断地扩大，推向更深层次。但部分医务人员对职业精神的理解还只停留在标语上，没有内化为个体意识，潜意识里就轻视了对患者的人文关怀。而部分医务人员自身文化修养欠缺，沟通能力不佳，表达能力略差，诊疗过程中语言较为生硬，只重视了医疗程序服务和对患者躯体疾病的医治，却忽视患者的心理感受和社会需求。

（3）社会环境因素：随着社会经济水平的提高，部分医务人员的道德水准并没有因此上升，道德滑坡、趋利行为波及医疗卫生行业，有的医务人员被外在利益所驱动，片面追求个人利益，没有切合患者的病情实际需求，处方夸大、做不必要的检查、乱收费等。同时，医患关系的紧张严重侵扰着医院的正常工作秩序，损害了医务人员的合法权益，以致医疗关系进入了防卫性误区，进一步加剧了医患关系的失衡，不利于医务人员职业精神的提升。

（二）讨论与反馈能力

1. 教学讨论与反馈的重要性　传统的教学方法通常是采用填鸭式的灌输，教学对象往往仅停留在认知的层面，教学效果往往达不到深度学习的层面。教学对象只是记住、理解和应用，很少能进行分析、评价和创新。在教学活动中进行教学讨论与反馈，能够帮助带教老师进行教学反思、监控和调节，也能够激发教学对象的思维，提高学习兴趣，培养其发现问题的能力，从而提升教学效果。总之，带教老师与教学对象之间的交流讨论与反馈在教学过程中发挥了至关重要的作用，促进了教学对象与带教老师的共同发展。

2. 讨论与反馈能力的共同提升

（1）建立教学反馈机制（图6-3）：教学信息反馈是教学的重要环节，通过建立教学反馈机制，运用线上、线下形式收集教学对象的反馈信息，能了解教学对象的学习情况；同时，带教老师获得的反馈信息能及时发现自身在教学方面存在的问题和不足，调整和改进教学行为，并将之应用到今后的教学活动中，这是教学反馈机制得以持续运行的保证。另外，教学对象对教学做出反馈的过程，也是他们反思自己的学习方法、学习过程和收获及不足的过程。由此可见，教学反馈是有效教学和带教老师专业发展中的一个关键要素。

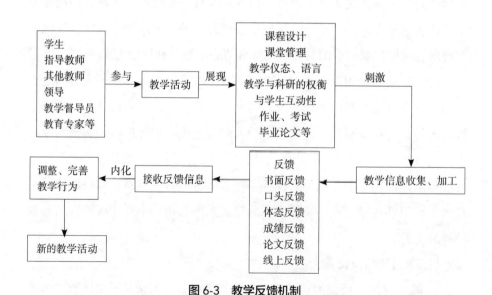

图6-3　教学反馈机制

（2）教学讨论与反馈方法：此教学过程可通过线上、线下形式积极开展沟通与交流，交流过程中带教老师应努力营造一个轻松的氛围，激发教学对象的思维，培养其发现问题的能力，提高教学对象对教学内容的讨论与反馈的兴趣与积极性，从而提升教学效果。

1）前置性学习：带教老师根据教学目标和教学对象实际情况，在课堂讨论前1周，设置恰当的讨论任务及主要思考点，让教学对象带着问题进入课堂，为课上的深入学习和知识内化打好坚实的基础。只有当教学对象对课程的内容有了一定的理解，而对某些概念吃不透、掌握不准，通过看书、见习或做模拟教学之后又发现存在疑难点时，才能引起教学对象的共鸣，展开讨论。

2）线下讨论与反馈：可在教学课后分小组或集体进行教学内容的讨论与反馈。

技能训练：线下小组讨论与反馈能力的训练

①训练目的：提高讨论反馈课堂的有效性，全员参与，共同提升。

②训练方法

主持人	带教老师
参与者	教学对象
方法	1. 确定学习小组，以5～8名同学为一组，其中设小组组长和记录员各一名。 2. 通过辐射式的帮带模式，组长带动组员对教学内容讨论的积极性。记录员负责记录讨论中的难点及争论焦点。 3. 带教老师巡回各个小组的讨论情况，适时引导扩散教学对象的思维，提出建设性问题。除此之外，带教老师还需要学会高度注意和热情倾听的技巧，用谦逊的态度帮助教学对象树立勇于参与讨论的信心和胆量。 4. 讨论过程中，带教老师可采用"一题多层次、多角度设问"的方式激发教学对象的学习兴趣、积极性和创新性，对于发表问题的教学对象给予及时肯定和表扬。
反馈与总结	讨论结束后带教老师对各组参与度、积极性、语言运用能力、思维方式等方面进行综合评价，并将各小组讨论情况汇总加以整理并进行课堂总结，既是对讨论中遗留问题的解答，也是对全部内容的归纳。通过"带教老师问卷评价调查""同事课堂观察""班级访谈"等方式，搜集反馈意见，及时对线下课堂教学进行调整。

3）线上讨论与反馈：由于大班授课人数较多，课堂上的互动可能不能照顾到每一位教学对象。带教老师无法接收到全部教学对象的反馈，无从了解其对知识点的掌握程度。带教老师可利用线上学习软件，在授课过程中展开互动讨论。

技能训练：线上讨论与反馈能力的训练

①训练目的：提高讨论反馈课堂的有效性，全员参与，共同提升。

②训练方法

主持人	带教老师
参与者	教学对象
方法	1. 通过网络课程的完善补充(视频教学、资料完善、师生论坛)，拓展教学对象的讨论与反馈途径。 2. 针对教学视频内容中的各个知识点，在希望与教学对象互动的地方插入问题讨论。可在评论区设置讨论主题，其他教学对象及带教老师都可参与回答。参与讨论的情况可通过后台数据完整呈现。 3. 可针对课程思考内容进行线上小测试、投票等环节，让讨论与反馈有效而不失趣味的进行。 4. 总结个人学习情况，例如：明确学习目标、温习重点难点、理清已掌握部分、需进一步训练或未掌握部分。 5. 后台将汇总数据实时反馈给带教老师，带教老师对教学对象学习情况进行评价。 6. 带教老师通过教学对象的学习情况，总结、反思课前、课中和课后三个环节中的经验和存在的一些需要改进的问题，为后续教学的开展奠定基础。
反馈与总结	教学完成后，进行"带教老师问卷评价调查""教学录像回放"等方式搜集反馈意见，带教老师获得的反馈信息能及时发现自身在教学方面存在的问题和不足，调整和改进教学行为，及时对课堂教学进行调整。

知识拓展

1. 微课结合教学反馈法 根据"传递信息—评估理解—纠正澄清—确认掌握"的步骤进行，具体如下：

（1）传递信息：培训教师播放课前准备的体格检查及无菌术微课视频，结合视频突出重点及难点。

（2）评估理解：要求学生回答微课后设置的问题，并在模拟人上练习技能操作，以便评估学生对本次授课内容的理解掌握程度。

（3）纠正澄清：对学生理解不正确或不全面的地方答疑解惑，对操作不当的地方进行纠正或再次演示讲述。

（4）确认掌握：确保所有学生掌握微课设置的知识点，然后反复练习技能操作，直到完全掌握为止。此方法可循环进行。

2. 反思日记反馈法 通过记录反思日记使学生反思临床经历、分析临床事件，在日记中表露自己的情感、态度及总结经验、教训，又从经验中发现新的观点、信息和疑问，提出值得讨论和改善的问题. 为今后提高临床实践能力积累知识、明确学习目标，促使自己有意识地在今后的临床实践中选择更佳的诊疗方式。

（三）教学相长

教学相长，即教、学两方面互相影响、促进，双方都得到提高。教学相长的中"教"和"学"的密切相切，指出了"教人"与"自学"有着相辅相成的规律，要求带教老师需具备以"教"为职责的意识，具备以"学"为动力的专业发展理念。教学相长涉及教师、学生两方面。教学活动是教与学的双向互动，是一种互动关系，需要双方的共同努力，共同提升。只有将"教"和"学"两者相统一，通过两种行为相互作用，促进其自身发展，更好地履行教育的原则，而实现教学相长的有效途径之一是建立科学的教学质量监管体系。

1. 建立教学质量监管模式的意义 带教老师是教与学活动过程的主导，是高校教育教学任务的主要承担者，带教老师通过培养人才和传授知识，在教学和科研的基础上，又增加了"社会服务者"一角，三大职能"教学、科研、服务"缺一不可，在医疗卫生行业中，临床教学是医学教育中最主要的教学活动，也是提高教学质量的关键。由于临床带教老师大多承担了繁重的科研和社会服务，教学时间和精力有限，常常导致调课、缺课现象的发生，影响医院教学质量。因为教学和科研是相互促进、相互渗透的关系，无论何种类型的大学，教学的中心位不可动摇，教学都是带教老师必须履行的首要任务，所以没有一个合理的教学质量监控体系，就无法对临床实际教学效果和学习效果进行有效的评估、监管。对带教老师教学的评价亦成为医学教育发展的必然产物，并应逐渐实现规范化、制度化。教学质量监管模式应根据所制定的培养目标和标准，有组织、有计划地对医院教学质量进行检查、评价和指导，对提高医院教学质量有着十分重要的意义。

2. 建立教学质量监管模式的目的 "以评促改，以评促建，评建结合，重在提高"是医院教学评估的根本方针。教学相长的中心环节是认识优点与不足，教学质量监管模式的目的，可以精要地概括为：

（1）鼓励带教老师及教学对象强化和保持优势。

（2）让带教老师和教学对象认识到其不足和需要改进之处。

（3）让改进的计划付诸行动，为医院教学质量持续改进提供依据，为教学质量提供有效保障。

（4）通过这些措施，教会带教老师和教学对象自我思考、自我反省，让其在教学结束后仍能坚持自我评估与反馈，这种方法最大的价值在于可持续性。

（5）实现对带教老师教学行为的规范和教师教学秩序的正常维护。

（6）推进高校教学质量监管模式价值理念和行为模式的构建，通过多元参与的质量保障机制，综合运用对教学质量的量化评估和质性评价，致力于教与学的优化与改进，切实提升医院教学质量发展水平。

3. 教学质量监管模式的应用方法　教学相长的发展模式得益于教学者和学习者之间的反馈与促进，而教学质量监管模式是构成双方交流互通的平台，这个典型的案例说明了教学质量监管模式在教学相长中的应用。从案例中，我们可以看出一个良性循环的教学反馈模式，从教学实践到学习反馈，再经过讨论改进，进入再实践再反馈的循序发展。这是部分教学质量评估方法在现实实践中的应用，如何形成完善的教学质量监管模式，下文中将进行详细的阐述。

案例导入

教学相长在口腔临床的实践

某本科实习医师进入口腔科临床实习，由于实习时间短，带教老师安排主要以见习为主，动手操作机会少，教学评估反馈中，大部分实习医师想在术后伤口引流技术操作方面多参与到医疗实线中，经教学督导小组研究讨论，于下学期加入了下颌腺囊肿术后伤口引流技术操作实践项目。经过教学改进，该实习医师的基本临床技能提高了，对教学的评价更高，并提出了进一步的改善措施，形成了教学相长的促进模式。

想一想

本案例中，该教学医院如何将教学质量监管模式应用于教学相长发展模式？

（1）教学对象评教：发挥教学对象作为主体的作用，利用线上形式进行医院教学质量评估，由学生根据自己的体验全面、客观、真实地对带教老师的教学质量进行评价。问卷类型分为基础型和扩展型。基础型问卷从五大维度（态度、能力、内容、效果、互动）对带教老师的教学能力进行评价（图6-4）；扩展型问卷不仅包含了基础型问卷的共性问题，同时预留了带教老师自拟的问题，针对不同学科和课型的专项问题，以反映不同课程之间的差异性，从而提升教学对象评教的认可程度，为高质量的评教奠定基础。同时为了保护教学对象的权益，要求参与临床学习的所有教学对象填写问卷时采用匿名形式，及时对带教老师教学质量进行评价，保证数据采集的及时性、广泛性、真实性。被评带教老师不得在此期间出现，调查结束后带教老师可以收到调查结果。这是获得教学质量信息反馈的重要渠道之一。

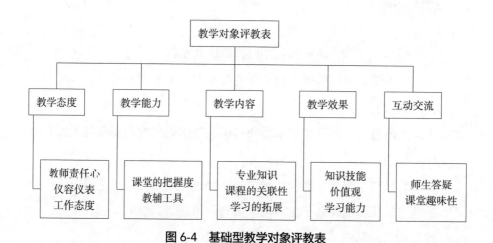

图6-4 基础型教学对象评教表

（2）带教老师评估教学对象能力：评估内容分为多个指标（表6-6），包括教学对象的基本理论、基本技能掌握水平、医德医风等方面。此外，带教老师平时也应与教学对象多交流沟通，全方位地观察教学对象的表现，把握自主与监管的尺度，评估教学对象是否达到综合能力培训的教学要求。评估教学对象的自主工作能力可从查房汇报患者的病情开始，例如，汇报病例紧张而无序，不停地翻阅检查报告或临床数据，这样的教学对象对于独立管理患者还没有做好准备。

表 6-6 带教老师对教学对象的评价表

题目	评价等级				
	很差	差	中等	良好	优秀
对学科内容的掌握程度					
正确运用所学知识准确应用的程度					
对学习的投入度					
已学习的学科知识与临床相结合程度					
正确使用学习方法或策略的程度					
学习状态是否存在障碍点					
对学习价值的认可程度					
能和患者进行有效的沟通					
能对临床出现的问题进行分析,制订正确的治疗措施					

（3）带教老师工作自评，实施因材施教：医院教学不仅是教学对象学习的过程，也是带教老师对自己的教学情况进行回顾与总结的过程。因此，应充分重视，开展带教老师自评工作。带教老师自评应要求被测试教师提供教学计划、教学指导和支持、教学视频及教学反思等一系列材料，通过对上述材料的分析，根据评估要点进行评价（表 6-7）。主要是对教学对象的学习情况、教学方法、教学心得进行反省性评估，形成自评报告。通过自评与分析，应用合理的教学策略激发学生的学习热情，预见教学对象可能遇到的困难，帮助其避开陷阱，选择实用的教学内容，因材施教，让教学对象清晰地理解知识点的实际应用，最终，共同提升教学对象和带教老师的临床能力。与此同时，工作自评也有利于教学督导小组了解带教

老师对课程实施、教学设备、教学大纲等教学环节的意见及建议，从而及时调整、制订相关措施。

表6-7 带教老师自评评估要点及引导问题

评估维度	相应评估要点	引导问题
计划	(1)教学计划及重点的平衡性,教学的维度是否多元化 (2)带教老师了解教学对象知识基础的程度	教学计划能否帮助教学对象形成概念理解 教学计划如何帮助教学对象获得课程
指导	(1)分析教学对象学习状况,分析个体教学对象学习进程和错误情况 (2)运用评价效果指导教学,对个体教学对象调整教学模式	带教教师如何分析教学对象的学习表现 如何根据教学对象表现调整学习计划
评价	(1)查看教学对象学习进度,反思其学习进度是否和教学过程相符。教学能否满足个体教学对象的需求 (2)反思教学研究成果和教学研究理论,根据反思结果完善后续教学计划	带教老师反思教学对象表现后能否对教学进度做出调整 带教老师是否在反思中运用研究成果指导教学设计

（4）成立教学督导小组，严督善导：导，即疏导、引导和指导，其出发点在于关心和帮助带教老师，为他们的提高提供积极有效的帮助，化外部压力为其内在动力。教学督导小组需通过 PDCA 循环（图6-5）来实现科学严密的教学质量监管工作，共分为计划（plan）、实施（do）、检查（check）、改进（act）共4个阶段的质量监管，形成以质量标准、信息采集、监控评估、信息反馈和持续改进为核心的循环流程，形成具有规范性、连续性、完整性的教学质量监管模式，构成闭环的监管模式才能保障教学工作顺畅运行。教学督导小组要围绕提高教学质量的核心，对教学工作进行监督、检查、评估和指导。督导小组应根据教学进程的规划分初期、中期、末期检查教学质量，探索提高教学水平、发掘优秀带教老师、

增强带教老师的责任感和进取心、促进临床带教师资队伍素质和提高教学质量的新方法和模式。督导老师要正确处理好与带教老师的关系，"督要严格，评要中肯，导要得法，帮要诚恳"，使带教老师心悦诚服地接受指导，改进教学，提高教学水平。

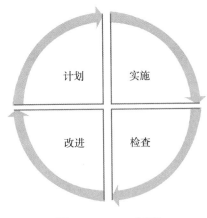

图 6-5　PDCA 循环

P. 计划（plan）：制订教学大纲、教学质量的标准等；D. 实施（do）：实施制订的各项教学计划；C. 检查（check）：对教学过程各环节进行督导检查；A. 改进（act）：根据反馈结果予以改进措施。

（5）评估反馈：教学质量评估，就是建立一条教学信息反馈的回路，不断收集信息，分析加工，找出偏差并及时、认真地给发起人反馈。形成"评估—反馈—改进"不断循环的教学质量监管模式。反馈可以让带教老师和教学对象了解自己的长处，认识自己的不足，制订改进计划，并最终将自我思考、自我反省、自我提高的观念灌输到行动中，使之共同提升。

（6）评估结果分析：定期运用网络测评系统对获取的信息进行整理，进行教学质量分析，深入细致地从数据中得到更多信息。进一步优化学生课程设置和教学，促进课程教学改革，有利于营造良好、宽松、自由的教学环境和学术氛围，激发学生的学习兴趣和参与性，调动带教老师的积极性，提高医院教学质量。

科学、合理地应用教学质量监管模式是为了促进带教老师不断改进教学方法、培养教学技能、优化教学对象学习氛围，以此增强教学对象实践和创新意识，提高教学对象的创新能力，使教学活动成为一个动态的、循环的、发展的过程。最终，让教学过程成为带教老师教、教学对象学的一种人际互动、教学相长的过程。

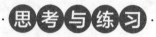

思考与练习

1. 教学质量评估体系的应用方法包括

    A. 教师评估学生能力

    B. 评估结果分析

    C. 成立教学督导小组

    D. 学生评教

    答案：AC

2. 在一个高效运行的医疗团队中，各类人员良性的合作关系应该是怎样的?

    答：一个高效运行的医疗团队是由不同级别和类型的带教老师、不同层次的教学对象（包括实习医师、不同级别住院医师、进修医师）组成的以患者为中心的治疗小组，而在这个"治疗小组"中，各个角色知识结构、能力水平、经验水平和认知水平有较大的差异，该差异决定了各类人员的分工，完成了团队协作的过程。

3. 在医学生临床思维培养中如何完成理论教学纵向思维向临床综合横向思维的转变?

答:在传统的理论课教学中通过调整课程设计加强不同理论课程的交叉整合,通过开展 PBL、CBL 和 TBL 加强学生临床数据的归纳整理能力,训练横向临床思维。

第七章
医院教学中护理教学的特点

第一节 护理教学的概述

护理工作是医疗卫生核心工作之一，护理教学也是医院教学的重要组成部分。护理教学是在护理教育目的与培养目标的规范下，师生双方教与学的双边交互活动，是进行护理人才培养的具体活动。通过护理教学，引导学生掌握专业护理知识、技能和能力，培养正确的人生观、世界观、价值观和职业道德素养，实现护理教育目标，为护理事业的可持续发展提供不竭动力，以满足广大人民群众的健康服务需求。

一、护理教学与护理教育

护理教学和护理教育是两个不同的概念，两者既有区别又密不可分。护理教学是护理教育的重要组成部分，也是发展护理教育的基本途径之一，护理教育的目的与培养目标需要通过达成一系列具体的护理教学目标才能落到实处，同时护理教学活动也一定是在护理教育目标的规范与指导下进行的。护理教学与护理教育是部分与整体的关系，护理教育活动包括了护理教学活动，除了护理教学外，护理教育还可通过课外活动、社会实践等多种途径进行。

二、护理教学的基本要素

护理教学过程中的基本要素包括护理教师、学生、教学内容及教学方法。护理教师是教学活动的主要组织、策划、实施者，在护理教学中起着主导作用,必须精通专业、了解学生、发挥所长,按照教学任务和教学规律,启发引导和帮助学生达成学习目标。学生是护理教学过程中的主体,只有学生积极主动参与到教学过程中来,才可能实现知识的转化和能力的培养。教学内容是护理教师传递给学生的主要信息。教学内容的选择与编排要符合教学规律,系统而循序渐进地合理安排教学内容,实现有效传递。教学方法是在教学活动中完成一定教学任务使用的教学方式、手段及途径的总称,是实现教学内容在师生间有效传递的保证,行之有效的教学方法能够提高教学效率。

三、护理教学的分类

(一)依据教学对象教育阶段分类

护理教学根据研究对象教育阶段不同可分为在校护生教学、规范化培训护士教学、护理继续教育教学。

1. 在校护生教学 在校护生教学的对象为各护理大专院校的在校护理专科生、本科生及研究生,为学生毕业后进入后续护理教育或从事护理工作做准备。在校护生教学由医院教学老师与院校专职教师共同承担,其中医院教学老师主要承担部分护理学课程的理论授课及各层次实习护士及见习护士的临床教学工作。其中实习护士培训应按照各学校的实习方案,合理安排轮转科室,常规每6周轮转一个科室,原则上轮转科室至少应涵盖内科性质、外科性质、急危重症性质科室各一个。

2. 规范化培训护士教学 规范化培训护士教学由经过护士规范化培训基地资格认证的医院承担,属于毕业后教育范畴,是针对以护士身份进入临床护理工作岗位的毕业护生开展的护理教学,主要是以"岗位胜任力"为导向,全面提高其专业素质和综合能力,使其能够胜任临床科室专业护理岗位工作。值得一提的是,由于临床护士规范化培训体系与培养制度的形成滞后于住院医师,因此不同于临床医学专业,目前护理学专业学位硕士研究生虽然要经历临床轮转培训阶段,但尚未实行严格意义上的规范化培训,仍隶属于在校护生教学范畴。规范化培训护士的培养周期为 2 年，原则上应轮转内科性质、外科性质、急危重症性质、其他性质科室各一个，每个科室轮转 6 个月，按照培训计划完成既定的基础理论知识与护理技能操作培训，并接受轮转科室的专科护理知识与专科操作技能培训。

3. 护理继续教育教学　护理继续教育教学旨在跟随科学技术发展进程，强化在职护士的岗位胜任力。护理继续教育教学包含了临床护士培训、进修护士培训、专科护士培训相关的教学活动。

（1）临床护士培训：是针对本院在职临床护士分阶段、分层次开展的三基三严培训。旨在夯实在职临床护士的专科护理理论与操作技能，学习专科护理新业务、新技术、新进展，提高专科护理临床实践、教学、科研、管理能力。根据工作年资可将临床护士分为 1～2 年级、3～5 年级、6～9 年级、10 年级及以上护士，有组织地从护理部、大科及病房各层面分别对各阶段护士开展定向培训，除常规院内培训外，应择优选送护理骨干进行院外培训。临床护士培训应建立长效机制，有组织、有计划、常态化地开展，促进各专科岗位护士培训质量持续改进，不断提高护理队伍的专业素质和技能，强化护士的岗位胜任力，保证护理队伍的可持续发展。

（2）进修护士培训：护士进修是指基层医院护士到综合实力较强的医疗单位有计划、有目的的学习。进修护士培训旨在为基层医院培养具有临床护理、教学、管理及科研素养的护理骨干人才。护士进修时长可分为 3 个月、6 个月及 1 年，进修护士培训应根据进修时长、进修内容、结合护士个人特点及学习需求制订个性化进修计划，按照计划与要求合理安排进修护士教学活动及其临床护理工作。

（3）专科护士培训：专科护士是指具有某一专科领域工作经历，并经过系统的、某一领域理论与实践培训，获得相应资格证书，能够熟练运用专科护理知识和技术为服务对象提供专业化服务的注册护士。按照培养模式、教育层次要求、时间范畴和工作自主性等方面的不同，专科护士可分为初级专科护士和高级实践护士。专科护士培训由获得相应专科护士培训基地资格认证的单位承担，旨在培养具有较高业务水平和专长，能够较好地解决实际专科护理问题并指导其他护士开展相关工作的临床专科护理骨干。专科护士培训应使用各省护理学会统一的培训教材，并按照统一的职业标准、培训大纲开展教学培训活动，培训时长为 2~3 个月。

护理教学贯穿于护理专科、本科、研究生教育、毕业后教育及继续教育各阶段，涵盖了一名护生成长、成才、终身学习的全过程。

（二）依据护理教学组织形式分类

护理教学根据教学组织形式不同可分为课堂教学、模拟实训教学、临床实践教学（表 7-1）。

1. 课堂教学　课堂教学是护理教学基本的组织形式，课堂教学能够向一定数量规模并且知识背景相当的学生系统而集中地传授理论知识与技能。随着信息化发展，课堂教学已经由传统的面对面课堂，逐渐扩展到远程在线课堂。课堂教学不仅能够发挥教师的主导作用，同时也能充分发掘学生集体在教学中的作用，同学间能够互帮互助、共同进步，是一种经济而有效的教学形式。

2. 模拟实训教学　主要用于不具备实践条件或从安全角度考虑难以开展实践的教学，可以借助模拟设备、运用现代化技术进行情境模拟或高仿真模拟，也可通过计算机辅助虚拟技术开展，例如使用输液手臂进行静脉输液操作练习、运用高仿真人体模型进行高级生命支持模拟训练、借助虚拟地震场景进行灾害救援演练。模拟实训教学能够帮助学生在模拟工作场景中适应护士角色，提高学生的动手实践、团队协作、沟通表达、病情判断、临床决策等多方面的综合能力，为临床实战打下良好基础。

3. 临床实践教学　临床实践教学主要是在临床实践中开展的教学工作，是进一步提高学生综合运用知识与实践能力以强化其岗位胜任力的过程。临床实践教学中要兼顾患者治疗与护理需求，保证患者的生命安全与护理质量，协调性、灵活性与严格性更强。

表 7-1　护理教学组织形式及其特点

教学形式	特征	教学规模
课堂教学	在课堂上系统而集中地传授理论知识与技能	班级授课
模拟实训教学	通过情境模拟、虚拟仿真等进行的从安全角度考虑难以开展实践或不具备实践条件的教学	根据教学内容、模拟人/物品数量等而定
临床实践教学	在临床实践中展开，以提高学生临床应用与实践能力、强化其岗位胜任力	个别教学、小组教学为主

护理教师应根据教学目的、教学内容、教学条件及学生特点等采取合理的组织形式进行护理教学。

四、护理教学的特点

1. **护理教学涉及知识广，专业性与综合性强**　健康所系，性命相托，要担负起这份责任，护理工作者需要有足够的护理专业知识、专业能力及专业素养，而现代医学模式下要求护理工作将服务对象看作具有生理及社会心理需求的整体，对护理工作者的知识广度也提出了很高的要求，这些都充分体现在了护理教学与人才培养的过程中。除了护理学的专业知识外，护理学知识体系中还吸收了社会学、心理学、管理学等多学科知识，在护理教学过程中教师不仅要教育学生如何为护理对象提供生理上的照护，同时要传授给学生职业道德及护理伦理学、美学、管理学、社会政治文化知识等护理工作必需的相关学科知识，培养护理专业相关的综合能力，如沟通交流能力、评判性思维能力、动手实践能力等。

2. **护理教学注重理论与实践相结合**　良好的基础理论知识是护理实践的基础，护理实践也离不开扎实的基础知识作为支撑。但要使抽象的理论知识易于学生理解、掌握、吸收和消化，护理教师应结合学生的护理实践经验，联系学生已有的社会生活经验、兴趣及个人能力等进行教学，根据不同层次学生的特征与接受能力，因材施教，调整理论与实践相结合的深度与广度，提高学生的积极性，才能保证教学效果。护理是一门应用性学科，理论学习要为临床实践服务，护理教学不仅要联系实践，更要开展实践，在实践中强化理论知识，并使学生认识到理论与实践条件的差别、进而活学活用，在实践中更好地培养临床决策、问题解决、组织管理能力，实现更高层次的教学目标。

3. 护理教学是教学统一、教学相长的过程 教师教与学生学是教学活动的两个方面，是彼此依存、辩证统一的，只有教、只有学、教与学间没有互动或互动不足都不能称为教学，在护理教学过程中应充分调动教师与学生双方的积极性，才能保证教学活动顺利进行。护理教学中学生要掌握的科学文化知识来源于前人长期的护理实践，然而随着学生独立性的增强，学生也可以在前人的基础上有所思考、有所创新，例如初入临床实习的护生可能对临床上习以为常的操作提出疑问从而促进临床循证护理实践，进修护士也可能分享原工作单位值得学习的经验。在护理教学中以教促学、以学改教、教学相长才是理想的教学状态，亦能推动护理专业的发展与进步。

4. 护理教学是学生德智体美全面培养的过程 护理教学过程不仅是传授专业知识与技能的智育过程，更是人生观、世界观与价值观形成与培养的过程，是性格、情感、意志、道德与职业素养形成与发展的过程。这个复杂、丰富而深刻的过程要求护理教师在护理教学中注重知识、技能与素质培养的有机结合。护理工作者肩负着救死扶伤的使命职责，其思想品德的优劣与服务对象的生命健康息息相关。医德修养是立业之本，思想政治、爱国主义、理想信念、道德品质、民主法治、心理健康等德育应渗透在护理教学过程中，将教书与育人相统一，例如在操作示范中强调查对制度培养慎独精神、强调对患者的人文关怀培养仁爱之心。护理工作本身具有美的属性，健康本身是一种美，护理工作需要借助各种美的因素促进患者健康，例如通过优美的环境减轻患者的心理压力等。同时护理工作者本身也应具备美的素质，如优雅的举止、善良的内心，因此护理教学中应培养学生感受美、鉴别美、创造美的能力。工作的劳动强度与性质要求护理工作者拥有良好的身体素质，自身健康才能促进患者健康，才能在繁忙琐碎的工作中一丝不苟、保持专注，才能在争分夺秒的抢救中保持旺盛的精力。

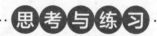

1. **护理教学的主体是**

   A. 护理教师

   B. 学生 / 学员

   C. 教学内容

   D. 教学方法

   答案：B

2. **借助虚拟地震场景进行灾害救援演练，属于以下哪种教学组织形式**

   A. 课堂教学

   B. 模拟实训教学

   C. 临床实践教学

   D. 自主学习教学

   答案：B

3. **下列关于专科护士培训说法不正确的是**

   A. 由获得相应专科护士培训基地资格认证的单位承担

   B. 各培训单位需结合自身特点编写培训教材

   C. 按照统一的职业标准、培训大纲开展

   D. 培训学员应具备一定的专科领域工作经验

   答案：B

4. 下列关于护理教学说法不正确的是

　　A. 护理教学是护理教师向学生单向传递知识与技能的过程

　　B. 护理教学涉及知识广，专业性与综合性强

　　C. 护理教学注重理论与实践相结合

　　D. 护理教学是学生德智体美全面培养的过程

　　答案：A

第二节　护理教学的方式和内容

　　医院护理教学中，教师应根据教学目标、教学内容、教学对象知识水平、教学条件等选择适宜的教学方式并进行合理组合，实现教学目标，这是影响护理教学质量的关键因素。医院护理教学主要包括课堂教学、临床教学（实践教学）。

一、护理课堂教学

（一）理论授课

　　理论教学是护理教学中的主要教学形式之一，适用于护理学基本知识、基本技能的讲解，使教学对象在知识、技能的理论层面上有全面而深刻的认识。在医院护理教学中，临床小讲课是重要的理论授课方式之一，同样包括备课、上课及课后评价等环节。临床小讲课不是理论课的重复或复习，其内容更具有专题性和针对性，充分结合临床，指导学员如何应用理论知识来解决临床问题；可介绍课堂教学没有讲过的护理问题，可针对护理工作中存在的某个问题，也可针对某疾病护理进展向学员进行介绍，其目的在于培养学员对知识的应用能力。在授课过程中，除讲授外，还可引入讨论等多种教学形式，引导学员积极思考。临床小讲课可用于各类型各层级学员，根据其培养目标的不同，安排小讲课的内容。实习学

员重点在于常见病多发病的护理，可在教材的基础上给予一定的知识补充；规范化培训学员仍以专科基础知识为主，引导学员如何在工作中为患者提供个体化的护理；进修学员小讲课的重点则应转为疾病护理进展、护理新技术。为保障小讲课效果，时间一般以1学时（45分钟）为宜，主讲人一般要求主管护师及以上职称；参加学员人数不宜过多，10人为宜，可提前将小讲课题目告知学员，使其查阅相关资料，以便开展讲授与讨论。

（二）翻转课堂

翻转课堂（flipped classroom）是一种基于互联网和移动信息技术的新型混合式教学形式。翻转课堂的实质是对传统课堂教学形式的一种逆序创新，学员在课前通过互联网和移动技术自学老师布置的学习资源如教学视频、自主查阅文献资料、与同学讨论等形式完成知识的学习；课堂上师生通过交流讨论，解决学员对授课内容存在的疑问并完成作业，达到对课程内容的深入理解。翻转课堂将知识的传授过程放在课外，通过教师和学员、学员和学员的互动来赋予学员更多的自由；教师课前提前了解学员的学习困难，在课堂上给予有效的辅导，同学间的相互交流更有助于促进学员知识的吸收内化过程。教师在选择翻转课堂线上教学方法时，应注意教学平台和线上教学资源的便利性，保证学员能进入教学平台继续学习。

实施翻转课堂应考虑：①学员学习的主动性，翻转课堂要求教学对象具有一定的主动学习的能力，否则学习无法进行。②老师的职业素养，教学过程中能否引导学员完成学习任务，对学员的疑问进行解答，把握学员学习效果。③师生互联网及移动信息技术的使用能力及文献检索能力。④学习周期，学习周期过短或仅为单次教学，学员没有时间和精力在课前完成学习，教师也很难将教学任务提前布置下去。总之，无论是实习、规范化培训还是进修学员，若要实施翻转课堂，一定要充分评估学员的知识储备和自主学习能力以及教师的教学能力，不能盲目追求新的教学方法。

二、护理临床教学

（一）临床带教

临床带教是指在临床教学过程中，学员在一定的时期内固定跟随一位护理人员实习、工作的形式。带教过程中，学员可通过全面观察、提问等方式，学习带教老师从事临床护理工作的全部内容和方式，包括各种护理操作、如何运用护理程序对患者进行护理、与患者及其他医务人员的沟通、对患者的人文关怀。带教老师对学员的影响是多元的、广泛的，因此在临床带教中，带教老师的遴选一定要慎重，一般要求：①需持有护士执业证书；②有丰富的临床护理实践经验和娴熟的护理操作技能；③具有丰富的专科工作经验，尤其针对进修教学；④有一定的临床教学经验和教学技能，教学意识强；⑤具有良好的协调和沟通能力；⑥拥有成熟的专业角色行为和良好的心理品质；⑦尊重和爱护学员。在带教过程中，带教老师根据学习计划安排学员进行各种实践并及时反馈；除护理专业知识、技能外，带教老师还应注重学员职业素养培养，帮助学员树立正确的职业观。

（二）演示法

演示法的特点是"老师做，学生看"，教师通过向学员展示实物、直观教具或进行示范性操作、实验等来传授知识和技能。演示法是各项护理技术操作常用的教学方法，无论是基础护理操作还是各项专科技术操作，在初始学习和巩固学习时都需要通过演示法观看操作示范来学习，可以是现场操作观摩，也可以观看操作视频。实习护生的操作演示主要以基础护理技能操作为主，如生命体征测量、血糖监测、雾化吸入、氧气吸入、口服给药法、皮下注射、洗手法、无菌技术、口腔护理、静脉输液、静脉采血、皮内注射、心肺复苏、心电监测、静脉注射、肌内注射、导尿术、胃肠减压等，通过演示和练习，掌握基本护理技能操作。规范化培训学员的操作演示重点仍为基本护理技能操作，通过演示法来强化。在强化基础护理技能操作的基础上增加专科护理操作技能。而进修学员的操作演示则以专科护理操作技能为主，如各种引流管护理技术、伤口护理技术等。在护理操作演示时，首先应告知学员操作的目的和需准备的用物；演示时人员站位应明确，便于观摩（具体站位见图 7-1），在演示的过程中，重要的操作点应适当解释说明，帮助学员理解记忆，演示结束后教师需对操作的重点及注意事项、操作相关并发症进行归纳总结。演示结束前，应关注学员的反馈，询问学员有无疑问并进行答疑解惑。如有操作视频，在演示结束后可向学员分享，通过反复观看加深理解和记忆。除了操作演示外，在护理实践教学时如涉及某些仪器的讲解，也可使用演示法，通过教具展示达到教学效果；如在讲解无创呼吸机的使用时，结合无创呼吸机实物，边观察、边操作、边讲解，通过形象、具体的实物演示，将理论知识和实际事物联系起来，形成正确、深刻的概念，有利于学员知识理解和巩固。在穿插演示时应注意教具使用的时机，如在讲心脏起搏器植入患者的护理时，不要在开始时拿出起搏器，而是讲到起搏器介绍时展示，避免过早拿出分散学员的注意力，削弱新鲜感；在介绍结束后及时收回，以免分散学员注意力。

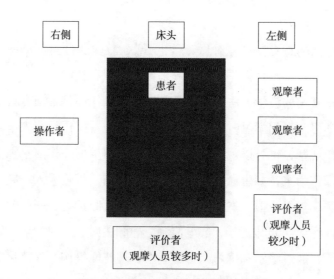

图 7-1　演示法教学人员站位示意图

此外，在使用演示法时还应注意：①使学员明确观察的目的和要求，让学员带着任务去观察；②演示时，要让全体学员都能看到演示过程，若演示效果受到演示教具的形式、大小等因素限制，所有学员无法同时观察时，应合理分组或由教师移动位置，使学员均能看到；③演示应与讲解、提问相结合，引导学员边观察边思考。

（三）练习法

护理技能仅凭讲授和演示观摩是远远无法掌握的，练习法是学员掌握各项护理操作、技能的重要方法。练习法是学员在教师指导下完成某些动作或活动方式，以巩固知识和形成技能、技巧的教学方法。在医院护理教学，尤其是护理技能教学中广泛应用。常用的是动作技能的练习，如各项护理学基础操作、专科操作练习等。练习时可选择不同的方式，在模型上进行操作练习，如胸外心脏按压、电除颤、简易呼吸球囊使用等；可学员间相互练习，如体格检查、生命体征测量等；可借助标准化病人帮助练习，如问诊、患者评估、体格检查；也可在符合伦理准则前提下，征得患者同意后，在门诊或病房实际练习。在技能练习中，早期的练习可以选择学员相互练习或者选择标准化病人练习，避免因操作不熟练，在直接面对患者时产生紧张情绪，待操作逐渐熟练后，应在病房或门诊实际练习。除护理操作技能外，行为习惯也需要使用练习法，如护理工作中的礼仪、与患者间的沟通等。

练习法在使用的过程中应注意：①练习前帮助学员明确目的和要求，同时指导学员掌握相关基础知识和理论知识，避免机械、盲目地练习。②练习中及时发现并指出学员存在的问题，帮助学员掌握正确的方法，检查练习质量。练习前应通过示教，使学员清楚获得练习方法。帮助学员合理安排和分配练习次数和实践，注重检查学员的练习质量。③练习后应通过考核等方式及时评定学员的练习效果，并反馈给学员。

（四）临床查房

临床查房包括了医疗查房和护理查房，各类型护理学员通过查房可学到很多教材以外的知识。

1. **医疗查房** 临床教师应为护理学员创造机会，尽可能使其参加自己所负责患者的医疗查房，使学员充分了解患者的情况，利于护理计划的制订和实施，同时通过医疗查房学员可以掌握更多医疗相关的知识。

2. **护理查房** 以理论结合临床实际的方式，教会学员如何解决临床诊疗问题。可根据临床教学目的的不同，分为护理管理查房、护理业务查房和护理教学查房三类。护理管理查房，通常由护士长主持，查房内容主要为病区管理、核心制度落实、与护理相关的法律法规等，其目的在于增强护理人员的管理意识，发现临床工作中存在的问题并改进。护理业务查房是针对疑难、复杂、特殊、新技术治疗的患者，对其护理方案、护理措施及护理质量进行查房，查房病例多为疑难、危重、罕见、新技术案例，其目的在于提高护士业务能力和整体护理水平，适合于具有独立工作能力的护士、进修学员。护理教学查房则针对临床常见病、多发病典型病例，通过运用护理程序实施查房，巩固疾病相关理论知识，将理论知识与实践相结合，使课本上的理论知识真正落实到患者身上，提高学员对知识的运用能力和临床思维能力，更适用于实习护生、规范化培训学员、低年资护士。护理教学查房有时也用在进修护士教学中，但查房的目的应为对学员临床思维能力、解决问题能力的培养，而不是相关理论知识的巩固。护理业务查房和教学查房的区别见表7-2。

表 7-2　护理业务查房和教学查房的区别

区别	护理业务查房	护理教学查房
参与人员	具备独立工作能力的护理人员	实习护生、低年资护理人员
目标	评价护理质量，提高护理人员专业技术水平	巩固知识，指导学员将理论与实践相结合，培养临床思维能力
病例类型	疑难、危重、少见病例、特殊个案	典型病例
查房重点	提供针对性、个性化的护理	疾病基础知识、针对性护理
查房者	护士长、护理组长、主管护师及以上护士	带教老师

护理查房的方法：①准备阶段。确定病例，根据查房的类型和目的不同选择适合的病例，并取得患者同意；根据参加人员的不同确定查房主持人/负责人，具体见表 7-2。查房者应提前熟悉病例、疾病相关知识、新进展等资料。为提高相关人员参与度及查房效果，可将查房内容提前告知参与人员，并请其提前查阅、复习相关知识。②查房流程。原则上按照护理程序进行，查房者首先说明查房目的，汇报病例基本信息；随后在患者床旁，由查房者结合查房目标有重点地进行问诊及护理查体，完成护理评估，对典型体征和临床表现可介绍给参与者观察认识，各类人员床旁站位参考演示法站位。现场评估结束后，在办公区（非床旁）总结评估要点，讨论患者存在的护理问题、护理计划、护理措施和护理评价（各类人员站位见图 7-2）；在此过程中查房人员可通过提问等方式让参与者积极进行讨论，对病例中的护理难点/重点进行深入讨论，并对大家提出的护理问题及措施是否恰当进行判断和补充。在讨论完毕后，向大家介绍疾病的治疗、护理进展，提供适量的拓展知识。查房结束前，对本次查房的内容进行总结。

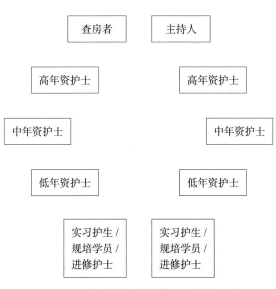

图 7-2　教学查房（非床旁）人员站位示意图

在护理查房时应注意：①护理查房注重学员临床思维的培养，以患者为中心，探讨如何解决临床问题。②查房时间以 30 ～ 45 分钟为宜，一般不超过 1 小时，时间过短很难将阐述完善，过长易使参加者注意力不集中，同时床旁查房时间过长也易引起患者和家属的不满。③护理查房属于引导式的教学方式，查房者应使用启发式教学引导学员参与到讨论中，引导学员发现问题、解决问题，澄清查房中不清晰的观点，使查房围绕既定目标进行，控制查房节奏。④查房者在查房过程中应当注意穿着、态度、与患者和家属的沟通，查房不仅是知识和技能的培养，在无形中也培养了护士职业素养，教授和训练护患沟通技巧、人文关怀，尤其体现在针对实习护生和低年资护理人员的教学查房。⑤敏感话题等不宜在患者床旁讨论的话题可在离开患者床旁后讨论。

（五）讨论法

讨论法是学员在教师的引导下，围绕某一中心问题，发表自己的看法，从而相互启发，解决问题。学员通过讨论不仅可以获取知识，还能培养其解决问题和批判性思维能力，锻炼语言表达能力，发展人际交往能力和协作能力。讨论法通常以小组的形式进行，为保证讨论效果，小组规模不宜过大，一般 5 ～ 6 人为宜。讨论法既可用于原有知识的巩固复习，也可用于新知识的学习，尤其是有探究性、争议性的问题，如针对患者某一护理难点采用何种护理措施。

讨论法实施各阶段对教师的要求：①讨论前准备，充分评估学员能力，结合教学内容和目的确定讨论题目和具体要求，题目应具有讨论价值，兼顾教学内容、教学要求和学员实际水平，使全体学员均有兴趣发言。可预先将讨论内容及提纲告知学员，方便学员做好准备。②讨论过程中，教师扮演组织协调者和引导者的角色，引导学员围绕问题、联系实际进行讨论，认真听取并及时分析学员发言，推动讨论不断深入。同时，注意给予学员平等发言的机会。③讨论结束后，归纳得出的观点，进行总结评价，阐明正确的概念、观点，澄清错误与片面的认识。也可提出进一步讨论的问题，供学员学习和探究。

（六）病案讨论法

当针对某一病案、病例使用讨论法进行教学则为病案讨论法，指对疑难病例、典型病例、死亡病例进行分析和研究，总结护理上的得失之处。病案讨论时，由一位护士介绍案例，汇报的护士应具有丰富的临床护理实践经验，以主管护师及以上为优；同时应为该病例的直接护理者，对病例的情况十分熟悉，可以是临床经验丰富的责任护士或护理组长。汇报信息应包括患者的基本情况、病情、诊疗经过、目前所采取的治疗和护理措施、实施的效果等，病例汇报后说明拟讨论的问题；然后所有护理人员及学员根据患者病情，结合患者护理情况，提出个人对问题的意见和建议，找出现行护理存在的不足，提出改进措施。病案讨论前应做好相关准备工作，根据讨论目的可事先请参加的人员思考、准备，必要时查阅相关文献进行循证，确保讨论时可达到预期目标。由于病案讨论要求参与者具备一定的专业知识和经验，因此，在医院护理教学中更适合用在进修教学中，通过病案讨论，总结现有的经验和教训，提高进修学员对疾病的认识，提高业务技术水平和护理质量，锻炼思维及分析问题的能力。当然，实习学员和规范化培训学员也可通过旁听等方式参与学习，增加个人专业知识储备。

（七）读书指导法

在医院护理教学中，如何培养学员自学能力，养成终身学习的习惯，对于学员的成长和今后的发展非常重要。教师可通过指导学员阅读相关书籍，获取知识并培养学员自学能力的教学方法。在学员完成自学后，可请学员以幻灯片汇报形式将所学内容进行分享，称为读书报告。读书指导法可弥补教师讲解的不足。使用读书指导法进行教学时应使学员明确阅读的目的、要求、重难点，并给出思考题，让学员带着问题去阅读，提高阅读效率。教师可列出参考书目或制订参考资料范围，让学员进行自学。

在选择参考资料时应注意：①创新与经典并重，资料应体现近几年前沿的研究进展，因此尽量选择近 5 年发表的文献、新版的教材；同时，对于该领域的经典文章和书籍也应推荐参考。②重视资料质量，尽可能推荐高质量的参考资料，如本行业指南、专家共识、团体标准、系统评价、临床随机对照研究等。③参考资料数量应适宜。充分评估学员学习能力和学习时间，选择适宜数量的参考资料，资料在精不在多，以免给学员带来过大的学习负担。如果学员具有一定的文献检索、资料甄选能力，也可不提供参考书目，让学员根据问题自行寻找学习材料。

对于接受此教学方法的学员，教师可指导学员高效阅读和学习。可采用读书报告会，使学员分享各自的学习成果和读书心得，相互启发，进一步巩固和扩大读书效果。此方法适合于护理前沿知识学习及存在争议的护理问题，通过阅读相关书籍、资料寻找答案。但读书指导法受学员既往经验、知识水平的影响较大，不同个体间教学效果差异大，更适合于学历层次较高的学员，如本科、研究生学历。但考虑到读书指导法能培养学员自学能力和独立思考能力，因此在各类别的临床教学中，临床护理教师应在充分评估学员能力的基础上，适当引导学员学会并使用此方法进行学习，可先从较简单问题并提供参考资料开始，培养学员的综合能力。

（八）角色扮演法

角色扮演法是以学员为中心，提高学员参与积极性的教学方法。在医院护理教学中主要运用于与患者的交流和沟通技巧、学员行为规范和纠正及护理技能操作训练上。可通过学员对护士、医生、患者角色的扮演，使他们能够在模拟临床环境下，掌握临床思维方法、疾病诊疗护理要点、操作技能、与患者沟通的技巧。角色扮演法启发和引导学员共同探讨情感、态度、价值、人际关系及解决问题的策略，使学员在不知不觉、潜移默化中受到教育，获得真实体验，常用于实习护士的带教中，为从护生过渡到护士的角色起到了桥梁作用。此外，角色扮演法也可以用在疾病急重症抢救配合练习中，通过演练使学员熟悉抢救配合流程和相关技术操作。参与角色扮演人数不宜过多，一般 2~4 人为宜，以便于观察。选择人员时应注意，学员应对场景涉及的相关专业知识技能较为熟悉，能灵活运用；在此基础上有一定表演经验能尽快融入角色者为佳。在急重症抢救配合等应急演练中，选择的表演者应具备扎实的专科知识和技能，较强的应变能力和组织协调能力。表演时间宜控制在 5 分钟，不超过 10 分钟，以免引起表演者的倦怠和观察者的厌倦，淡化重点内容，影响教学效果。

教师应根据不同教学内容，设计不同情境，但应贴近临床实际，指导学员自行编写剧本，扮演不同角色以学习相应的教学内容。使用过程中，教师应注意对整个过程的指导和控制。表演前指导学员学习和接受有关角色的知识；表演过程中指导学员投入情感、融入角色，记录表演者行为；结束后引导学员总结，启发学员将表演与现实相结合，鼓励其将所学知识应用于临床实践。强调角色扮演过程中知识、态度、技能的学习，表演是为了学服务的，不要片面追求表演本身的艺术性。

（九）新型护理教学方法

随着科学技术迅猛发展，护理教育也越来越重视学员创造力和自我发展能力的培养，产生了许多新的护理临床教学方法。这其中比较常见的是 PBL 及 TBL 教学法。医院护理教学中这两类教学法都是以患者问题为基础，以学员为中心，通过小组协作，在教师的辅助参与下，围绕某一专题或病例的诊疗护理问题进行探究式学习。可培养学员多方面的能力，但对学员和老师的要求都较高，需要学员拥有较强的文献检索、沟通交流、发现问题、归纳总结等能力；要求教师应当扎实掌握相关学科知识，并要具备提出问题解决问题的能力、灵活运用知识的能力、严密的逻辑思维能力和良好的组织管理能力。因此，这些教学方法可用于学习能力较强的学员如本科生、研究生的临床学习，同时要求带教老师综合能力较强。除此之外，随着信息化的快速发展和 5G 时代的到来，线上线下混合式教学、虚拟仿真教学等实践教学方法也逐渐应用于临床护理教学中，使护理教学更加多元化。

思考与练习

1. 下列关于翻转课堂的描述正确的是（多选）

A. 翻转课堂要求学员具有一定的主动学习的能力

B. 翻转课堂适合教学周期短的教学

C. 学生需要在课前根据老师布置的资源完成自学

D. 翻转课堂教学对教师的要求较低

答案：AC

2. 关于演示法教学下列描述正确的是（多选）

A. 演示法适合用于各项护理技术操作教学

B. 演示教学过程中，重要的操作点应适当解释说明，便于学生理解

C. 演示结束后应对操作注意事项及相关并发症归纳总结

D. 进修学员操作演示应以基础护理技能操作为主

答案：ABC

3. 护理教学查房的特点包括（多选）

A. 以巩固知识、培养临床思维能力为目标

B. 案例选择应为典型病例

C. 教学对象为实习护生、低年资护理人员

D. 查房重点为疾病基础知识

答案：ABCD

4. 关于讨论法教学下列描述正确的是（多选）

　　A. 讨论法教学通常分组进行

　　B. 讨论法教学对小组规模没有限制

　　C. 讨论过程中教师需推动讨论不断深入

　　D. 讨论过程中教师应引导全体学员参与讨论与发言

　　答案：ACD

第三节　护理教学的质量和评价

　　教学评价是教育评价的一种。教育评价是指在系统地、科学地和全面地收集、整理、处理和分析教育信息的基础上，对教育的价值做出判断的过程。从上述概念可以看出，教学质量评价涉及以下问题：评价什么、谁来评价、怎么评价。"评价什么"主要探讨的是护理教学质量的概念和内容；"谁来评价"主要涉及护理教学评价的主体；"怎么评价"聚焦在护理教学评价的方法和手段上。结合医院护理教学实际，本节从以下几方面进行介绍。

一、护理教学质量的概念

　　护理教学质量是教学质量在护理教育中的呈现。教学质量在不同研究者和研究中被赋予不同的概念。目前主要包含以下三种代表性的定义。

　　第一，教学质量是教育所提供的成果或结果（即学生所获取的知识、技能和价值观）满足教育目标系统所规定标准的程度。

　　第二，教学质量是学生获取的知识、技能及价值观与人类环境的条件及需要相关的程度。

　　第三，教学质量是教学过程中，在一定时间和条件下，学生的发展变化达到某一标准的程度以及不同的公众对这种发展变化的满意度。

　　从广义上来说，护理教学质量是指护理教学的产品、教学工作和服务等符合既定的规格、标准和要求。从教学质量监控的角度讲，医院护理教学质量是指医院护理教学结果达到的程度，教学质量评价的目的就是使我们的教学活动尽可能达到我们的培养目标。

因此医院教学中护理教学质量就有了不同的视角：从教学管理者，如护理部主任来看，教学质量是所教授的对象达到本学科或本单位对护理人才培养的要求，具备护理专业的人才素养；从教学实施者——临床教学老师来看，教学质量是所教授的对象掌握对应的知识技能和情感，能够胜任临床任务和角色；从教学的中心——学习者即护理学生来看，教学质量是能从所学中获得成长。不同视角下，同样的教学行为可能会有不同的教学质量评价。所以，我们探讨教学质量，一定要明确评价的视角和标准。

二、护理教学质量评价的内容

根据不同的教学管理主体、教学方式、教学对象，可以将护理教学质量评价的内容分为以下几类。

（一）从教学管理主体来分

医院护理教学管理根据护理管理的组织架构分为三级管理或二级管理，在三级医院中往往采用三级教学管理（图 7-3）。评价主体就可以分为护理部、大科和病房。

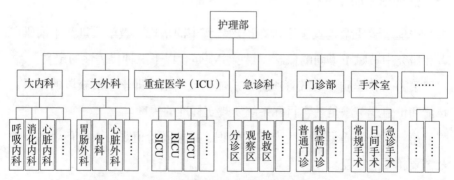

图 7-3　医院护理三级管理组织架构

ICU. 重症监护病房；NICU. 新生儿重症监护病房；

RICU. 呼吸重症监护病房；SICU. 外科重症监护病房。

　　"评什么"的问题通常与"为什么"相关联，也就是教学质量评价的目的。对于护理部而言，护理教学质量评价的主要目的是发现教学水平高、教学效果好的病房或科室、找出影响临床教学效果的因素，提升全院教学能力，实现教学目标。这里暗含一个评优的目的。因为全院科室众多，要实现规范的比较，就需要有统一的标准，这个往往就需要护理部提前在全院公布教学质量评价的指标体系，让各个科室对标前行、有章可依。

　　因各医院涉及的教学对象不同，具体指标内涵可有所不同，但是明确医院的质量指标体系可以从以下四个维度来考量：护理教学工作的量；护理教学工作的质；护理教学工作效率；护理教学工作成果。工作量主要包含各科室或病房承担理论教学、临床实践教学、毕业实习的课时数，因学生人数不同，工作量不同，还需要考虑教学对象人数，通常临床教学部分的工作量采用人 × 周数来计算。教学工作的质，可以包含正向指标或负向指标，如教学满意度评价、教学不良事件或教学差错等。教学工作效率，可以包含完成教学工作的及时性。教学工作成果包含指导学生完成的论文数、项目数及教学相关论文和项目的获批等。

　　对于大科而言，护理教学质量评价的主要目的是确保大科内各病房或科室教学质量的同质性，让轮转不同内科、外科或重症病房的学生在相同的时间内获得同等条件的教学。其教学质量评价的内容上，主要是教学内容和教学方式的标准化设置。

　　对于病房而言，教学质量评价的主要目标是为实现组织目标服务的，即病房的教学质量要实现护理部对其的要求，在"评什么"这个问题上，病房的护理教学质量可以从以下几方面考虑：教学环境、教学组织、教学管理和教学效果。①教学环境，主要包含硬性环境和软性环境。硬性环境是指病区环境、教学设备和教具、师资结构等，软性环境是指病房的学习氛围、教学管理方式、团队合作精神等。②教学组织主要包含教学计划的制订、教学计划按时完成度、教学大纲实现度等。③教学管理指职业防护制度、请销假制度、奖惩制度、排班、入科介绍等。④教学效果主要指学生理论知识的巩固、操作技能的提高、临床思维的培养、沟通交流能力的提高等。

（二）从教学方式来分

医院护理教学从大的教学方式来分，主要包括课堂教学、临床实践和模拟教学。

课堂教学是传授理论知识的主要形式，故教学质量评价可以从以下几方面进行：①教学能力。教学目标是否明确；教学内容是否娴熟，是否结合学科前沿进展；知识重点是否突出；理论是否能够联系实际；是否注重培养学生的职业素养及临床能力和思维。②教学方法。能否体现"以学为中心"的教学理念，能够根据教学内容灵活使用翻转课堂等。③教学技术。是否熟练使用教学模具、多媒体资源或板书，是否使用移动教学软件等实现教学互动。

临床实践主要包括课程见习和毕业实习，与大部分医院相关的是毕业实习教学。临床实习教学质量评价往往从三个角度来进行，其教学质量评价内容侧重点不同。临床实习生的教学质量评价通常从职业素养（劳动纪律、医德医风、尊师爱岗等）、理论知识（基础知识和专科知识）、操作技能（基础技能，如静脉输液、生命体征测量、氧气吸入、物理降温等，专科技能，如血糖测量、安置心电监护等）、实践能力（临床观察能力、文书书写能力、沟通/教育能力、感染防控能力、评判性思维能力、应急能力、管理能力、信息能力）等方面进行；带教老师的教学质量评价通常从职业素养（仪容仪表、行为规范、医德医风和尊重护生）、专业水平（基础知识、专科知识、专业技能和带教能力）、临床教学过程（带教人员安排、排班）、临床带教内容（知识传授、技能传授、启发式教学）、临床带教效果（教学任务完成、学习能力提高、学生满意度）等方面进行；实习管理的教学质量评价通常从科室教学条件、护士长在实习管理中的作用、实习运行状态、对护生的实习评价和教学不良事件等方面进行。

情境模拟教学质量评价主要包含五个维度，分别是模拟指导者、模拟主体、模拟情景、模拟活动和模拟效果。模拟指导者和模拟主体的评价主要从知识、能力和态度三个方面进行评价；模拟情景从模拟的环境是否接近真实临床、是否安全可靠、模拟教学资源和技术支持等方面评价；模拟活动从模拟准备、模拟实施、模拟后反馈等方面评价；模拟效果从学生模拟学习后在知识、能力和情感上的提升评价为主。

（三）从教学对象来分

医院护理教学的对象，不同级别和类型的医院教学对象不尽相同，但通常是以下几个层次的教学对象：在校见习生、在校毕业实习生、规范化培训护士、进修护士、专科培训护士、不同年级三基三严培训护士。其中，在校生属于学校教育；规范化培训属于毕业后培训；进修护士和专科护士培训、三基三严培训，属于继续教育培训。在校见习和实习生又可以分为中职生、大专生、本科生和研究生。

不同类型的教学对象，其培养目标和教学目标是不一样的，教学质量评价的侧重点也有所不同。在校教育的教学质量评价重点在于培养方案中教学目标的达成；毕业后培训教学质量评价应侧重于理论到实践的教学设计评价，从教学方法、教学内容上进行考量；继续教育教学质量评价重心应落点于专科知识技术水平的运用与反馈。

三、护理教学质量评价的方法

护理教学质量评价的方法包含两层意思：评价方式和评价时间。根据不同的教学对象和教学方式，结合不同的评价目标，护理教学质量评价方法从方式和时间上加以分类。

（一）评价的方式

评价方式可以分为问卷法、访谈法、自陈法、观察法、考核法。

1. 问卷法 是以精心设计调查项目或问题，向被评价对象收集信息的方法。具有效率高、便于定量分析的特点。可以是纸质版的问卷，也可是电子版的问卷，通过移动终端，如手机微信、QQ等利用网络平台编辑问卷，向教学对象、教学管理者等投放问卷，进行质量评价。可以从学生角度、同行教师角度和教学管理者角度进行三方评价。该方法通常应用于课堂授课后、临床实习后，或用于了解某一次课、某一门课或某一科室的教学质量。

2. 访谈法 是通过与被调查对象进行交谈而获取信息的方法，属于调查法的一种，但与问卷法相比，具有双向交流的特点，适用于调查对象较少的场合。访谈法根据被访谈人数的不同，分为个别访谈和集体访谈，集体访谈又称为座谈。访谈法的实施包括访谈设计、访谈人员的选择、访谈实施和记录。在临床教学中较常采用的是座谈法。在临床见习结束或实习结束时召集当批次人员集合，就教学质量评价的核心问题发表看法，做好记录，进行评价。

3. 自陈法 是评价者根据一定的标准对自己进行评价，即通常的自我鉴定。自陈法有利于全面收集信息，形成准确的判断；有利于促使被评价者自己主动去找寻问题，自我完善。在教学质量评价中，教学老师的教学反思、教学工作记录就属于此种类型，是进行阶段教学质量评价的有效方式。

4. 观察法 是对被评价对象在自然状态下的特定行为表现进行观察、考察和分析，从而获得教学质量评价第一手事实材料的方法。观察法适用于了解被评价对象的行为、动作技能、情感反应、人际关系、态度等。在护理教学评价中，对操作技能的考核、临床见习和实习的考核等都是以观察法为基础。观察是在现场进行的，具有直接感受性、真实性和客观性。其缺点是，依赖观察者的能力和心理状况，会因主观因素的干扰而引起评价结果的失真。

5. 考核法 是以某种形式提出问题，由考生用文字或语言予以解答，并依此做出质量判断。往往用于教学质量评估中学生知识掌握情况的评价。通常分为考查、考试和答辩三种形式。

（二）评价的时间

根据评价的时间可以分为诊断性评价或准备性评价、形成性评价、终结性评价。

1. 诊断性评价是护理教学活动开始之前的评价，主要对教学对象知识技能等的基线进行摸底、评价，据此进行教学设计。通常运用于理论课程讲授前、学生临床实习以及进修护士、专科护士入科前或入科当天。

2. 形成性评价是在教学过程中进行评价，目的是及时了解教学进展情况，发现教学方法、计划和教学进程的问题，及时反馈，通过评价促使教学不断完善。可以用于一门课程开课 1 周后、半学期后，临床入科 1 周后，或在该科室临床实践时间的 1/3～1/2 的时间点。太早评价学生感受不能做出准确的评价，太晚评价，若有不足之处，已无时间进行改正，让学生获益。

3. 终结性评价又称总结性评价，是在相对完整的教学阶段结束时，对护理教学质量进行评价。通常运用于课程期末、毕业实习结束或临床科室轮转结束时。

各种评价方法使用场合和对象归纳总结见表 7-3。

表 7-3 教学评价方法常见使用场合和对象

评价方式	常见适用对象	常见适用教学方式	常见适用评价时间	评价规模	适用情景举例
问卷法	实习护士、规范化培训护士、进修护士、专科培训护士、三基三严培训护士等	理论授课	课程结束当时或当天	≥ 30 人	理论授课后教学满意度的调查
访谈法	实习护士、见习护士、进修护士	跟班教学	出科总结	< 10 人	实习、见习和进修出科教学总结时
自陈法	实习护士、进修护士	临床一对一带教	出科总结	不限	学生教学反思、总结
观察法	实习护士、规范化培训护士、进修护士、专科培训护士、三基三严培训护士等	示范教学	教学发生当时	< 10 人	学生临床操作示教

续表

评价方式	常见适用对象	常见适用教学方式	常见适用评价时间	评价规模	适用情景举例
考核法	进修护士、三基三严培训护士	理论授课	授课后 1 周内	不限	出科理论考核

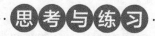

思考与练习

1. 从评价时间上来看，教学评价可以分为哪些类型（多选）

　　A. 诊断性评价

　　B. 形成性评价

　　C. 终结性评价

　　D. 满意度评价

　　答案：ABC

2. 如要评价 100 名本科毕业生参加理论授课后当时的教学满意度，最常用的方法是

　　A. 访谈法

　　B. 观察法

　　C. 问卷法

　　D. 自陈法

　　答案：C

第四节　医院护理教学的意义

　　根据《国务院办公厅关于加快医学教育创新发展的指导意见》（国办发〔2020〕34号）文件精神，结合 2016 年国家卫生计生委制定的《全国护理事业发展规划（2016—2020 年）》文件要求，为了推进优质护理服务质量，提高护理人才培养，优质护理服务覆盖面不断扩大。需要开展"以服务需求为导向，以岗位胜任力为核心"，分类培养研究型、复合型和应用型人才，全面提高人才培养质量。逐步建立院校教育、毕业后教育和继续教育相互衔接的护理人才培养体系，全面提高护理人才培养。

护理岗位胜任力要求是以岗位需求为导向，以适应临床护理工作的需要，以岗位胜任力为核心的护理人才培养模式研究及人才培养的质量监控和评价机制。通常包括：专业护理技能、发现与解决问题能力、终身学习能力、人际沟通与团队协作能力和良好的职业素养。因此，在医院护理教学过程中需要构建一套比较完整的护理教学体系，选择适宜的教学方式，提高临床护理的专业能力和综合能力，培养优秀的护理人才，并且持续培养优质的护理师资团队，从而达到提高护理质量、确保患者安全、推动科研发展、推广护理文化的目的。

医院护理教学的内容应以临床护理工作需要和提高护理质量为重点开展，应简明扼要、实用性强、专业性强、学术性强。教案编写、讲授技巧、语言表达等教学设计都应该注重学生的层次，强调重点及侧重点，与院校教育区分开来。教学过程应充分发挥学生的主动性，注重师生互动、职业素养建立及形成性评价。

一、医院护理教学的必要性

医院护理教学是护理教育的一个重要环节，包含了院校教育、毕业后教育和继续教育，也是将护理理论知识转化为护理岗位胜任力的关键时期。该阶段帮助护生将学校学到的理论知识与医院护理实践相结合，使护生获得进入健康保健系统和继续教育所必需的专业技能、态度和行为。首先，随着对优质护理需求的不断提升和岗位竞争的日趋激烈，对于护生的培养，不仅是专业能力上的培养，更是对职业素养、专业技能、沟通能力、团队协作及临床思维能力等进行全方位的培养。其次，临床护理教学既承担着院校教育培养工作，同时也承担着毕业后教育与继续教育的培养工作。近年来，随着国家对规范化专科护士培训的发展，国内医学院校纷纷建立规范化护士培训基地。如为了充分利用华西医院丰富的护理教育资源，满足院校教育、毕业后教育与职业发展需要，根据护理人员的职业生涯发展规律，开展护士培训及全国住院医师培训的实践经验，于2006年开始启动护士规范化培训项目。因此，医院护理教学在护理终生培训过程中就显得尤为重要。

护理实践教学一直沿用的是"理论＋实践"的教学模式。虽然培养了部分一线护理人才，但存在思维固化、判断问题思维单一、缺乏临床真实场景的训练、缺乏综合实践操作能力和评判性思维等问题，因此，临床护理教学是培养和提高护生、实习护士、规范化培训护士、进修护士、专科护士的职业素养教育，加强医学伦理、科研诚信教育，加强护理专业人才培养，构建理论、实践教学与临床护理实际有效衔接的课程体系，加快建设高水平"双师型"护理教师队伍，提升学生的评判性思维和临床实践能力。

临床护理教学是培养护生将理论知识和实践相结合的过程，也是护生逐步形成护理临床思维与提高的过程，它直接关系到今后的岗位胜任能力，是护理教育中很重要的环节。

二、在护理人才培养方面的意义

护理学是一门实践性非常强的学科。医院护理临床教学是护理教育过程中的重要环节，是护理基础理论与护理实践相结合的桥梁，是培养合格护理人才的关键环节，医院护理实践教学就是培养合格护理人才的重要方式之一。针对不同人群，医院护理教学的侧重点和意义各不相同。

1. **护生／实习护士** 护理基础技能是护生在从事各项临床护理诊疗活动中所必须具备的基本能力。华西医院对在校护生开展的24项基础护理技能中，对实习护生有明确的规定，如实习前护生要求必须掌握口腔护理等基础清洁类护理操作技能；对实习护生要求必须掌握输液、导尿等基础无菌类护理操作技能外，尚需了解专科类技能，其主要目的是为进一步夯实护生的专业能力奠定基础。

2. 规范化培训护士/进修护士　除了进行护理基本技能强化训练外，在医院护理人才培养过程中，将护理基础理论作为医院护理教学的基础。其生命力主要在于为临床护理实践服务，为护理学员转化成临床护理人员夯实基础。华西医院对护士规范化培训主要设在二级学科的学习阶段，主要强调护理专业技能和综合技能的熟练和精进。

3. 低年资临床护士/专科护士　主要强化临床专科技能的培训，是临床专科技能精进和升华的重要保障。目前国内大多数临床专科护理技术推广就是毕业后教育与继续教育项目的循环与反复，主要从医疗单位现实需求出发，着重提高护理人才岗位胜任能力的培养。

三、在临床护理质量方面的意义

随着我国经济社会发展进入新常态，人口老龄化加剧，新型城镇化加速推进，供给侧结构性改革进一步释放了群众多层次、多样化的健康需求。如今，患者对医护一体化的质量评价，已经不仅限于医护人员的个人水平，而更倾向于全方位、全流程对医院提出质量要求，随着医疗需求增长和患者对医疗护理质量的要求已越来越难平衡。同时新医改正在加速向纵深推进，医疗资源布局的调整、经济补偿结构的变化，以及患者就医模式的转变等重大形势变化，对经营模式及护理行为方式等都带来深刻影响，对护理管理水平和护理队伍综合素质提出更高要求。因此我们需要重视护理的临床教学，提升护理学历教育层次，大力发展护理专业教育，加大护理专业人才供给，提高医疗质量，加强与护患沟通能力。

医护一体化是以医生和护士形成相对固定的诊疗团队，开展临床、教学、科研等相互协作的模式，以医护小组的形式为患者提供治疗、护理、康复一体化的责任制整体医疗护理服务，并能达成共同实现的目标，合理分工、密切联系、相互协作、补充和促进医疗质量。医护一体化是以"患者为中心"，医、护、患三位一体，医护间的全方位合作，所以有必要通过护理教育提升护士的专业知识，提高护理服务的质量，这样既能减少医疗纠纷，改善患者的就医体验，又能促进护理专业发展。

1. 在教学内容上 开展和谐护理观教育，护理教学作为护生、进修护士、研究生、规范化培训护士、专科护士进入临床活动的第一步，也是预防医疗事故发生的第一道防线。医院是治病救人的地方，但是，大部分患者，尤其是重症患者的心理往往会随着病情的变化而变化。同时，出于对个人隐私的保护，患者的忌讳肯定会比常人多，因此，有必要在护理人员中提倡和谐护理观。主要针对语言不当、医风不正、服务态度差等方面，每位医务人员都必须加强职业道德教育，这也是时代的要求。医院除了靠先进的技术外，还要靠良好的医德医风，工作中要主动为患者提供优质服务。日常沟通要尊重对方，医患关系中也要双方相互尊重；日常行为要诚实守信，医患关系中也要双方真诚相待、保护隐私；日常活动要遵守规章制度，医患关系中也要双方遵守各项法律法规和医院的规章制度。

2. 在教学方法上 首先是转变护理教育模式，增加人文素养教育比重，其次是注重护士自身健康的职业情感培养，再次是在护理实践中加强护患沟通，提升人文关怀要求。如加强专业理论知识培训、强化护理职业修养、掌握娴熟操作技能、具有敏锐的观察力以及熟练急救技术等。由此看来，在教学中开展和谐护理观教育，不仅可以促进护生个人的道德修养，对改善医疗环境，构建和谐医患关系有着重要的作用，从而进一步提高临床护理质量，逐步实现"零"医疗事故的发生。

对护理的人文教育，不仅仅是注重理论知识的灌输，更应注重临床诊疗过程中的亲身体验。护理人员可以通过这种角色体验学会并应用到相应的职业素质，内化知识，升华情感，积累经验，不断提高自身素质，为优质的临床护理打下坚实的基础。通过对护理人文教育的加强可较好地弥补常规护理教学的不足。人文教育强调以患者为中心，以质量为核心，应坚持"以人为本"的护理理念，以"沟通"和"诚信"为基本点，满足患者合理的生理及心理需求；例如普通外科的患者，在出院时，只有出院证明上注明的注意事项、用药方式方法以及复诊时间，而往往很多患者都会忘记复诊时间。随着"加快以疾病治疗为中心向以健康促进为中心转变，服务生命全周期、健康全过程"的开展，为了了解患者的实际困难，护理人员会定期随访，每到一个时间节点（术后2周、3个月、半年、1年、3年、5年）都会电话提醒患者术后复查。如果中途有问题，患者可以联系出院证明上的随访电话找医生。有紧急情况一般也会通过绿色通道急诊入院。同时，关心并给予患者人格尊严的尊重也是人文教育中不可或缺的一部分，护理人员理应维护患者知情权和生命健康权。将"人文关怀"理念引入日常护理工作中，增强与患者的有效沟通，通过交流和细致的观察可以全面综合了解患者的病情变化，同时通过扎实的专业知识和精湛的操作技能取得患者的信任，增进护患感情，从而更好地帮助患者恢复，提高患者满意度，降低医疗事故发生的风险。

四、在推动科研方面的意义

任何一门独立发展的学科其科研水平高低代表了整个学科发展的水平。在医疗模式转变，医疗体制不断完善的时期，护理专业的持续发展需要护理科研水平的依托，因此提高护理人员科研水平乃大势所趋。

充分体现护理学科人文与自然科学相结合的特色，秉承"开放、流动、联合、竞争"的原则，将临床实践与基础研究有效结合，通过科研手段解决实际工作的问题，护理发展需要与时俱进，不断凝练护理内涵，形成稳定、深入的研究方向，不断总结提炼、传承创新，变革思维，适应新时代对护理的新要求，围绕科技经济社会的进步趋势，谋划护理事业未来，充分考虑不同人群的健康特征和护理服务需求，创新护理服务模式，促进护理服务持续发展，推动护理学科稳步前行。

五、护理文化建设方面的意义

始终贯彻"以患者为中心"的服务宗旨，探索任何有利于建设护理文化的新方法、新技术、新思路，保持与时代发展的一致，培养专业知识和技能、严谨的科研能力，提升人文修养和职业素养。在照护患者、沟通技巧、护理研究、终身学习中贯彻人文精神，明确职业规范及职业操守，不断提升职业素养和个人综合素质，主动承担社会赋予的职责，肩负起维护和促进人类健康的责任使命。

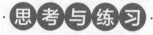

1. 临床护理教学的意义不包括

A. 加强专业理论知识培训、强化护理职业修养

B. 制定医疗护理政策

C. 掌握娴熟操作技能、具有敏锐的观察力

D. 熟练急救技术和医用设备使用

答案：B

2. 医院护理教学的内容有（多选）

A. 职业素养

B. 专业技能

C. 沟通能力

D. 团队协作及临床思维能力

答案：ABCD

第八章
医院教学在医院的发展及管理中的作用和意义

第一节　医院教学是医院的社会责任与使命

一、医院是开展医学临床教学的场所

医学教学包括学校教学（理论与实践）、毕业后教学和继续医学教学。其中学校教学的实践教学环节是在医院完成的，毕业后教学和继续医学教学也在医院进行。医学，承担着呵护生命、维系健康的学术使命和社会责任。医学，又是一个实践性非常强的综合性应用学科。医院教学作为医学专业培养的重要组成部分，是医学生通过临床实践活动将理论与实践相结合的重要环节，在激发学生对临床的兴趣、引导其进行独立思考，以及培养创新科研思维中起到至关重要的作用。医院作为为人民群众开展必要的医学检查、治疗措施、护理技术、接诊服务、康复等医疗服务的专业机构和服务场所，也是医学临床教学开展的场所。教学医院可以是医学院校直属的附属医院、非直属的教学医院、实习医院及其他有教学活动的医院，与医学院校一起作为培养医疗护理和医技人员的摇篮。医院教学完成学员从掌握理论知识到提升实践及业务能力的转变。各级医院都会不同程度地涉及临床教学工作。医院尤其是公立医院，其职能不仅仅是提供以患者为中心的诊疗护理服务，而是要拓宽服务范围。一方面医院诊疗护理服务可进一步走向社区和家庭，走向健康及亚健康的人群；另

一方面，医院也要为社会培养合格乃至优秀的医学人才。因此，除医疗服务和临床科研工作外，临床教学工作同样是医院日常工作的重要组成部分。

二、医院教学是医院内涵建设的应有之义

近年来，国内各院校包括医学类院校扩招，招生数量增加衍生出来的，可能是生源素质无法得到保障；部分青年学生从小在顺境中成长，存在以自我为中心、不能吃苦耐劳、不尊重他人和人际沟通能力不强等现象；一些民办高校师资队伍质量参差不齐，教师能力、责任心及稳定性差。上述问题导致学校教育输出的医学专业毕业生水平相对较低，一些进入规范化培训阶段第一年的学员和实习生角色水平重合、动手能力差、人文精神缺乏。医院教学是解决这些问题的重要途径。首先，医院教学是医院的责任和义务，医院应对实习生教学、规范化培训教学、进修医师教学等工作给予足够的重视，为临床教学提供时间、资金和政策等方面的保障。其次，医院教学的教师是临床实践经验丰富的临床医务工作者，医学生的成长不仅需要理论知识，更需要积累实践经验，理论知识可以从学校获得，而实践学习必须通过临床教师言传身教的教学活动来进行。最后，医院教学与学校教学不同的是，一位临床教师一般带教对象不能像学校那样多，以数名以内为宜，这样，教师才会有精力去贯彻以学生为中心的教学原则。临床教师可以先评估学生水平和个人特点，再结合专科要求制订适合个体发展需求的临床教学计划。此外，医院教学有助于培养学员人文关怀能力。人文关怀能力的培养需要学校开设人文课程，更需要学生在医院通过亲身经历去体会和理解，把人文关怀变成自身的信念，以指导今后的临床工作。

医学是一门不断发展与完善的科学，只有通过终身学习，才能推动医学学科的进步；只有通过医院教学使医学生涉足及深入临床实践，才能培养出合格的医护人才。医院教学必须让学员养成主动学习和思考的习惯，让学员从记忆性学习向形成性学习、转化性学习过渡。只有通过不断深入

学习，才能掌握医学发展的动态，立于时代前端，用新理论与技术服务于社会。医院教学不同于其他专业教学，无论是教师还是学员，教学过程中其临床实践的对象是人，由于医院环境的复杂性，进行临床教学是一项充满挑战的工作，教学活动关系到人民群众的生命安全，教学不当造成的伤害具有不可弥补性。因此，在整个教学过程中，医院均要有使命感、责任心，勇于担当，使各层次学员在整个医学生涯中，不断提高专业能力、业务水平，跟上医学科学发展的步伐。

一流的教学可以为推进医院成长进步奠定基石。教学工作不仅有利于人才培养，而且有利于医院整体水平的提升，教学医院的地位、学术水平和整体实力是非教学医院所不能相比的。同时，临床教学工作是医院文化建设的重要组成部分。医学生到医院学习和工作时展现出其在学校所受校园文化熏陶所形成的文化素养和价值取向，丰富了医院的文化精神和核心价值观。因此，提高医院临床教学水平，完善医学人才培养体系，符合健康中国战略的发展要求，也深刻影响我国医学科学发展的速度和质量，是医院内涵建设的"应有之义"。

三、医院教学促进医疗护理质量的提高

临床带教是医护教学的重要部分，是让医学生实现知识向能力转化的一个过程，有助于其完成从医学生到医务工作者角色的良好过渡。大多数医院都涉及不同层次学员的教学工作，如医学生、规范化培训学员、进修医师、新进员工的教学等。一方面，通过医院分层次教学，可弥补学校教学重理论、轻实践的弊端，也可以促进部分医护人员或新员工扩大知识面，积累临床实践经验等，让医疗实践与临床教学相互促进，协调发展。另一方面，医院可以通过临床教学发现临床问题。通过对现存制度、流程及管理程序加以修订、完善，及时解决问题，并将修订和完善的有关规章制度、流程等进一步贯穿于临床教学工作中，形成良性循环。教学对象在医院临床实践中学习积累经验，提高综合素质及专业水平，保质保量完成各项医疗、护理任务，防范和减少差错事故及纠纷发生。教学相长，临床

带教教师在教学过程中不断加强学习，提高自身知识水平和修养，将各种医疗常规、预案等熟记于心，并应用于临床实践，在教导学生的同时进一步提升医疗护理水平。

四、医院教学激发医院科技创新能力

教学医院立足于提高教学能力及水平，一方面，为了满足各层次的教学需求，除了通过配备基础的硬件设施保障教学基本配置外，也会不断更新先进设施设备，或扩大临床技能培训中心、建立科研中心，更会积极开拓新业务、新技术等；另一方面，通过确立科教兴院战略、提高医院教学质量、促进多学科发展，也会广泛吸纳优秀的科研人员或综合能力强的人员，不断提高医院技术实力和创新能力，为医院持续发展提供不竭动力。科技创新是医院发展的源泉，而教学与科研协同发展则可以促进科技创新。

五、良好的医院教学是满足人民群众健康需求的必要条件

当代社会，人均寿命延长，人口老龄化日益严重，人民期盼健康，期盼更高水平的医疗卫生服务。党的十九大报告指出，中国特色社会主义进入新时代，我国社会主要矛盾已经转化为人民日益增长的美好生活需要和不平衡不充分的发展之间的矛盾，医疗方面具体体现在人民群众日益增长的健康需求同医疗发展不平衡不充分的矛盾。总体说来，我国中、东部地区医疗水平高于西部地区，大城市高于小城市及农村。现阶段，医药卫生体制改革尚未能完全成功，医疗保障方面始终还未找到比较适合的政策，医护人员还未能做到将患者作为一个有机整体来服务，年轻医护人员水平尚存不足或遇事不能沉着冷静地处理，基层医院对医学人才缺乏吸引力及缺乏带教能力等因素，使基层医院的业务发展受到限制，不能很好地解决人民群众"看病难"的突出问题，社会对医疗行业的信任度下降。这些问题可能通过教育教学得到改善。现阶段在校教育以专业理论居多，职业素质培养普遍不足。通过医院教学这个桥梁，将学校教育（本科、研究生）

与继续教育、规范化培训相结合，将人文素质、医疗法律法规、伦理、沟通技巧等融入专业教学过程中，理论与专业实践相结合，注重综合能力的培养，使学员顺利转变角色，成为具有整体观、全局观、有理想、有道德，同时具有专业知识、初步（学生）或进阶（继续教育学员）临床技能及问题解决能力的医护人才。

医院工作关系到民生，关系到社会的和谐与稳定。随着医学科学技术的迅猛发展，随着人们对健康水平和医疗质量的要求日益增加，建设高素质的临床医疗队伍是提高卫生服务水平的关键。医学实践的特殊性决定医学教育应该是包括毕业后医学教育、继续医学教育在内的医学终生教育体系。医院作为医学实践的重要场所，其临床教学是医学教育不可或缺的重要组成部分。为满足人民群众对健康的需求，医院教学是医院存在的应有之义，是医院的社会责任和使命。

第二节　医院教学能提高临床教师的业务水平

随着医学教育的蓬勃发展和教育改革的不断深化，高等医学院校招生规模不断扩大，除了直属附属医院持续发挥教学作用外，部分高等医学院校把实习基地提升为非直属附属医院，无论直属还是非直属医院均承担着大量的临床教学工作。医院临床教学工作从原先单一的临床实习教学到现在的理论、实践教学，从原有的专科和本科教学到今日的研究生带教、规范化培训带教、进修医师带教等多层次教学，形成了教学形式的多样化和教学规模的扩大化。而医院教学的引导者——临床教师是医学院校师资队伍的核心人力资源，是推动医学教育进步的主力军，临床教师的教学能力是影响医学教育人才培养质量的关键因素。医学教育关系人民群众接受教育和享有医疗服务两大民生问题，因此，提高临床教师教学能力至关重要。

临床教师教学能力的高低决定了医学教育人才培养质量的优劣。广义的教学能力是指教师为促进学生发展，顺利开展教学实践活动所应具备的多方面特征的综合。教学能力包括宏观、中观和微观 3 个层次，对应专业能力、课程能力和一般教学能力，宏观和中观上的能力是课程教学团队的工作，微观教学能力是通过培训能够得到快速提高的能力，是每位教师应掌握的技能。医院教学工作中，通过不断探索适应当下医学教育的需求，教师也为了达成培养更多高素质复合型医学人才的目标，在医院教学过程中不断总结、积累、提高自身的综合教学能力。医院通过临床教学实现教学相长，提高带教老师的临床教学水平和医疗服务水平，有助于提高带教老师的临床专业技能，也有益于医院的全面发展。医院只有培养更多的优秀临床教师，才能更好地满足教育需求，以教促学形成良好的临床教学氛围、促进临床教学良性循环，从而实现提升临床教师的整体业务水平的目的。

一、提高医院临床教学质量进而促进教师综合素质和业务水平的提升

（一）完善的医院教学管理制度下，明确临床教学工作的重要地位

医疗是治病救人，教学是为了更好地治病救人。医院教学在医院工作中占据重要的地位，具有推动医疗发展的作用，其地位并非仅仅是辅助，而是应该与医疗并行发展；同时，医疗还必须肩负医学教育的使命。医院应结合临床具体情况完善各项教学管理制度，制订切实可行的措施以确保医院教学工作正常运转，建立合理的激励机制以鼓励一线医护人员积极从事教学活动。医院教学应当制订并完善各层次在校教育（大中专、本科、硕士、博士）、毕业后继续教育的教学质量标准和配套教学管理规章制度。不同层次教学对象对应不同的教学要求，执行不同的教学管理制度，科学、规范的临床教学质量标准使临床教师明确自己的工作质量和要求，从政策上制约和激励，引导临床教师从事临床教学，积极主动承担教学任务。

按照质量标准的内涵要求，规范开展各项教学活动，促进教师教学水平大幅提升。并培养医院教学师资队伍"以教为本"的教学意识，在医院内部形成一种"教与不教不一样、教好教坏有差别"的文化氛围，有奖有

罚，在这样完善的医院教学管理制度下，明确临床教学的基石地位，全体临床教师积极主动参与，能促进教学质量的不断提升。

（二）以教促学，稳步提升临床教师的教学水平

临床教师与学生的医院教学互动，不仅考验教师对教育学理论知识及教学基本概念全面系统的把握，还需要教师将先进的教育理念运用到临床教学实践中，对教学语言技巧的运用、教学重难点的把握、教材内容与教学内容的取舍以及教学突发事件的处理等能力要求较高。在临床教学中，对教师来说也是一个不断学习的过程，经过不断提高教学技能，临床教师的教学水平也将得到稳步的提升。一个优秀的临床医护人员，不一定是一个优秀的临床教师。在医院教学工作中，临床教师除了具有扎实的医学理论知识和丰富的临床实践经验，理论讲解还需要联系大量的临床实践案例，教学形式需多样化，并深入浅出，这样才能取得较好的教学效果。当然，临床医护人员只有具备扎实的教育教学理论知识，接受系统而严格的训练，勤于学习、善于总结，才能迅速成长为一名优秀的临床教师。在医院这样"以教促学"正向激励下，越来越多优秀的临床教师得以快速成长并融入教学团队中，教学水平自然而然稳步提升。

（三）定期开展培训，鼓励更多的具有教学热情、教学基本功强的临床老师主动参与教学

在医院的教学管理政策下，应定期开展教育教学理论知识培训，鼓励临床一线的教师学习先进的教育理念，掌握先进的教学方法，较好地运用现代教育技术。这是在医院从事临床教学的起点，教学基本功的培训促进了教师不断提升教学水平与能力。通过长期的医院教学培训，医院才能更好地从人才培养和医教研融合工作大局出发，着眼于教学能力的培养，健全制度、完善章程、转变思想、奖惩并举，以专职带兼职，高效率地实施临床教师规范培养。

医院临床教师肩负着医护临床工作与教学的双重任务，他们既是临床一线的医疗工作者，又是教学一线的教学工作者，另外，他们还必须在繁忙的工作之余开展科学研究，这就要求临床教师除了不断更新知识、提升技能外，还要有对教学的热情，保持对临床教学工作的积极性、主动性与责任感。当然，临床教师的专业成长不是一蹴而就的，需要多方参与、反复培训、内外兼修，是一项多环节、全方位、循序渐进的长期工程。

二、医院教学促进临床教师素质与能力全方位提升

临床教师的临床技能、教学能力和职业素养在一定程度上决定了医学生的质量，医院教学需要建立一支医德高尚、临床经验丰富、具有教学能力的师资队伍，这是保障各项临床教学政策落实，提升医学生质量的关键。

（一）教学意识的提升

培养医学人才不只是高等医学院校和医院的责任，更是临床教师的责任和义务。医院抓好临床教学工作，鼓励教师培养未来合格的医务工作者，为医疗工作提供强有力的支撑和保障。全院范围内积极营造上下贯通一致的尊师重教的氛围，提高临床教师的荣誉感，通过领导带头教学、结合教师节举办教学工作大会并实施教学先进工作表彰、加大教学工作宣传报道等途径大力引导临床医护工作者形成重视医院教学的观念；明确临床教师工作职责，要求其从事理论教学、见习带教，甚至实习生、进修医师带教和管理、教研活动的组织等工作，让临床教师对教学工作认识发生转变，提高教学意识和从事教学工作的职业价值观。

（二）职业素养提升

临床教师作为临床实践教学的组织者和指导者，不仅要具备医护人员所必备的扎实的专业知识和技能以及较高的教学能力，还需具备教师所应具备的师德风范、沟通技能、评判性思维能力。临床教师作为医学专家、学者、管理者、交流与合作者，在临床教学中不仅为学生传授知识和技能，更重要的是通过自身的职业素养对学生专业思想和道德品质的形成产生潜移默化的影响。在为患者服务时，临床教师运用丰富的临床知识、娴熟的操作技能和良好的沟通能力为学生进行具体的示范和指导；同时，其严谨的工作作风、热情的工作态度、崇高的职业精神，也

会通过一言一行对学生产生正面的、积极的影响。这就要求教师遵循道德规范，严于自律，坚持救死扶伤、实行人道主义原则，热爱自己的专业，尊重患者，维护患者的利益和安全，为患者提供优质服务和健康教育。

（三）教学能力的提升

临床教师创造学习环境，将知识、技能、态度、情感通过一定方式转化为学生的学习成果，这样的能力可以在医院教学中不断累积。通过正规的教学方法学习，不断复习教育学、教育心理学、教育伦理学等方面的知识，在日常教学实践中理论联系实际，融会贯通教学的一般规律，可以有效提升教学能力。另外，通过反复书写板书、教案，可以更加熟悉教学内容；对教学准备充分，明确教学目标和学习重点，对学生进行有效提问，准确熟练地示范操作技术，均可提升教学能力。此外，医院对教学工作的监督和有效管理，并进行一定的考核，也是促进其能力不断提升的原因。

（四）医学人文的提升

随着医学模式的改变，人文关怀需求日益重要。在医院教学中要实现医学人文与临床教育的深度融合，临床教师必须在深入理解医学人文的基础上，在教育工作和临床实践中践行医学人文，从而为医学人文教育的开展以及教师为人师表作用的发挥奠定良好基础。学校除了要求引导教师在教学过程、工作实践中保持良好的形象与风范外，还需能以身作则地开展医德教育与医患沟通技能教育，确保教师能够帮助学生解决各种在理论学习、专业实践中遇到的医学人文问题。比如，在组织学生开展专业实践之前，临床教师需要详细介绍医院的规章制度以及法律法规，从而为学生提升医学人文素养奠定良好的基础。临床教师可以在日常查房、收治患者等日常工作带教中，潜移默化地引导学生清楚规章制度以及法律法规，并在遵守规章制度以及法律法规的基础上做到谨言慎行、关注细节。从教师评估工作来看，学校不仅需要以学生的学习成效为依据，对教师所具有的专业素养和教学能力做出评估，而且有必要针对教师所开展的临床工作实践，对教师的医学人文素养进行评估，从而更好地找出临床教师专业素养、医学人文素养以及教学能力中存在的问题，并引导教师有针对性地进行完善。

（五）教学研究能力的提升

在日复一日的教学积累中，教师个人的教学潜力和教学能力得到有效提升，同时，也在不断反思影响教学效果和医学生培养质量的因素。着眼医院临床教学现状和问题，寻找解决方法和医、教、研三者的平衡点，以研促教，实现教师培养层次的提升，促进教学能力达标，在教学改革中助力教师专业能力与教学能力的共同发展和进步。教师将谙熟现代教学理念和方法，在熟练掌握教学技巧及临床专科操作技能的同时，能结合教学实践主持教学改革和研究，用于开展教学改革与创新，积极推广教学新理念、新方法与新手段，并对青年教师进行指导和帮扶。

第三节　医院教学能促进医院文化建设

广义的文化大体上与我们今天所理解的"文明"同义，是指人类创造的一切财富的总和；而狭义的文化则专指人类创造的精神财富。医院文化是文化在医疗领域的特殊表现形态。广义上，医院文化分为四个层次：表层是物质文化，浅层是行为文化，中层是制度文化，核心是精神文化。物质文化是医院的硬实力；行为文化、制度文化、精神文化是医院的软实力，体现的是医疗技术水平、医疗服务质量、管理水平、员工精神面貌和医患关系等。狭义上，医院文化是全体职工在一定的社会文化基础上和长期的医疗实践活动中形成的具有医院自身特色的价值观念、道德规范、规章制度、人文环境、生活方式以及与此相适应的思维方式和行为方式的总和，是医院的软实力。

一、医院教学是建设医院文化的有效途径

本章在狭义层面上对文化加以运用，认为医院文化是医院总体水平在意识形态上的反映，带有强烈的自身特色，并对医院的各方面工作起到不容忽视的作用。医院文化是医院发展的不竭动力，它能引导医院和员工的价值观念、增加医院凝聚力、增强员工荣誉感和责任感、规范员工行为以及激发员工自我实现的需求。通过文化建设，可以创造和谐的内部环境，培养团队良好的人际关系，在此过程中，员工经常沟通信息、建立感情，有利于调动每个人的工作积极性，使团队充满活力与创新力。医院文化看似无形，但它可以通过有形的方式表现出来，比如医生秉持"以患者为中心"的理念思考许久之后为患者做的一个诊断，或者医护同事之间分享知识时的一次交流，又或者护士获得表彰后脸上洋溢的自豪的神情，都是医院文化具象的体现。每个医院都必须重视文化建设，建设医院文化的路径有很多，医院教学就是其中重要的一种。医院工作需要时时处处体现以服务对象为中心的文化理念，教学中更是应该将这样的理念传输给学员，这就要求医院员工不仅要成为医疗（护理）专家，还要能够整合医学的理论知识、实践技能及专业态度，将之综合运用到为人们提供服务的教学过程中去。

二、医院教学有助于在医院形成"分享"文化

教学的本质是分享，即是将自己的东西无私地与他人共享。分享是一种有利于团队成长的组织文化，医院工作的开展是以医疗团队为基础的，比如医疗工作小组、护理工作小组、跨学科协作团队、社区全科服务团队和医联体等，分享信息、知识和技术是一个医疗团队完成良好协作的基本前提。此外，现代临床医学是一门处于快速发展中的学科，要想成为一个优秀的医务人员，必须持续更新医学知识，他们的进步需要他人知识和经验的分享。分享文化之于医院的重要性不言而喻。

医院教学有助于在医院形成"分享"文化。参与临床教学的教师既具

备扎实的理论知识又具有丰富的临床经验，向他人分享自己的知识和经验是他们的责任。临床医学与数学等基础学科不同，它是一门需要将理论知识和实践经验高度融合的学科，没有人仅凭自学就能成为合格的医生或护士，只有依靠他人分享的理论知识和实践经验，一名医学生才能成长为一名合格的医务工作者。反之，学员也可以将自己所学或在学习中的体会向教师或其他学员分享，加深相互了解，达成共识，使教师和学生在教学过程中不断反思，共同成长。教学的过程就是分享的过程，浓厚的医院教学氛围可以促进医院分享文化的形成。

三、医院教学使职业道德深入人心

职业道德是指人们在一定的职业活动中所形成和遵循的、具有自身职业特征的道德规范以及与之相适应的道德观念、情操、品质。医务人员的职业道德是医院文化的重要组成部分，医院教学可以在培养医务工作者的职业道德中起到非常重要的作用。"健康所系，性命相托"是每一位医学生在步入医学殿堂时都会进行的庄严宣誓。对尚在校园还未进入临床的医学生而言，这些誓词是高尚的、是他们必须谨记和遵守的职业道德；对优秀的医务工作者而言，虽然这些誓词他们可能不必背诵，但"除人类之病痛，助健康之完美"却变成了他们与患者的每一次交流、做出的每一个诊断或者制订的每一个治疗方案，誓词已经融入他们的血液，升华为他们每一天都在践行的职业精神，这是每一位医务工作者必须具备的职业精神。在医学职业精神中，"慎独"精神尤为重要，要求医务工作者在无人监督的情况下，仍然能够遵从职业道德，按照操作规范行事。以上职业精神和慎独精神的传承需要"言传"，更需要"身教"，校园的誓言是言传，医院的教学则是身教。刚踏上临床的医学生或者刚参加工作的毕业生，他们模仿临床老师的方式与患者交流、为患者诊治，有时候因为治愈而开心，又有时候因为对疾病无能为力而难过，就这样日复一日，他们在老师的引导和潜移默化下经过自身实践和体验塑造出自己的职业品德。

四、医院教学能激发并满足员工自我实现的需求

自我价值的实现非常重要，在马斯洛的需要层次理论中，自我实现是人在满足生理、安全、情感和归属以及尊重需求之上所追求的更高级别的需求，如果员工在工作中感到自身价值能得以实现，他们会对医院有更高的忠诚度，同时还能释放出更多的创造力。首先，医院教学对临床教师素质有较高要求，他们必须是理论知识扎实和工作经验丰富的相对水平较高的专业技术人员，被选为临床教师是对他们能力的一种肯定，他们会因临床教师这个身份而感到光荣与自豪。其次，临床教学对教师来说是一项挑战，需要他们在完成作为医生或护士本职工作的基础上对自身角色进行拓展，去适应教师这样一个角色，教学工作需要他们学习并掌握相关教学技能，因此他们在成功适应教师角色的同时，也会完成对自身的一次次超越。此外，对老师而言，看见学生在自己的教导和指引下逐渐成长与成才，能使他们从教学工作中获得一种成就感，这种成就感是普通医务人员难以体会的。通过医院教学所达到的自我价值实现对医院护理工作者尤其重要，因为护士对自己职业的认可度往往比医生更低，而将他们的角色由护士拓展到教师是对他们价值的认可，这样一种引导他们关注自身成长和价值的文化有利于建立一个高素质的护理队伍，同时还能减少人才流失，保证团队的稳定性。

五、教学中形成的医院文化是医院的核心竞争力

医院文化是文化在医疗领域的特殊表现形态，是指全体职工在卫生实践中逐渐形成的无形的共同意识、价值观念、职业道德、行为规范和准则的总和。医院文化为核心竞争力的塑造提供核心价值支撑，是医院核心竞争力的重要组成部分，为医院提供一种长期的牵引力，而且医院文化本身就是医院的核心竞争力。医院的文化竞争力能够决定医院的市场地位和可持续发展能力。医院文化可以通过影响医疗安全、员工的组织承诺、医院

的生产效率等对医院核心竞争力的形成产生巨大影响。医院文化在一定程度上是由医院的社会功能决定的，而教学就是医院的一项功能，它涉及知识分享、精神传承、自我价值实现等内容。对一所承担了教学任务的医院而言，分享、重视精神传承和关注价值就会成为医院所推崇的文化，这会增强整个医院的向心力和凝聚力，增加员工归属感，提高员工忠诚度，这样的氛围和团队自然是医疗安全和工作效率的一种保障，也让医院在行业竞争中有更有底气。

第四节　医院教学能提升医院竞争力

"竞争力"的概念产生于国际社会对世界经济格局和经济实力的对比消长中，并逐渐被运用到企业发展中来的。从企业管理角度看，竞争力是指企业在设计、生产和销售产品和劳务等方面，其价格和非价格特性比其竞争对手更具有吸引力，在市场竞争中实现超过对手稳定地创造并获得财富的能力。这种能力既产生于企业内部效率，又与国内行业大环境有关，还受制于国际市场状况。众所周知，多数医院是承担一定福利职能的社会公益事业单位，但这并不意味着医院之间没有竞争、医院可以不讲效率。竞争力是医院在充满竞争的医疗市场中生存与发展的核心与源泉，它既能反映某一时期医院提供医疗服务并实现自身价值的能力，又能反映其潜在的变化趋势。学科发展、人才建设、医院品牌和医院文化等因素都与医院竞争力密切相关。

一、医院教学是学科建设的基础

我国《辞海》对"学科"的注释为：①学术的分类，指一定科学领域或一门科学的分支，如自然科学中的物理学、生物学，社会科学中的史学、教育学等。②教学的科目，学校教学内容的基本单位。中国国家标准化管理委员会发布的《学科分类与代码》是这样描述学科的：人类的活动产生经验，经验的积累和消化形成认识，认识通过思考、归纳、理解、抽象而上升成为知识，知识在经过运用并得到验证后进一步发展到科学层面上形成知识体系，处于不断发展和演进的知识体系根据某些共性特征进行划分而成学科，学科是相对独立的知识体系。刘献君把学科归纳为：根据学术分类和知识体系发展的需要，由专门从业人员分门别类进行知识生产、知识运用和知识教与学等活动的基本单元。

对医院而言，学科是组成医院的基本单位，包括医疗、教学和科研三大要素，学科是对医疗业务、临床教学和科学研究隶属范围的相对界定。学科能够为医院发展提供充足的知识储备、技术储备、人才储备，是医院开展医疗、教学、科研等各项工作的前沿阵地和主战场。医院实力直接的体现就是学科建设的水平，学科建设是医院发展的生命线。医院教学可以通过提高临床教师业务能力而提高医疗水平，同时教学过程给临床教师带来的灵感也让临床科研有更多的切入点。医院教学是学科建设的基础，教学、医疗和科研作为学科建设的三要素相互促进、共同发展。

二、医院教学能有效推进医院人才队伍建设

人力资源是医院发展的核心要素，正逐步超过自然资源成为第一资源。它不仅是医疗行业发展的根本，也是医疗行业综合发展的核心力量。卡耐基管理模式的创始人物安德鲁·卡耐基有一句名言："带走我的员工，把我的工厂留下，不久后就会长满杂草；拿走我的工厂，把我的员工留下，不久后我们还会有个更好的工厂。"员工之于医院亦是如此，加强医院人才建设是提升医院核心竞争力的重要渠道。对于医院带教的临床教师也就是医院的中高层次人才而言，教学能调动工作积极性、释放创造力、激发潜能以及实现人生价值，从而进一步提升人才队伍的素质。在教与学的过程中，逐步磨炼出学科带头人及骨干，在带头人的引领下，医院整体水平迈向新的高水平。对于医院的初级从业人员而言，医院也能通过继续教育把他们整合到医院人力资源队伍中来，发挥他们夯实基础的作用。20世纪初，华西医院人员紧缺，住院医师严重匮乏，医院通过开展住院医师

规范化培训，成功解决了人员匮乏的难题。所以，医院教学活动更有可能促进医院人才梯队的构建，从不同层面使不同层次人才发挥作用，从而达到完善医院人才队伍建设的目的，以提升医院竞争力。

三、医院教学与医院品牌的塑造有着密切的关系

品牌作为医院的核心竞争力所在，是医疗机构与竞争对手形成差异化的根本原因。品牌可以帮助消费者形成对其产品或服务独一无二的感知，使消费者对其像对待朋友一样产生情感、忠诚乃至依恋和承诺。医院品牌是一种形象，是医院精神的外化，良好的医院形象一经树立，便成为医院的无形资产，直接凝聚患者的就医意念，增强患者对医院的信任感。医院品牌是医院核心价值的体现，是识别医疗服务的分辨器，是医院质量的标志，能给医疗服务带来高附加值，也能增强医院的凝聚力和竞争力。我国许多优秀的、知名的医院，都承担了大量教学任务，由此，医院教学的重要性不言而喻。塑造医院品牌需要依靠医院过硬的医疗实力，医院教学可以提高医护业务能力，保证医院医疗水平持续提升。此外，医院品牌塑造还离不开品牌传播，医院教学的对象往往来自不同省份、地区，他们在学成后把学到的医疗技术传播到各地并被认可，年长日久，医院的品牌便形成了。因此，教学可以通过塑造医院品牌来提升医院竞争力。

四、医院教学能提升医疗服务能力

各层次学员通过在医院的学习，可以获取更多的医学知识、临床技能、团队合作能力、人际沟通能力、科研能力、评判性思维能力，职业的综合素养不断提高；作为教师的员工在上述能力提高的基础上，还会增加教学及管理能力、创新能力、信息技术运用能力等，跨专业的学习不断行进，个人发展更加全面，个人的潜能也可得到极大发挥。无论老师或学生，对患者、对社会服务的能力均会得到提升，就此，整个医院的社会服务能力得到提升。

推荐阅读文献

[1] 陈令艳，王凤丽.《健康评估》实训技能教学资源微课开发初探.江苏教育研究，2017（11）：37-39.

[2] 周建惠.翻转课堂与微课结合模式在高职院校教学实践中的适应性研究.江苏教育研究，2016（15）：34-37.

[3] 陶香香，陈冰，闫宜锋.病理学教学资源库的构建和应用.基础医学教育，2016，18（3）：228-231.

[4] 赵群.医学虚拟现实技术及应用.北京：人民邮电出版社，2014.

[5] 高地，吴桐.美国"慕课"理论研究与实践的若干前沿问题.高校教育管理，2014，8（4）：49-54.

[6] 徐君，凌慧.机遇与挑战：慕课时代下的成人教育.河北大学成人教育学院学报，2014，16（3）：11-18.

[7] 何国平，杨云帆，陈嘉，等."慕课"在护理教学中的应用与展望.中华护理杂志，2014，49（9）：1095-1099.

[8] 林心宇，张宁，李海燕.发达国家临床医学生培养模式的基本特点与启示.中国高等医学教育，2015（4）：119-120.

[9] 芦桂芝，林竹，王书佳，等."双师型"临床护理带教教师培训现状与需求调查.护理研究，2017，31（27）：3464-3467.

[10] 陈惠，黄求进，王晓春.两种培养方式护士岗位胜任力现状的比较和分析.中国医院管理，2019，39（4）：67-69.

[11] 李丽，王蕊，李宏丽.以执业能力为核心护理本科实践教学体系改革研究.中国继续医学教育，2017，9（16）：13-15.

[12] 安晓妤，陶雯，何小飞，等.基于岗位胜任力的高端护理人才培养模式研究.中国继续医学教育，2020，12（28）：74-77.

[13] 彭青.护理教学小组辅助下医院护理教学管理模式的实施效果分析.中国卫生产业，2020，17（16）：168-170.

[14] 褚洁，郭丽.全面质量管理对临床护理质量的影响分析.世界最新医学信息文摘，2019，19（69）：246-247.

[15] 钟宇，王维宁.医院护理人才培养研究进展.全科护理，2019，17（8）：928-930.

[16] 沙花燕，杨滢，王亚东.护理不良事件研究进展及预防策略.护理研究，2018，32（10）：1531-1534.

[17] 杨力.医护一体化工作模式运用的研究进展.当代护士（中旬刊），2015（1）：9-11.

[18] 常宗霞，袁玮，刘云，等.医护一体化培训模式对提高护理人员核心能力的效果研究.中华护理教育，2014，11（11）：855-857.

[19] 赵文芳，曹文学，王红霞.医护一体化模式的研究进展.全科护理，2017，15（33）：4130-4133.

[20] 姜安丽，段志光.护理教育学.4版.北京：人民卫生出版社，2017.

55检